国家出版基金项目
NATIONAL PUBLICATION FOUNDATION
“十四五”时期国家重点出版物出版专项规划项目

城市公共卫生安全风险防控丛书

编委会主任：王德学　总主编：钟志华　孙　阳　执行总主编：孙建平　邬惊雷

城市灾难医学应急救援

EMERGENCY MEDICAL RESCUE IN URBAN DISASTERS

主　编　刘中民
副主编　王立祥　周飞虎　周　丹

同济大学出版社
TONGJI UNIVERSITY PRESS
·上海·

图书在版编目(CIP)数据

城市灾难医学应急救援 / 刘中民主编；王立祥，周飞虎，周丹副主编. --上海：同济大学出版社，2025. 3. --(城市公共卫生安全风险防控丛书 / 钟志华，孙阳总主编). -- ISBN 978-7-5765-1063-8

Ⅰ. R459.7

中国国家版本馆 CIP 数据核字第 2024MD5330 号

国家出版基金项目
“十四五”时期国家重点出版物出版专项规划项目
上海市促进文化创意产业发展财政扶持资金资助项目

城市公共卫生安全风险防控丛书

城市灾难医学应急救援

Emergency Medical Rescue in Urban Disasters

主　编　刘中民　**副主编**　王立祥　周飞虎　周　丹

丛书策划　高晓辉
责任编辑　朱润超　　助理编辑　徐艺峰
责任校对　徐逢乔　　装帧设计　唐思雯

出版发行　同济大学出版社　www.tongjipress.com.cn
（地址：上海市四平路 1239 号　邮编：200092　电话：021－65985622）
排版制作　南京文脉图文设计制作有限公司
印　　刷　上海安枫印务有限公司
开　　本　787mm×1092mm　1/16
印　　张　14
字　　数　265 000
版　　次　2025 年 3 月第 1 版
印　　次　2025 年 3 月第 1 次印刷
书　　号　ISBN 978-7-5765-1063-8
定　　价　98.00 元

内容简介

社会的发展推动城市化进程飞速向前，各类事故隐患和安全风险交织叠加，给城市治理带来了巨大挑战。 而如若超大型国际化大都市处于灾难环境下，城市系统运行的复杂性、脆弱性和不确定性风险更易形成灾害链耦合爆发，危害损失将成级数扩大。

本书围绕“城市安全与灾难医学救援”这一主题，组织学科及行业领域内具有丰富灾难救援技术和指挥管理经验的数十位知名专家、学者共同编写而成。 本书将现代灾难医学、现代城市灾难医学救援已有的经验、理论研究成果进行了系统梳理和总结，结合典型的灾难事件，介绍针对性的医学应急救援策略，并融入“韧性城市”“立体救援”“灾难医学管理体系”等现代城市建设创新理念和管理科学与工程的理论方法，既充实了灾难医学理论体系，又可以精简应急救援技术方法。

本书的编写以最大限度地减少灾难和紧急情况对人民生命财产造成的损害和威胁为目标，促进社会及个人防灾、减灾、应灾能力的提升。 本书的出版将有助于推进韧性城市的发展建设，构建灾难医学学科理论体系，构筑现代城市机动高效的应急救援安全屏障。

本书不仅适用于培养一批“战时能用”的灾难医学应急救援专业人才，为城市各级行政管理人员、应急管理人员、卫生健康管理人员以及相关医疗卫生专业人员提供参考，还可用于提升全社会逃生自救能力的灾难医学科普宣教，具有广泛的应用性和适用性。

作者简介

刘中民，主任医师、教授、博士生导师，同济大学灾难医学工程研究院院长。具备30余年急危重症和疑难复杂心脏病临床一线诊疗经验，以汶川地震等重大灾难救援实战经验为基础创立了中国灾难医学理论与城市应急管理的灾难医学救援体系。曾获国家科技进步奖二等奖、上海市教学成果奖一等奖及何梁何利基金“科学与技术进步奖”。主编国家规划教材2部，以及包括《灾难医学》《城市灾难医学应急救援》等在内的专著8部。

“城市公共卫生安全风险防控丛书”

编委会

本书编委会

主　　编　刘中民

副 主 编　王立祥　周飞虎　周　丹

编委会成员（按拼音排序）

陈　锋　陈　莉　陈　璇　邓奇坚　方伟鹏

雷涵钰　李伟栋　李晓雪　刘　辉　刘梦琪

刘亚华　刘亚囡　鲁胜利　吉巧丽　贾群林

贾珊珊　贾思萱　姜成华　姜笃银　彭晓波

邱泽武　宋学勤　汪　方　汪　茜　王立祥

王亦锋　吴建刚　徐　忠　薛岚平　闫新明

叶　玮　于梦洋　张梅奎　张　义　赵　洁

周　丹　周飞虎　周建大　朱琦玥　邹圣强

总序

PREFACE

在城市日益快速发展的背景下，我们深刻认识到，公共卫生安全风险防控已经成为现代城市安全体系中不可或缺的重要组成部分。面对突发公共卫生事件的广泛性、突发性、关联性和深远性，我们意识到，这些事件不仅危及市民的生命安全，还会对城市运行造成系统性影响，并可能在社会治理、经济发展和人民生活等各个方面引发长期风险。城市高质量发展迫切需要针对这一领域的研究和实践提出系统化、专业化、全面化的成果总结，并进行宣传推介，以满足广大人民群众和城市管理者的需求。基于这一认识，自2020年起，我们开始策划并推进“城市公共卫生安全风险防控丛书”（以下简称“丛书”）的编撰与出版工作。

立足于现实，确保城市公共卫生这一复杂系统能够有效应对各类风险，特别是具有应对城市层面系统风险的能力，是这套丛书试图回答的核心议题。丛书的初衷在于填补城市视角下公共卫生安全风险防控领域系统出版物的空白，也是希望在“十三五”国家重点图书出版物出版专项规划项目、荣获第八届中华优秀出版物奖图书奖的“城市安全风险管理丛书”的基础上，进一步拓展和深化针对城市风险治理的研究。

“城市公共卫生安全风险防控丛书”的创新之处在于其视角的拓展。我们不仅关注突发公共卫生事件的风险防控，还从更广阔的视角审视可能影响城市公共卫生体系稳定运行的风险因素。例如，丛书探讨了极端天气灾害、基础设施老化、城市运行堵点等问题如何与公共卫生安全相互交织、相互影响，这也是本套丛书的一大亮点。通过跨学科的知识融合，丛书试图打造城市层面公共卫生风险防控的知识图谱，将城市安全风险治理的理念与公共卫生安全的具体实践紧密结合，力图在理论和实践之间架起一座桥梁。

这套丛书在内容上深化了对传统公共卫生突发事件防控的理解，汇总了最新的实践经验，并关注城市化进程中涌现的新问题。它涵盖了从传染病、食品安全、灾难医学，到心理韧性、老年护理、中医药等多个领域的风险防控。丛书不仅继承了传统公共卫生危机应对的理论与实践，还创新性地融合了现代城市管理、社区治理、健康传播等新兴领域，为城市应对复杂多变的公共卫生风险提供了更为系统和全面的策略与解决方案。丛书探索了新理念、新技术和新方法的应用，全面拓展了公共卫生管理的视野，力求为城市管理者、公共卫生专家以及相关决策者提供切实可行的参考和指引，力争为未来的城市公共卫生风险治理提供理论支撑和操作框架。

丛书的编撰出版不仅仅是学术成果的汇聚，更是一个为了共同目标，多方协作、共同努力、面向未来的耕耘与探索之旅。从丛书的策划，到构建起包含 13 个分册的完整体系，每个编写团队的精心打磨，直至出版团队的协同审校，丛书出版的每一个环节都凝聚了许许多多人的辛勤努力和智慧。丛书的编委会成员来自城市运行管理、应急管理和公共卫生管理领域，他们共同决定了丛书的定位与核心理念。各分册的编撰团队有来自公共卫生管理、城市管理等政府部门的专家，也有来自同济大学、上海交通大学、复旦大学、上海中医药大学、华东师范大学以及全国乃至海外多所高校和研究机构的研究人员，还有上海的瑞金医院、上海市东方医院、上海市精神卫生中心等多家医疗机构的一线工作人员，这些多元化背景的团队成员使丛书的内容更加丰富。出版团队则由同济大学出版社的专业编辑组成。可以说，整个团队不仅为科研与实践经验的转化奠定了坚实的基础，也为丛书成为高质量学术出版物提供了有力保障，对丛书的顺利完成起到了重要的支撑作用。

自丛书策划以来，编委会及专家团队便积极贡献智慧、充分交流，提出了许多宝贵的意见和建议，确保了丛书的编写工作更加周密、系统、完善与全面。在此，我要特别感谢所有参与的专家、学者，感谢你们的辛勤付出和对这套丛书所做的贡献。

随着本丛书的逐步完成，我们相信，它不仅仅是对现有公共卫生风险防控理论的补充，更是推动城市公共卫生安全体系建设的重要理论工具。我们期望通过丛书的出版、发行与传播，为城市在公共卫生风险治理方面提供可借鉴的经验、科学的方法和有益的思路，为推动“健康中国”的建设，保障广大人民群众的生命安全与健康，以及城市的高质量发展起到积极作用。

在此，我谨向所有参与本丛书的编委、专家以及工作人员表示衷心的感谢！正是你们的不懈努力和执着追求，使得这一意义深远的出版项目得以顺利推进。我坚信，在大家的共同努力下，这套丛书必将成为推动城市公共卫生安全风险防控理论研究和实践应用的最新重要成果。

中国职业安全健康协会党委书记、理事长

2025 年 2 月

前言

FOREWORD

灾难医学是守护人民生命健康的坚固防线，也是现代城市应急管理体系中不可或缺的核心环节。习近平总书记强调，“统筹发展和安全，增强忧患意识，做到居安思危，是我们党治国理政的一个重大原则”。面对自然灾害、事故灾难、公共卫生事件等多元威胁，构建科学高效的城市灾难医学应急救援体系，既是提升城市治理现代化水平的必然要求，更是保障人民群众生命安全、维护社会稳定的重要基石。在城市治理体系和治理能力现代化不断推进的背景下，灾难医学不仅是突发事件响应和灾后恢复重建的重要支撑力量，更是增强城市韧性、提升风险防范与治理能力的重要抓手。

近年来，我国深入贯彻“全灾种、大应急”理念，以制度创新和技术突破推动应急管理体系和能力现代化。以上海为代表的一线城市，立足超大城市人口密集、要素集聚、风险交织的特点，通过强化平灾结合的医疗资源配置、健全跨部门协同救援机制、完善全流程应急响应预案，初步形成了“预防准备、应急处置、灾后重建”三位一体的灾难医学应急管理模式。在新冠疫情防控、台风“摩羯”应对、化工园区突发事故处置等实战中，这一模式有效检验了城市韧性，为超大城市公共安全治理提供了可复制的经验。

当前，全球气候变化加剧与城市化进程加速叠加，城市灾难形态日趋复杂，对应急救援的时效性、精准性和协同性提出更高要求。在此背景下，本书系统构建了从理论认知到实战应用的全链条灾难医学应急救援知识体系。全书以“平灾结合、医防协同、科技赋能”为主线，深度融合医学、管理学、工程学、社会学等多学科智慧，为提升城市综合防灾减灾能力、筑牢人民生命安全防线提供科学指引与实践路径。

上篇“现代城市灾难医学：理论体系与能力建设”聚焦灾难医学的理论根基与能力建设框架。第一章至第三章从灾难的现代性特征切入，系统阐释城市灾难的成因、分类及演化规律，提出韧性城市视角下灾难医学的内涵外延，并明确灾难医学在次生灾害防控、全生命周期风险管理中的核心职责。第四章至第六章构建了灾难医学的“教育－装备－队伍”三维支撑体系：通过分层分类的灾难医学教育体系（专业教育、行业教育、社会教育）培养复合型人才；以工程化思维规范医学装备研发、个人防护、物资储备与后勤保障流程；最终依托急诊医疗服务体系的平灾结合转型、城乡急救网络布局、军地协同机制及志愿者队伍动员，形成“召之即来、来之能战”的应急救援力量。

下篇“城市灾难应急救援：技术策略与实践应用”以实战为导向，覆盖城市灾难应急救援的全场景、全流程。第七章梳理我国应急管理体系发展脉络，提炼超大城市应急管理创新经验，为现代应急管理提供中国方案。第八章聚焦全灾种救援技术，针对自然灾害、事故灾难、社会安全事件、公共卫生事件等典型场景，系统介绍现场检伤分类、危重伤员处置、特殊人群救援等核心技术，并创新性融入远程医学救援与移动医院救援等前沿手段。第九章提炼“紧急呼救–逃生撤离–自救互救–野外生存”实操技能链，从止血包扎、骨折固定到传染病防护，构建平民化的灾难生存指南。第十章突破传统医学救援范畴，建立“预防–干预–康复”心理救援闭环，关注灾后心理危机干预、伤残病员心理关爱及救援人员压力管理，彰显人文关怀。

本书编撰过程中，得到上海市卫健委应急司、中华医学会灾难医学分会等单位的政策指导，同济大学灾难医学研究院、上海交通大学公共卫生学院等机构提供了鲜活案例与技术参数。亦汇聚了来自灾难医学、应急管理、公共卫生、心理健康、社会治理等多个领域的专家，以深厚的专业积淀和严谨的治学态度，为全书框架设计、内容审校贡献智慧。在此谨致以诚挚谢意！

鉴于城市灾难形态的动态演变与学科交叉的复杂性，书中难免存在疏漏与不足，恳请广大同仁不吝赐教，共同推动我国灾难医学应急救援事业迈向更高水平，为守护城市安全、筑牢人民健康防线作出新的贡献。

刘中民

2024年12月

目录
CONTENTS

目录

CONTENTS

目录
CONTENTS

下篇　城市灾难应急救援

目录
CONTENTS

上篇

Part One

现代城市灾难医学

第 1 章
现代灾难

1.1 现代灾难的定义

1.1.1 灾难的定义

世界卫生组织（World Health Organization，WHO）对灾难的定义是：任何引起设施破坏、经济严重受损、人员伤亡、健康状况及卫生服务恶化的事件，如其规模已经超出事件发生社区的承受能力、不得不向社区外部寻求专门援助时，就可称其为灾难。

联合国国际减灾十年专家组对灾难的定义：灾难是指超出受影响社区现有资源承受能力的人类生态环境的破坏。其中应注意有两个关键构成要素。

（1）灾难是一种自然或者人为的破坏性事件，通常具有突发性。

（2）其规模和强度超出了受灾社区的自救或者承受能力。

1.1.2 灾难的属性

灾难的成因和过程涉及自然生态、人类系统和社会经济因素的综合作用，其最终结果分为自然属性结果和社会属性结果：自然属性是灾难对客观世界的影响程度，可由实物指标衡量；社会属性是灾难对人类社会生活的影响程度，可由价值或货币指标衡量。

1.1.3 防灾减灾日

防灾减灾是指减轻潜在的灾难可能造成的对社会及环境影响的程度，即最大限度地减少人员伤亡和财产损失，使公众的社会和经济结构在灾难中受到的破坏得以减轻到最低程度。

国际减轻自然灾害日：由原美国科学院院长弗兰克·普雷斯博士于 1984 年 7 月在第 8 届世界地震工程会议上提出，1989 年第 44 届联合国大会定为每年十月的第二个星期三。 2009 年，联合国大会通过决议，将每年 10 月 13 日定为国际减轻自然灾害日，简称“国际减灾日”。

中国防灾减灾日：2008 年 5 月 12 日，一场有着巨大破坏力的地震在四川汶川发生，造成重大人员伤亡和财产损失。 为进一步增强全民防灾减灾意识，推动提高防灾减灾救灾工作水平，国家减灾委员会、民政部于 2009 年 3 月 2 日发布消息，经国务院批准，自 2009 年起，每年的 5 月 12 日被定为全国“防灾减灾日”。 这一举措不仅是为了纪念汶川地震中的遇难同胞，更是为了唤起社会各界对防灾减灾工作的高度关注，并推动全民防灾减灾知识和避灾自救技能的普及推广。

1.2 现代灾难的分类

按照常规分类，灾难可以分为两大类，即自然灾害或人为性破坏性事件。 我国将各种突发灾难分为四大类，分别是自然灾害类、事故灾难类、公共卫生事件类和社会安全事件类，但也有些国家对灾难的分类更加细化。

1.2.1 灾难原因

1.2.1.1 自然灾害

自然灾害指自然界物质运动过程中，一种或数种具有破坏性的自然力，通过非正常方式释放而给人类造成的危害，包括：天文灾害（如陨石灾难、星球撞击、磁暴灾难、电离层扰动、极光灾难等）；气象灾害（如水灾、旱灾、台风、龙卷风、暴风、冻害、雹灾、雷电、沙尘暴等）；地质灾害（如地震、火山爆发等）；地貌灾害（如滑坡、泥石流、崩塌等）；水文灾害（如海啸、厄尔尼诺现象等）；生物灾害（如病害、虫害、草害、鼠害等）；环境灾害（如水污染、大气污染、海洋污染、噪声污染、农药污染等）。

1.2.1.2 人为灾难

人为灾难指人类社会内部由于人的主观或客观因素以及社会行为失调所造成的危

害，包括：火灾（如城市火灾、工矿火灾、农村火灾、森林火灾等）；爆炸（如锅炉爆炸、火药爆炸、石油化工制品爆炸、工业粉尘爆炸等）；交通事故（如公路、铁路交通事故，民航事故，海事灾难等）；建筑物事故（如房屋倒塌、桥梁断裂、隧道崩塌等）；工伤事故（如电伤、烧伤、跌伤、撞伤、伤害等）；卫生灾难（如医疗事故、中毒事故、职业病、地方病、传染病等）；矿山灾难（如矿井崩塌、瓦斯爆炸等）；科技事故（如航天事故、核事故、生物工程事故等）；战争及恐怖爆炸；等等。

1.2.2 地域分布

1.2.2.1 城市灾难

城市是一个地区的经济、政治和文化中心，具有人口密集、管理复杂、各类事件多发等特点。社会发展的大趋势是城市化，但其带来的环境、能源、卫生和治安等突发性事件影响的综合性和复杂性也愈加显著。同时，城市中易发生的灾祸，如突发流行疾病、饮用水源污染、有毒有害物质泄漏、大范围停水停电、交通通信中断等，随着人口增多也有增多趋势。

1.2.2.2 乡村灾难

我国是世界上自然灾害最为严重的国家之一。作为农业大国，广大农村地区民众的灾难意识淡薄，灾难知识贫瘠，灾难应对技能缺乏，导致各种灾难往往造成更大的损失，严重影响农民的生产生活，阻碍农村地区的发展。

1.2.3 发展过程

根据灾难发生发展的过程不同，可以分为：①突发型灾难：发生后即出现毁灭性危害，如地震、火山喷发；②发展型灾难：随着强度累积出现危害，如暴雨、洪水；③持续型灾难：随着范围累积出现危害，如旱灾、传染病；④渐变性灾难：随着时间强度累积出现危害，如温室效应、水土流失。

根据灾难发生的时间顺序和相互关系，灾难可以分为：①原生灾难：灾难链中最早发生的起主导作用的灾难；②次生灾难：由原生灾难诱导出来的灾难；③衍生灾难：由于人们缺乏对原生灾难的了解，或受某些社会因素和心理影响等，造成的盲目避灾损失，以及人心浮动等一系列社会问题引起的灾难。次生灾难与衍生灾难有时比原生灾难的危害更大。

1.2.4 危害程度

灾难的危害程度可以根据其影响的严重性进行分类，但这种分类往往与受灾区域的承受能力或自救能力相关联，故要对灾难进行严格的分级是比较困难的。目前，国际上尚未形成统一的灾难分级标准。大多数国家采用单种灾度评估和综合灾度评估两种方法来确定灾难的危害程度。

1.2.4.1 单种灾度评估

例如地震的灾度分级如表 1.1 所示。

表 1.1 地震的灾度分级

分级	死亡人数	经济损失
巨灾	10 000 人以上	1 亿元
大灾	1 000～10 000 人	1 000 万～1 亿元
中灾	100～1 000 人	100 万～1 000 万元
小灾	10～100 人	10 万～100 万元
微灾	小于 10 人	小于 10 万元

1.2.4.2 综合灾度评估

综合灾度评估利用多个维度的因素对灾难进行评估分级。以下是常见的几个维度。

1. PICE 分级

潜在损害事件（potential injury creating event，PICE）分级方法由美国 Kristi Koenig 于 1994 年提出，根据对外界的需求和外界救援的状态分级，评估所有的人为或是自然的意外事件是否达到灾难的程度。具体分级标准见表 1.2。

表 1.2 PICE 分级

A	B	C	PICE	外来资源需求	外来援助状态
static	controlled	local	0	不需	未启动
dynamic	disruptive	regional	Ⅰ	轻度	警戒
	paralytic	national	Ⅱ	中度	准备
		international	Ⅲ	极度	启动

注：PICE 主要考虑的因素有以下 3 个：①事件已经稳定（static）或是还在发展中（dynamic）；②地区的资源状况是可控的（controlled）或是失控的（disruptive），甚至是崩溃的（paralytic）；③影响程度是本地的（local）、区域的（regional）、全国的（national）或是国际的（international）。

2. DSS 分级

灾难严重度评分（disaster severity score，DSS）分级方法由 Boer 及 Rutherford 等在 1990 年前后推出，其主要的概念是把灾难分为表 1.3 中的 7 个项目。

表 1.3 DSS 分级

影响	得分
对区域的影响	无影响= 1 分；有影响= 2 分
灾难原因	人为灾难= 0 分；自然灾难= 1 分
威胁持续时间	小于 1 h= 0 分；1～24 h= 1 分；大于 24 h= 2 分
受灾范围半径	小于 1 km= 0 分；1～10 km= 1 分；大于 10 km= 2 分
伤病员数目	25～100 人= 0 分；100～1 000 人= 1 分；大于 1 000 人= 2 分
存活伤病员的严重程度	多数不需住院= 0 分；50%需要住院= 1 分；大于 50%需要住院= 2 分
救援所需时间	小于 6 h= 0 分；6～24 h= 1 分；大于 24 h= 2 分

注：将上述各项得分相加，计算出的灾难得分为 1～13 分。

1.3 现代灾难的特征

现代灾难呈现以下主要特征：重大灾难频繁发生，灾难造成的损失巨大；气候异常，极端天气事件频繁出现；水旱灾难严重，滑坡、泥石流等次生地质灾难造成重大人员伤亡；城镇受灾情况突出；交通、通信等基础设施受损严重；受灾范围广，群众生活受到较大影响；部分欠发达地区受灾严重，受灾群众生产和生活困难加剧。 可归纳为以下六点。

1.3.1 频发性和破坏性

自然灾害和人为灾难越来越严重地威胁着人类的生存和发展，对人类社会造成严重危害。 地震、温室效应、酸雨、臭氧层空洞等自然灾害不断爆发，发生次数越来越多，间隔越来越短。 人为灾难的发生频率也在逐渐增加，短时间内难以看到减少的迹象。 随着工业化和城市化进程的加速，社会物质财富和人口相对集中，这导致灾难发生时造成的人员伤亡越来越多、经济损失越来越大。

1.3.2 多因性和复杂性

自然灾害和人为灾难都有着复杂的形成原因。 工业革命以来，由于人类对自然资源的掠夺性开发，生态系统严重失衡，自然的调节机能被严重削弱。 在自然灾害的发生中，人为因素的影响越来越大。 交通事故的发生与车辆状况、道路状况、交通流量、天气以及驾驶员技术和身体状况等多种因素相关。 矿难的发生与矿的性质特点、开采时间、矿周地质因素、人员技术和安全措施等多种因素相关。

1.3.3 链发性和复合性

一种灾难发生以后，常常诱发一连串的其他灾难，形成灾难链或复合性灾难。 灾难链中最早发生的起作用的灾难称为原生灾难；而由原生灾难诱导出来的灾难则称为次生灾难。 自然灾害发生之后，破坏了人类生存的和谐条件，并衍生出一系列其他灾难，这些灾难泛称为衍生灾难。 这是因为大气圈、水圈、生物圈、岩石圈是相互交错的统一体，每一种灾难的发生由许多因子促成，而且会触动影响其他系统，伴随一系列次生灾难。

1.3.4 随机性和周期性

自然灾害活动是在多种条件作用下形成的，既受自然条件控制，又受天体活动影响，其发生的时间、地点、强度等具有极大的不确定性。 但是自然灾害作为大自然活动中的一种形式，其发生、发展及结束都服从于“周期性”的自然规律。 自然灾害的危机过程一般可划分为 5 个阶段：灾难潜伏期或征兆期，灾难发生期或突发期，灾难迅速蔓延期或高峰期，灾难衰减期或延续期，灾难终止期或恢复期。 不同自然灾害的发生可能存在不同的周期性特征。

1.3.5 突发性和渐变性

地质灾难多因地区圈层的能量积累到一定程度后突然释放而引发，带有猝不及防的特点，一般强度大、过程短、破坏严重，但影响范围相对较小。 地震、滑坡、泥石流等都属于这一类地质灾难。 渐变性自然灾害则相反，其危害的严重性是逐渐显现的，如旱灾、病虫害、地面沉降等。 但是，渐变性的自然灾害发展到一定程度时，也可能引起新的突发性自然灾害。

1.3.6 近期性和远期性

灾难危害包括近期危害和远期危害。 近期危害，是指突发性灾难直接对人体造成的伤害、对健康造成的不良影响和威胁，如地震造成的骨折、出血、外伤等。 远期危害，是指需要经过一定时间才会显现的对人体的损害，包括精神创伤及治疗后遗症、传染病的流行等。

参考文献

[1] 中国研究型医院学会卫生应急学专业委员会，中国中西医结合学会灾难医学专业委员会. 灾难事故现场急救与卫生应急处置专家共识（2017）[J]. 中华卫生应急电子杂志，2017，3（1）：1-11.

[2] 孔令栋. 突发公共事件应急管理[M]. 济南：山东大学出版社，2011.

[3] Koenig K L，Dinerman N，Kuehl A E. Disaster nomenclature—a functional impact approach：the PICE system [J]. Academic Emergency Medicine，1996，3（7）：723-727.

[4] Bayram J，Zuabi S，McCord C，et al. Disaster metrics：evaluation of de Boer's Disaster Severity Scale（DSS）applied to earthquakes [J]. Prehospital and Disaster Medicine，2014，30（1）：22-27.

[5] 孙海晨，周荣斌，王一镗. 现代灾难的特点与救援原则[J]. 中华急诊医学杂志，2014，9（23）：971-973.

第 2 章
现代城市灾难

城市，作为人类现代文明与创新的核心以及社会组织的一种形式，是社会生产力发展到新阶段的产物。城市在社会经济生活中具有极其重要的地位和作用，城市空间的集中性、人口的密集性、经济的多样性以及社会活动的广泛性决定了其是灾难的巨大承载体。一方面，城市可能遭遇的灾难种类繁多，且呈现日益增加的趋势；另一方面，随着城市规模的迅速扩张，人口和财富更加集中，这使得人类对城市的依赖性增强，同时也增加了城市的脆弱性和易损性。因此，我们必须高度重视城市灾难的管理和应对，尤其是那些可能导致人员伤亡的灾难，需要采取科学的预防和应对措施。

2.1　城市灾难的种类及范畴

城市灾难（事件）是指在城市区域突然发生并造成大量人员伤亡、经济损失或环境污染等各类事件的统称。造成灾难的直接原因主要包括自然因素或人因因素，因此，灾难可分为自然灾害和人因灾难。

2.1.1　自然灾害

2.1.1.1　地震灾害

地震灾害是指地下深层介质（如岩石等）突然发生断裂破坏，产生地震波，引起在相当范围内的地面震动，从而造成建（构）筑物倒塌、生命线工程损坏、地面破坏甚至海啸等严重后果的灾难现象。由于城市人口与建筑物密集，一旦发生地震，可能导致大量人员伤亡和建筑损毁，引发严重的次生灾害，使城市无法正常运行。典型案例包括 1906 年美国旧金山 8.3 级地震、1923 年日本关东大地震、2008 年中国汶川大地震和 2011 年日本“3·11”大地震等。

2.1.1.2 台风灾害

根据世界气象组织的定义，台风或飓风是指中心持续风速达到 12 级至 13 级（即每秒 32.7 米至 41.4 米）的热带气旋。北太平洋西部（赤道以北，国际日期线以西，东经 100 度以东）地区通常称其为台风，而北大西洋及东太平洋地区则普遍称之为飓风。台风灾害包括由台风引起的狂风、暴雨和风暴潮等直接灾害及其导致的山体滑坡、泥石流等次生灾害。典型台风灾害案例有 1961 年台风南希、2011 年台风洛克、2014 年台风威马逊和 2021 年台风烟花等。

2.1.1.3 暴雨洪涝灾害

城市暴雨洪涝灾害是指城市遭遇短历时极端降雨或持续性降雨后，由于降雨量大且排水不畅等原因，导致在低洼区域形成积水且难以短期排除，进而对城市交通、居民生活场所及公共财产造成破坏的灾害现象。根据中国气象局对降雨等级的划分，12 小时降雨量达到 30 毫米及以上或 24 小时降雨量达到 50 毫米及以上，即被划分为暴雨。例如，2021 年 7 月，中国郑州遭遇历史罕见特大暴雨，20 日 16—17 时，郑州 1 小时降雨量达到 201.9 毫米，导致严重洪涝灾害，带来严重的社会影响和人员财产损失。

2.1.1.4 极端天气灾害

极端天气事件是指天气（气候）严重偏离其正常状态。根据中国气象局制订的《突发气象灾害预警信号发布试行办法》和《气象灾害预警信号发布与传播办法》，现行的预警信号分为台风、暴雨、暴雪、寒潮、大风、沙尘暴、高温、干旱、雷电、冰雹、霜冻、大雾、霾、道路结冰 14 类，并按照灾害预警重要性程度标注颜色，由低到高依次为蓝色、黄色、橙色、红色。结合城市区域，主要面临的灾害包括高温热浪、寒潮、冰雹、雷击和沙尘暴等。

（1）高温热浪

高温热浪是一种由高温持续时间较长，引起人、动物以及植物不能适应并且产生不利影响的气象灾害。

（2）寒潮

寒潮，属于冬季的一种灾害性天气。来自高纬度地区的寒冷空气，在特定的天气形势下迅速加强并向中低纬度地区侵入，给沿途地区带来强降温、强风和强降雪，当达到一定标准时，即为寒潮。

（3）冰雹

冰雹是从雷雨云中降落的坚硬的球状、锥状或形状不规则的固体降水。常见的冰雹直径在 2 厘米左右，特大的可达直径 30 厘米以上。

（4）雷击

雷击是指打雷时电流通过人、畜、树木、建筑物等造成杀伤或破坏。

（5）沙尘暴

沙尘暴是指强风从地面卷起大量尘沙，使空气混浊，水平能见度小于 1 千米的一种天气现象。

2.1.1.5 地质灾害

地质灾害是指在自然或人因因素的影响下，因场地地质不稳定或破坏造成人类生命财产损失和环境变化的灾害现象，包括滑坡、泥石流、崩塌、地面沉降、地裂、地面塌陷六种类型。根据中国国家统计局统计数据，地质灾害每年造成数十亿元的经济损失，如 2010 年 8 月 7 日甘肃舟曲泥石流和 2016 年 12 月 20 日深圳市光明新区滑坡。统计显示，2021 年全国共发生地质灾害 4 772 起，直接经济损失 32 亿元。

2.1.1.6 其他灾害

除上述灾害外，还包括风暴潮、海浪、海冰、海啸、赤潮、绿潮、海平面变化、海岸侵蚀、海水入侵与土壤盐渍化、咸潮入侵、海上溢油在内的海洋灾害，以及生物圈异常变化现象和过程带来的生物灾害等。这些灾害类型对城市正常生产生活的威胁同样不可小视，需要分类分级区别对待。

2.1.2 人因灾难

人因灾难主要是指由人类生产、生活等活动引发的各类灾难，主要包括火灾事故、交通事故、危险化学品泄漏或爆炸事故、生命线工程事故、环境污染事件、社会安全事件及公共卫生事件等。

2.1.2.1 火灾事故

火灾是指在时间或空间上失去控制的燃烧物发生非受控的着火所造成的灾难，是城市中最常见的、普遍威胁公众安全和社会发展的主要灾难之一，具有影响范围广、持续时间长、成因复杂多变且防控、处置困难等特点。随着城镇化进程加快，城市人口急剧膨胀、高层建筑不断涌现，城市火灾的数量、规模以及危害也均随之快速增加。根据应急管理部消防救援局公布的数据，近十年中国城市火灾年平均发生次数为 25.85 万起，电气、生活用火不慎、吸烟和生产作业四类是城市火灾的主要致灾原因。

2.1.2.2 交通事故

随着经济的快速增长，城市交通供需矛盾日益突出，交通事故已成为社会日常运行中的典型安全事件。 根据交通方式的不同，交通事故主要分为道路交通事故、轨道交通事故、航空交通事故和水运交通事故四类。

2.1.2.3 危险化学品泄漏或爆炸事故

城市生产中会使用或存放危险化学品，这些化学品通常具有爆炸性、易燃性、毒害性、腐蚀性等特性，危险化学品及其能量一旦意外释放，往往会造成严重的人员伤亡、财产损失、环境污染等事故。 危险化学品事故大体上可分为泄漏、爆炸、火灾、中毒、窒息、灼伤六种类型，其中泄漏和爆炸事故尤为严重，具有污染程度大、影响范围广等特点。

2.1.2.4 生命线工程事故

城市生命线工程主要指有效保障城市区域经济和社会功能正常运行的城市基础工程设施，主要包括交通运输、信息传播、给水排水、能源动力、生态环境以及医疗卫生等工程或者非工程设施，涉及供水、排水、燃气、热力、电力、通信等地下管网系统及综合管廊、城市道路路网。 随着我国城镇化高速推进，城市生命线系统建设取得了长足进步，但一旦发生事故，就可能扮演“夺命线”的角色，严重制约城市安全和稳定运行。 常见的城市生命线工程事故包括地下管线泄漏、爆管、爆炸以及道路塌陷事故等。

2.1.2.5 环境污染事件

环境污染与破坏事件，尤其是突发环境污染事件，是指由于违反环境保护法律法规的经济、社会活动与行为，以及意外因素的影响或不可抗拒的自然灾害等原因致使环境受到污染，人体健康受到危害，社会经济和人民财产受到损失，造成不良社会影响的突发性事件。 国务院《国家突发环境事件应急预案》中对“突发环境事件”的定义是：由于污染物排放或自然灾害、生产安全事故等因素，导致污染物或放射性物质等有毒有害物质进入大气、水体、土壤等环境介质，突然造成或可能造成环境质量下降，危及公众身体健康和财产安全，或造成生态环境破坏，或造成重大社会影响，需要采取紧急措施予以应对的事件，主要包括大气污染、水体污染、土壤污染等突发性环境污染事件和辐射污染事件。

近些年，随着经济快速发展，工业化和城市化进程大力推进，全球大气污染与水污染形势严峻，中国也发生了一系列恶劣的突发环境事件，如 2011 年云南曲靖铬渣污染事件、2012 年广西镉污染事件、2015 年天津滨海新区爆炸事件以及 2017 年嘉陵江厂铊污染事件等。

2.1.2.6 社会安全事件

社会安全事件是指在社会安全领域发生的，因人因因素造成的人身、财产安全遭受威胁，社会秩序受到破坏，需要采取应急处置措施的危机事件。社会安全事件包括直接威胁社会秩序和人民群众生命财产安全的治安事件、刑事犯罪、暴力恐怖事件，以及规模较大的群体性事件等。其中，群体性事件和暴力恐怖事件的发生，不仅对人民群众的人身安全和生命财产安全造成严重威胁和损失，同时也对社会治安秩序乃至社会稳定和社会经济发展造成不可估量的影响。当前，随着全球化发展，自20世纪90年代以来，在全球范围内迅速蔓延的恐怖袭击是典型的暴力恐怖事件，具体是指极端分子人因制造的针对但不仅限于平民及民用设施的不符合国际道义的攻击方式，具有暴力性、非法性、政治性、破坏性和威胁性等特点，典型的恐怖袭击事件包括2001年美国“9·11”事件、2011年新疆和田事件等。恐怖袭击极易对世界各国各地区政治稳定、经济发展以及居民生命财产安全造成严重威胁。

2.1.2.7 公共卫生事件

公共卫生事件，不仅指自然灾害问题，也包含了人因造成的公共卫生事件，一般是指与自然环境无关，由于人类自身原因给公共卫生安全带来威胁的事件，比如放射性物质泄漏、生化实验病毒丢失、故意在人群中投放病毒等导致人类细胞或者基因突变，从而会产生不明原因的群体性疾病进而威胁公共卫生安全的事件。我国《突发公共卫生事件应急条例》将突发公共卫生事件定义为突然发生，造成或者可能造成社会公众健康严重损害的重大传染病疫情、群体性不明原因疾病、重大食物和职业中毒以及其他严重影响公众健康的事件。突发公共卫生事件具有突发性、危害性、传染性强、持续时间久、破坏性大等特点。

2.2 城市灾难的成因及危害

自然及人因灾害或事故一旦发生在人群聚居环境中，就可能导致大量的人员伤亡，从而使灾害或事故变成灾难。因此，有必要研究分析其成因与危害。

2.2.1 自然灾害引起的灾难成因及危害

2.2.1.1 自然灾害成因

1. 地震灾害成因

由于地球在不断运动和变化，逐渐积累了巨大的能量，在地壳某些脆弱地带如断层，岩层突然发生破裂，或者引发原有断层的错动，就形成了地震。大多数地震发生在地壳中，分为构造地震、火山地震、陷落地震和诱发地震四种。以 2008 年 5 月 12 日的汶川地震为例，其发生及龙门山向东南方向推覆的动力来源是印度板块与欧亚大陆碰撞及其向北的推挤，这一板块间的相对运动导致了亚洲大陆内部大规模的构造变形，造成了青藏高原地壳的缩短、地貌的隆升和向东的挤出。青藏高原在向东北方向运动过程中，在四川盆地一带遭到华南活动地块的强烈阻挡，使得应力在龙门山推覆构造带上高度积累，最终沿映秀—北川断裂突然发生错动，产生 8.0 级强烈地震。

2. 台风的成因

台风发源于热带、亚热带海面，这些地区温度高，大量海水蒸发形成低气压中心。随着气压变化和地球自转的影响，流入的空气也旋转起来，形成一个逆时针旋转的空气漩涡，即热带气旋，这是地球上最具破坏性的天气系统之一。只要气温不下降，这个热带气旋就会越来越强大，最终形成台风。台风的形成需要以下几个条件：海面水温在 26.5℃以上；一定的正涡度初始扰动；环境风在垂直方向上的切变小；低压或云团扰动至少离赤道几个纬度。台风的初始阶段为热带低压，从最初的低压环流到中心附近最大平均风力达八级，一般需要 2 天左右，慢的要三四天，快的只要几个小时。在发展阶段，台风不断吸收能量，直到中心气压达到最低值，风速达到最大值。

3. 洪涝的成因

洪水是导致洪涝的直接原因，只有当洪水的自然变异强度达到一定标准时，才可能形成灾害，主要影响因素包括地理位置、气候条件和地形地势等。受洪水威胁最大的地区通常是江河中下游地区，这些地区因水源丰富、土地平坦，常常是经济发达地区。

4. 寒潮的成因

寒潮，是一种自然天气现象，顾名思义是寒冷空气像潮水般奔流过来的意思，属于空气（冷空气）流动的一种形式。寒潮是来自高纬度地区的寒冷空气，在特定的天气形势下迅速加强并向中低纬度地区侵入，造成沿途地区大范围剧烈降温、大风和雨雪天气。当这种冷空气南侵达到一定标准时，就称为寒潮。寒潮袭击时会造成气温急剧下降，并伴有大风和雨雪天气，对工农业生产、群众生活和人体健康等都有较为严重的影响。侵入中国的寒潮，主要是在北冰洋、鄂霍次克海、西伯利亚地区以及蒙古一带暴发南下的冷高压。这些地区冬季长期见不到阳光，到处被冰雪覆盖，停留在这些地区的空气团越来越冷、越来越干，当这股冷气团积累到一定程度，气压增大到远远高于南方时，就像贮存在高山上的洪水，一有机会，就向气压较低的南方泛滥、倾泻，形成寒潮。

2.2.1.2　自然灾害引起灾难后的危害

我国城镇化进程的不断加快以及全球气候变化频繁，导致城市人口急剧增加，对城市生态环境产生影响，尤其是重特大自然灾害对城市造成的影响非常巨大。自然灾害的危害是多方面的，包括：对人民群众生命和财产的危害，造成人员伤亡和财产损失；对当地正常生产、生活和学习造成的影响；对建筑物的破坏；对当地交通、通信等基础设施的影响；可能引发某些疾病的暴发，以及对人们造成的心理恐慌；引起的当地社会治安问题；对当地自然环境的影响甚至破坏。

2.2.2　人因事故导致的灾难成因及危害

2.2.2.1　人因灾难成因

1. 火灾事故

火灾事故的直接原因主要有人因放火，人因生产作业违章操作起火，人因导致电器意外起火，人因导致危险品自燃，玩火，燃放烟花爆竹，吸烟等。研究表明，火灾事故还存在空间成因和时间成因，空间成因可以理解为地区经济发展差异对于防灾投入、救援人员配置、消防教育的差异。由于地理位置差异，同样会导致气候等自然因素差异，如干燥地区相比于沿海地区，更容易因为人类活动导致火灾。时间上，干燥的春季和冬季更容易引发火灾，根据近十年的统计数据，火灾主要发生在 2 月，占总起数的 11.56%。冬季发生火灾与人类的取暖活动有关，煤炉、火炕、电热毯等的违规使用会大大提高火灾概率。

2. 交通事故

在道路交通事故中，由驾驶员完全负责的占 73.6%，道路条件原因约占 17%。驾驶员违规操作和行人违规行为是导致交通事故的主要原因，道路设计和养护状况也是导致事故发生的重要因素，人因操作不当与困难的行驶条件会提高道路交通事故发生概率。飞机和航天器由于载客量大，事故发生率高，对社会影响更大。空难原因中，飞行器仪表、零件失灵占较大比重。

3. 危险化学品泄漏或爆炸事故

危险化学品泄漏或爆炸事故的成因涉及生产、储存、运输过程中的多个因素，包括物料、生产设备、生产反应条件、人员操作、静电、环境等。化工行业安全管理成效的提升使得人因因素在事故发生原因中所占比重逐渐降低。工作人员行为规范化、职业技能培训标准化和日常巡查系统化可以有效减少危险化学品事故的发生。

4. 生命线工程事故

城市生命线工程安全作为韧性城市建设的重要一环，近年来越来越受到国家和社会的广泛关注。其中地下管线爆管、爆炸、道路坍塌以及地下管线的交叉影响机制等都是导致生命线工程事故的重要原因。

5. 环境污染事件

环境污染事件主要由人类活动引起，主要包括生产、生活排放的污染物对周围环境造成的污染，这些污染物可以通过水、空气等载体扩大污染范围，造成更大的影响。由于环境承载能力具有阈值，当人类活动造成的污染积累到一定程度时，会对环境产生连锁机制的破坏，这大大增加了事故影响程度。

6. 社会安全事件

社会安全事件包括踩踏事件、恐怖袭击、反抗暴乱等，由大规模聚集活动、城市拥挤环境、人类意识形态的矛盾等因素引发。

7. 公共卫生事件

公共卫生事件是近年来影响全球社会和经济发展的主要因素之一，会随着人类的活动向更大范围传播。公共卫生事件具有历史性，典型的人类大流行传染病包括黑死病、西班牙流感、霍乱、非典、新冠病毒等，每一次流行病的传播都给人类社会带来深刻的教训，也同步促进了人类社会公共卫生技术的发展。

2.2.2.2 人因事故导致灾难后的危害

人因灾难主要包括火灾事故、交通事故、危险化学品泄漏或爆炸事故、生命线工程事故、环境污染事件、社会安全事件、公共卫生事件等。灾难种类繁多，呈现了时间和空间上的差异。灾难的爆发存在连环效应和链路机制，正如蝴蝶效应所描述的，人类活动对环境量的影响会最终带来质的破坏。人类作为自然环境中的一部分，其活动势必改变整个体系的平衡。人因灾难对于城市这个拥挤、密闭的环境，影响是很大的。以市政管网公共卫生安全为例，城市的发展与落后的卫生系统之间存在强烈的矛盾。在城市建设初期，设计者无法预测未来城市的变化和规模，导致目前城市的市政管网体系中存在大量老旧的管道。古罗马人因为使用了大量的铅管作为市政管道的一部分，导致大量新生代儿童存在智力损伤。如今的管道更新改造计划仍主要关注增加城市能源运输量和满足激增的人口需求，而缺乏公共卫生方面的考虑和措施。这将是人类公共卫生安全的下一次革新方向。

人因灾难始终伴随着人类的活动和社会的发展，相比于自然灾害，人因灾难相对具有可控性。随着全球城市化进程的加深，各行业的进步和规范化作业，相信人因操作失误会相对减少。提升人类意识认知和促进不同文化的包容，是减少人因灾难的重要一步。 面对全球气候变化、地区冲突不断、病毒传播肆虐等挑战，我们应更加认识到人类命运共同体的重要性，共同促进和平健康的生活，推动人类文明的进步。

2.3 韧性城市的建设与发展

面对加速发展的城市化，大城市和特大城市逐渐成为一个充满风险的复杂系统，这些城市往往难以应对突发自然灾害和人因灾害带来的挑战，表现出极大的脆弱性，进而阻碍着城市的可持续发展。 近年来，建设“韧性城市”已成为现代城市发展的必然选择。

2.3.1 韧性城市研究现状

2.3.1.1 韧性城市概念

城市的诞生与演进离不开对安全目标的追求，城市安全是保障其正常生产、生活及生态的基础。 近年来，随着全球气候变化的加剧，城市面临的灾害或事故风险日益突出，因此，韧性城市作为新的发展目标，已成为现代城市建设的重要内容。 全球大量学者针对韧性问题进行了研究，表 2. 1 整理了部分学者从防灾减灾角度提出的韧性概念。

表 2.1 韧性相关概念发展

提出者	年份	概念
Mileti	1999	韧性指“某个地区经受极端自然事件而不遭受毁灭性损失、破坏、生产力下降、正常生活且不需要大量地区外援助的能力”
Tobin G	1999	韧性指“一种社会组织结构，能够尽量减少灾害的影响，同时有能力迅速恢复社会经济活力”
Adger W N	2000	韧性指“社区公共基础设施抵御外部冲击的能力”
Paton D，et al.	2001	韧性指“利用物质或经济资源有效地帮助承灾体从危险中恢复原状的能力”
Godschalk D R	2002	韧性城市指“一个可持续的物质系统或人类社区，其具备应对极端事件的能力，包括极端压力下具备生存和功能运转的能力”
Bruneau M， Chang S E，et al.	2003	韧性指“社会单元具备减轻灾害危险性，包括灾害发生的影响，并且可以采用对社会影响最小和减轻未来地震影响的恢复活动的一种能力”
U.S. Department of Homeland Security	2006	韧性指“一种资产、系统或网络，在发生某一特定的突发事件时，系统能够在设定的目标功能水平下，高效地减轻灾害（或突发事件）对系统损伤程度和持续时间的能力”

续表

提出者	年份	概念
Tierney and Bruneau	2007	韧性指“环境突变或破坏性事件发生后系统潜在灵活的和自适应的能力”
Twigg J	2007	韧性指“在灾难性事件中管理、保持某些功能和结构的能力”
U.S. Department of Homeland Security Risk Steering Committee	2008	韧性指“某个系统、基础设施、政府、商业或公民对灾害发生导致显著损伤、破坏或损失而具有的抵御、吸收、恢复或适应的能力”
Cutter L S，Barnes L，et al.	2008	韧性指“一个社会系统对灾害响应和恢复的能力，包括系统本身具备的吸收事件影响和应对能力”
UNISDR（联合国国际减灾署）	2009	韧性指“暴露于危险中的系统、社区或社会，具有抵御、吸收、适应和及时高效地从危险中恢复的能力，包括保护和恢复其重要基本功能”

可以看出，韧性的概念基本上涵盖了三个要素：一是具备减轻灾害或突发事件影响的能力；二是对灾害或突发事件的适应能力；三是从灾害或突发事件中高效恢复的能力。

2.3.1.2 韧性城市国内外发展

2005 年的卡特里娜飓风导致美国新奥尔良遭受严重破坏、城市陷入瘫痪，政府历经数年才逐步从灾难中恢复。因此，一些学者、政府机构开始从经济、社会、生态、防灾等不同角度提出韧性城市建设的理念。美国国土安全部（U. S. Department of Homeland Security，DHS）在 2001 年“9 · 11”事件以后，开始研究城市关键系统在遭受自然灾害和突发事件期间以及之后的功能运转，并进行了大量关于韧性城市、社区和关键基础设施系统的研究。

本节选取 10 个典型全球城市，通过研究城市总体规划或战略规划中的城市综合防灾规划相关章节，汇总聚类灾种，挖掘灾种背后的孕灾环境和影响因素，总结城市安全与防灾问题背后的共性、特殊因素并判断其发展趋势。10 个全球城市包括 5 个亚洲城市（北京、上海、香港、东京、首尔），3 个美洲城市（纽约、华盛顿、洛杉矶），以及 2 个欧洲城市（伦敦、巴黎）。将这些城市的基本情况和防灾问题进行汇总，发现以下基本特点。

（1）与国内城市规划相比，其他几个城市在总体规划或战略规划层面关注的城市安全与综合防灾问题与规划主题紧密相关，而非大而全的罗列。

（2）分析灾种的方法普遍包含历史数据收集、历史事件回顾、相关设施的现状分析以及公众调查与访谈等，同时考虑城市未来发展预测和目标。

（3）对地震、火灾、洪水等自然灾害的关注度依然较高；同时，恐怖袭击（暴力犯罪）、空袭、社会分化危机等人因社会灾难和食品安全、传染性疾病、空气污染、公共健康等与居民身体健康密切相关的安全问题成为新的关注点。

（4）各个城市所确定的安全防灾问题的背景与原因，具有共性和一定的特殊性。

将 10 个案例城市关注的所有问题进行归类合并，共涉及 23 种重大灾害问题。累计各灾害出现次数（频数），并按降序绘制柱状图，各灾害的频数从 7 次到 1 次不等，频数越高，表明其产生的背景因素越可能在全球范围内具有较强的共性，反之则共性较弱。

按照频数将重大灾害问题分为四个等级：第一等级，频数为 6～7 次的灾害问题，包括洪涝灾害、能源问题、供水安全，表明 10 个城市中有半数以上的城市将该类灾害纳入了中长期规划考虑的范畴内，该等级的灾害问题在大城市中具有普遍性，各城市关注度较高；第二等级，频数为 5 次的灾害问题，包括气象灾害、空气污染、火灾、公共健康、恐怖袭击与犯罪 5 种，表明半数的城市关注了以上灾害；第三等级，频数为 3～4 次的灾害问题，包括水污染、地震、疫病、土壤污染、生命线系统安全、社会分化危机 6 种，表明近三分之一的城市关注了以上灾害；第四等级，频数为 1～2 次的灾害问题，包括海平面上升、地质灾害、信息安全、交通事故、经济危机、海洋灾害、沙土灾害、公共场所事故、食品安全 9 种，表明这些灾害问题的背景因素可能具有地方特殊性。

通过分析不同等级灾害类型，可以得出以下结论。

（1）洪涝灾害、气象灾害这种传统性的自然灾害，由于全球气候变化等原因，成为影响全球城市发展的一种普遍灾害。

（2）能源问题、供水安全被不少城市放置到城市中长期发展的安全层面进行考虑。

（3）与人体健康息息相关的空气污染、公共健康、疫病、水污染、土壤污染等问题在全球城市内引起了广泛的关注。

（4）恐怖袭击与犯罪、火灾、社会分化危机等作为人因灾难类的问题，也成为全球城市遇到的普遍问题。

2.3.2 应对现代城市灾难的韧性建设需求

2.3.2.1 现代城市灾害韧性特点

2021 年我国的城市化水平已超过 65%，但大部分城市面对灾害时都显得韧性不足，其原因主要有四个方面。一是人类对自然资源的过度索取，造成了许多新的灾害源在城市发生，如对地下水的过度开采，造成城市出现采空区、漏斗区；对植被的破坏，造成崩塌、滑坡、泥石流等地质灾害；对工业原料的过度需求，造成城市重大危化品大量集中存贮。二是过快的城镇化进程导致诸多历史遗留问题，如城市老城区老旧房屋密集，基础设施老化，开敞空间缺乏；过快的城市扩张还使得城市逐步向处于灾害潜在威胁的地区要地，例如城市的蓄滞洪区、塌陷区等；部分原先位于城市郊区的重大危险源也逐步成为城市的中心地带。三是城镇化进程一味追求经济增长，缺少对安全减灾设施的投资，在监测预警、防灾减灾、应急救援等方面的建设严重滞后。如 2021 年郑州“7 · 20”特大暴雨灾害，突出显示了城市在突发灾害下的脆弱性以及城市在防灾减灾设施方面的缺乏。四是城市的规模化效应使得城市内部复杂的基础设施之间的依赖性越来越强，导致灾害的发生易出现连锁放大效应，即城市中某一子系统的破坏很容易造成其他相关系统的连锁破坏，使得灾害的损失呈现非线性递增的趋势。

2.3.2.2 现代城市灾害韧性总体框架

紧密围绕韧性城市规划建设的核心议题，从满足生存保障、生命健康、就业生计、社会交往和高效治理等居民需求出发，合理确定韧性城市规划建设的目标愿景。建立建成环境、自然环境、经济系统、社会治理等城市系统与生存保障、生命健康、社会交往、就业生计等居民需求的关联框架，构建城市系统在“都市区（区域）—中心城区（城区）—重点片区（社区）”三个空间尺度下的要素组构方式与连接关系，增强城市系统跨尺度层级关联，以及多系统结构与功能协同的韧性效应，提出韧性规划措施和实施路径，进而形成韧性城市规划应对的总体框架。

2.3.2.3 现代城市灾害韧性增强与提升

2013 年 3 月，联合国国际减灾署（United Nations Office for Disaster Risk Reduction，UNDRR）提出，各城市必须在制定低碳可持续发展路线的同时，采取措施提高其韧性应对灾害的能力。因此，根据对城市在灾害前缺乏韧性的原因分析，借鉴国外发达国家建设韧性城市的理念，在城镇化进程的新常态下，为了提高城市抵御自然灾害和突发事件的能力，提出如下韧性城市建设的主要举措。

1. 减轻城市灾害源的危险性

为了改变城市灾害的外部环境，需要在城市总体规划的前期，对城市潜在发生的灾害源进行一次全面的风险评估，从而确定影响城市的主要灾害源是什么、影响的程度如何、城市在潜在灾害源下的高风险区处于什么位置，进而采取一系列措施减轻灾害源的影响。例如，应停止在城市漏斗区开采地下水，将城市重大火灾和爆炸危险源迁往安全的地带，停止荒山毁林以减轻地质灾害发生的可能性，加强对城市地下输油、气管线的监测等。

2. 降低城市灾害易损性

一旦发生灾害，尽可能减少灾害对城市承载体的影响和破坏。所谓城市灾害易损性，指城市在遭受灾害时容易受到损伤的程度。同样大小的灾害，在不同的国家、不同的城市，甚至城市内不同的街区造成的损失都不尽相同，其主要原因就在于承灾体的易损性不一样。韧性城市建设要多修炼内功。一般来说，一个布局合理、灾害设防程度高、基础设施健全的地区，其灾害易损性较低。降低城市灾害易损性的对策主要包括工程性的措施和非工程性的措施。工程性的措施，例如加强城市新建工程的设防、对城市老旧街区的防灾改造、对老化地下管网的更新、对城市重大危险源防护工程的建设等；非工程性的措施，包括城市灾害预警系统的建立、社会防灾思想的宣传、个人防灾意识的提高等。

3. 提高灾害发生时城市的自适应性

一个城市如果空间布局合理、次生灾害源管控良好，灾后发生次生灾害的可能性将降低，城市功能在灾后初期即可迅速得到恢复。此外，城市如果具有高效的灾害应急预案，灾前储备有可调用的应急救灾物资，有冗余的供水供电设施，有随时可以启用的应急避难场所，这些都将在灾后初期大大提高系统的功能恢复程度。

4. 提高城市灾后的可恢复能力

灾害发生后城市是否有能力迅速恢复正常，是衡量城市韧性的一个重要标准。城市可恢复能力的建设，首先应是城市各类应急设施的建设，包括应急保障设施（如城市应急水源、应急供电设施、应急交通设施等）和应急服务设施（如急救医院、应急消防、应急物资体系、应急避难场所等）的规划建设。我国目前正在大力推进的海绵城市建设，正是体现城市在应对洪涝灾害时提高可恢复能力的一个重要举措。其次，衡量城市可恢复能力还包括社会软恢复能力的建设，包括灾后政府救助、社会捐赠、司法救助、心理援助、保险理赔等。最后，城市可恢复能力的建设还包括经济的恢复能力（例如产业的多元化、模块化和复合性将更有助于灾后经济的恢复）、生态环境的恢复能力等。

2.3.3 我国韧性城市建设现状

2.3.3.1 北京市城市韧性建设

2017 年 9 月，北京市发布《北京城市总体规划（2016 年—2035 年）》，提出“提高城市韧性”的要求。2021 年 11 月，北京市发布《关于加快推进韧性城市建设的指导意见》（以下简称《意见》），以突发事件为牵引，立足自然灾害、安全生产、公共卫生等公共安全领域，从城市规划、建设、管理全过程谋划提升北京城市整体韧性。《意见》提出，到 2025 年，韧性城市评价指标体系和标准体系基本形成，建成 50 个韧性社区、韧性街区或韧性项目，形成可推广、可复制的韧性城市建设典型经验。

《意见》指出，以习近平新时代中国特色社会主义思想为指导，深入贯彻落实习近平总书记关于总体国家安全观的重要论述和对北京重要讲话精神，牢固树立以人民为中心的发展思想，坚持以防为主、平战结合，研究把握首都城市和超大城市运行规律，把韧性城市要求融入城市规划建设管理发展之中，推进韧性城市建设制度化、规范化、标准化，全方位提升城市韧性，实现城市发展有空间、有余量、有弹性、有储备，形成全天候、系统性、现代化的城市安全保障体系，为建设国际一流的和谐宜居之都提供坚实安全保障。

2.3.3.2 上海市城市韧性建设

作为一座超大城市，上海正在积极谋划、先行先试，力争打造具有中国特点、上海特色的全球韧性城市“样板间”。 建设韧性城市，需要“软硬兼施”。 在优化规划布局、基础设施、应急体系等“硬支撑”的同时，上海也在提升社区组织动员能力、涵养共享共治的风险意识、培育公民的科学素养，夯实应对各种挑战的“软实力”。 作为超大城市，上海未来将面临更多复杂而不确定的挑战。 韧性城市的建设，并没有具体指标体系，一直在动态变化。 表 2.2 所列为上海市城市管理精细化“十四五”规划指标。

表 2.2 上海市城市管理精细化“十四五”规划指标

类别	序号	指标名称	单位	“十四五”目标	属性
安全韧性	1	老旧燃气管道更新改造	公里	≥300	约束性
	2	老旧供水管网更新改造	公里	≥2 000	预期性
	3	增设集中充电设施小区数	个	≥2 500	预期性
	4	城市建成区达到海绵城市建设要求面积比例	%	≥40	预期性

2.3.3.3 重庆市城市韧性建设

重庆市人民政府印发的《重庆市城市基础设施建设“十四五”规划（2021—2025 年）》（以下简称《规划》）提出，要增强城市预防预备和应急处突能力，提高城市韧性和可持续发展水平。《规划》提出，“十四五”期间，5 级以上江河堤防达标率达 88%，防洪工程风险隐患基本消除；地震监测能力下限重点地区达到 1.0 级，其他地区达到 2.0 级。 突发公共事件防御能力持续加强，现代化综合消防救援体系不断完善。 综合管廊规划建设科学推进，城市新区新建道路综合管廊配建率不低于 30%。

2.3.3.4　广州市城市韧性建设

广州市人民政府办公厅印发的《广州市城市基础设施发展"十四五"规划》提出，构筑更具韧性的安全防护设施。坚持安全发展理念，巩固防洪排涝工程体系，推进海绵城市建设，完善人防工程、应急庇护、公共消防设施，提升城市综合防护实力与急救抗灾能力，推动建设安全韧性城市。展望至 2035 年，广州将建成全球重要综合交通枢纽、智慧可靠的资源保障体系、安全韧性的防护系统以及优美和谐的生态环境，全面形成具有全球竞争优势的高质量现代化基础设施体系。

2.3.3.5　南京市城市韧性建设

南京市城建城管计划清单中多处体现出底线思维和忧患意识，致力于加快推进韧性城市建设，提高城市防灾减灾和安全保供能力。2020 年，南京市提出加快推进韧性城市建设，提高城市防灾减灾和安全保供能力。举措包括深入推进全域造林绿化行动、提高污水处置能力、强化生活垃圾处理能力、建设应急避难场所等。2021 年 10 月,《南京市"十四五"应急体系建设（含安全生产）规划》出炉。具体做法包括：市区分别建设不少于 5 支和 3 支重点专业应急救援队伍；强化应急救助，确保自然灾害发生 10 小时之内，受灾群众基本生活得到有效安置。

参考文献

[1] 中国地质调查局. 地震的概念及产生机理［EB/OL］.（2008-05-16）［2024-01-20］. http://www.cgs.gov.cn/ddztt/ddyw/wcdz/dzkp/t20160309_291255.html.

[2] 陈颙. 海啸灾害［M］. 北京：地震出版社，2019.

[3] 中国气象局. 热带气旋等级：GB/T 19201—2006［S］. 北京：中国标准出版社，2006：6.

[4] 中国气象局. 降水量等级：GB/T 28592—2012［S］. 北京：中国标准出版社，2012：8.

[5] 张哲. 城市暴雨洪涝灾害淹水过程数值模拟及风险分析［D］. 武汉：武汉理工大学，2021.

[6] 中国气象局. 冷空气等级：GB/T 20484—2017［S］. 北京：中国标准出版社，2017：12.

[7] 潘懋，李铁锋. 灾害地质学［M］. 2 版. 北京：北京大学出版社，2012.

[8] 国家统计局. 中国统计年鉴［M］. 北京：中国统计出版社，2011—2020.

[9] 自然资源部. 2021 年全国地质灾害灾情及 2022 年地质灾害趋势预测［EB/OL］.（2022-1-13）［2024-01-20］. https://www.mnr.gov.cn/dt/ywbb/202201/t20220113_2717325.html.

[10] 中国地质灾害防治工程行业协会. 地质灾害分类分级标准（试行）：T/CA GHP 001—2018［S］. 武汉：中国地质大学出版社，2018：4.

[11] 刘霜，宋文鹏，刘莹，等. 海洋环境风险评价和区划方法与应用［M］. 青岛：中国海洋大学出版社，2017.

[12] 自然资源部. 2021 年中国海洋灾害公报［EB/OL］.（2022-04-08）［2024-01-20］. https://gi.mnr.gov.cn/202205/t20220507_2735508.html.

[13] 云南省应急管理厅. 2021 年云南省自然灾害情况［EB/OL］.［2022-1-10］［2024-01-20］. https://yjglt.yn.gov.cn/html/2022/tjfx_0110/25911.html.

[14] 王智阳. 城市火灾应急能力评价研究［D］. 北京：首都经济贸易大学，2020.

[15] 突发环境事件应急管理办法［J］. 中华人民共和国国务院公报，2015（21）：29-33.

[16] 国家统计局. 中国统计年鉴［M］. 北京：中国统计出版社，2017-2020.

[17] 王建平. 公民安全、社会安全与国家安全［M］. 成都：四川大学出版社，2017.

[18] 本书编写组.《突发公共卫生事件应急条例》《中华人民共和国传染病防治法》辅导读本［M］. 北京：机械工业出版社，2003.

[19] 张晓丽. 当代中国重大公共卫生事件研究［M］. 南京：东南大学出版社，2019.

[20] 王虹. 超强台风“海燕”重创菲律宾[J]. 中国防汛抗旱，2014，24(2)：74-78，80.
[21] 尹启超，刘晓. 7.20 郑州特大暴雨成因及对策研究[J]. 中国市政工程，2022(4)：48-50，4，122.
[22] 曹昱. 论城市规划中降低自然灾害危害的规划策略[J]. 山西建筑，2016，42(32)：18-19.
[23] 辛晶，杨玉胜，王玉，等. 近十年中国火灾时空分布特征及成因分析[J]. 消防科学与技术，2016，35(1)：117-119.
[24] 裴玉龙，马骥. 道路交通事故道路条件成因分析及预防对策研究[J]. 中国公路学报，2003，(04)：78-83.
[25] 谢建兵，周家铭，施祖建，等. 危险化学品火灾爆炸事故鉴证[J]. 中国安全科学学报，2007(4)：131-135，79.
[26] 赫磊，戴慎志，解子昂，等. 全球城市综合防灾规划中灾害特点及发展趋势研究[J]. 国际城市规划，2019，34(6)：92-99.
[27] 胡群芳，张宁，王飞. 低温条件下城市供水管道冰冻荷载规律研究[J]. 给水排水，2020，56(11)：103-110.
[28] 吴穹，许开立. 安全管理学[M]. 北京：煤炭工业出版社，2002.
[29] Resilience Alliance. Urban resilience research prospectus：a resilience alliance initiative for transitioning urban systems towards sustainable futures[R]. CSIRO，Arizona State University，Stockholm University，2007.
[30] 杨敏行，黄波，崔翀，等，基于韧性城市理论的灾害防治研究回顾与展望[J]. 城市规划学刊，2016(1)：48-55.
[31] 国务院. 国家突发公共事件总体应急预案[EB/OL].(2005-08-07)[2024-01-20]. http：//www.gov.cn/yjgl/2005-08/07/content_21048.htm.
[32] 澎湃新闻. 让城市更具“免疫力”上海建设韧性城市“样板间”[EB/OL].(2021-11-01)[2024-11-09]. https：//m.thepaper.cn/baijiahao_15174957.

第3章
灾难医学概论

在全球气候变化加剧、新型传染病频发、各类突发事件日益复杂的今天，深入理解和掌握灾难医学的基本理论和方法，对于提升国家应急医疗救援能力、完善公共卫生应急管理体系具有重要的现实意义。本章将从三个关键维度系统阐述灾难医学的核心内容，进而为后续具体救援技术和策略的学习奠定必要的理论基础。首先探讨灾难医学救援必须遵循的基本原则，这是开展有效救援的行动指南；其次分析灾难医学所承载的特殊人道职责，这体现了医学伦理在极端环境下的实践要求；最后研究次生灾难的防控策略和风险管理方法，这是提升整体救援效能的重要保障。这三个方面相互关联、互为支撑，共同构成了灾难医学的理论基础和实践框架。

3.1 灾难医学救援的基本原则

灾难医学救援属于大型的有组织、紧迫的社会活动，要求医疗救治力量及时、迅速到达救援现场，全力抢救伤员，维护灾区群众的生命安全。在救援的过程中，应遵循以下原则。首先，救援行动要遵循安全、以人为本的原则，在确保救援人员自身安全的前提下，尽可能地抢救伤员。其次，救援人员要根据灾难现场的实际情况以及自身条件制定适宜的行动方案。救援行动应强调高度的组织性，统一领导，听从指挥，以协作和沟通作为救援推进的原则，以争取更多、更专业救援力量的参与。最后，救援工作应遵从科学救援的原则，避免鲁莽行动，防止灾害进一步扩大。应实施分级救治、区别后送，运用专业的医学技能和防灾知识来应对复杂的现场情况。

3.2 灾难医学救援的人道职责

3.2.1 国际人道行动的基本原则

国际人道行动指的是各国政府、国际组织及国际社会给予受灾国人道的、义务的、无条件的人力、物力和财力支持的活动。

当今世界各国间的经济、文化交往日益频繁，国与国之间的相互依赖与日俱增。因此，国际人道救援行动更多体现在灾难救援中，它不仅是国与国关系的润滑剂，而且与国家利益、国民基本人权保障息息相关，对推动人类文明发展、维护世界和平有着十分重要的现实意义。

国际人道救援行动的主要协调和救援机构包括联合国、红十字国际委员会、非政府组织以及政府间的双边直接援助。联合国是所有国家组织的最高形式，对灾难救援有总协调和某些特定的责任。所以，国际人道救援行动受到国际社会的高度关注，并遵循以下基本原则。

3.2.1.1 人道主义原则

人道主义原则强调，人类应当在任何情况下都被人道地、富有同情心地对待。从法律层面看，人道救援行动的唯一目标是防止及减轻民众的苦难。为了保证人道性质，国际组织或政府机构向灾民提供的救助必须遵守人道主义原则、公平原则及中立原则。人道主义原则构成了国际人道行动的道德基础。

3.2.1.2 义务原则

联合国难民署牵头制订的《国内流离失所问题指导原则》，对当事国提供人道救助的义务、权利做出明确的规定，体现在第三项一般性原则中：国家当局首先有义务和责任向在其管辖下的国内流离失所者提供保护和人道主义援助。

3.2.1.3 无附加政治条件原则

中国援外八项原则提出：中国政府一贯根据平等互利的原则对外提供援助，不把援助视为单方面的赐予，而是认为援助是相互的；中国政府对外援助的目的不是造成受援国对中国的依赖，而是帮助受援国逐步走上自力更生、经济上独立发展的道路。

3.2.1.4 尊重当地习俗、传统

医务人员在参与灾难救援时，应时刻考虑到伤员的痛苦和安危，以及伤员的利益

需求。不论伤员地位高低、权力大小、容貌美丑、关系亲疏、年龄大小、经济状况好坏，以及性别，是官员、知识分子，还是工人、农民，或是不同信仰、不同民族的人，都应一视同仁、平等对待。对任何伤员的正当愿望和合理要求都应予以尊重，并在力所能及和条件允许的情况下，尽量给予满足。

3.2.2 救援行动的核心价值、行动准则和人道主义原则

国际搜索与救援咨询团（International Search and Rescue Advisory Group，INSARAG）成立于1991年。该咨询团是一个联合国框架下的政府间人道主义救援机构，由灾害管理人员、政府官员、非政府组织（non-governmental organization，NGO）和城市搜索与救援（urban search and rescue，USAR）队员组成，在发生自然或人为灾难时，通过既有的国际协调网络，有效地提供人道主义援助服务以挽救生命。2002年12月在联合国大会的57/150号决议中正式通过并发表了《国际搜索与救援指南》（*INSARAG Guidelines*）。该指南作为国际搜索与救援行动的纲领性文件，全面论述了国际搜索与救援反应系统的框架，指导国际搜索队伍开展能力建设，以促进救援行动的有效开展。

指南明确了搜索与救援行动的核心价值、行动准则和人道主义原则。

INSARAG成员承诺遵守INSARAG的指南和方法体系，这是全球认可并独立论证的基于专业知识和长期经验的最低救援行动标准和流程。INSARAG组织通过分享和持续的演习不断改进这些标准和流程。

3.2.2.1 包容性

INSARAG将政府、政府组织、非政府组织和灾害与响应专业人员聚集在一起。INSARAG特别鼓励灾害多发国和任何具备USAR响应能力的国家或机构加入这一组织。INSARAG强调在受灾国救援时具有性别意识和性别考虑的重要性。

3.2.2.2 专业性

INSARAG提升USAR队伍和利益相关方之间的责任、道德和专业标准。

3.2.2.3 尊重多样性

INSARAG承认和尊重USAR队伍为了共同的目标而采用不同的操作程序，同时推介经INSARAG组织同意的原则和最低标准。

3.2.2.4 文化敏感性

INSARAG鼓励国际USAR队伍要意识到文化差异并予以尊重，以便国际USAR队伍能够更有效地与国内外同行合作。

3.2.2.5 需求驱动

只有当建筑物倒塌情况的影响超出受灾国处置能力，且该国政府同意接受，国际USAR队伍才开始动员和部署。此外，所提供国际援助的种类是依据受灾国的需要，而不是依据可动用的资源给予其援助。

3.2.2.6 协调

INSARAG推动由联合国人道主义事务协调办公室（United Nations Office for the Coordination of Humanitarian Affairs，OCHA）管理和倡议的国际认同的协调架构，鼓励在准备阶段和能力建设等具体活动中开展协调合作，并在整个行动过程中协助各国协调应急响应。

INSARAG的运作遵循人道主义原则，这构成了人道主义行动的核心。

3.2.3 灾难医学救援的人道职责与任务

根据国际人道行动的基本原则和救援行动的核心价值、行动准则，充分发挥医学各学科的协作作用，对灾难引起的健康问题进行预防、快速反应和康复。其主要职责任务包括灾害现场伤员救治、为灾区提供紧急医疗救援、灾区卫生防疫、灾后心理危机干预、评估事件原因和后果、灾后医院重建和医疗培训六个方面。

3.2.3.1 灾害现场伤员救治

灾害现场紧急医学救治是指就地、就近、安全、高效地对幸存者开展现场医学救治，并按照国际公认的四个等级（轻伤、中度伤、重伤与死亡）进行检伤分类。这是灾难医学的首要任务，也是降低死亡率、残疾率的关键。

3.2.3.2 紧急医疗救援

大规模灾难事件发生后，伤员所需的紧急医疗救援往往会超出当地医疗资源的保障极限。因此，应当根据实际需求，按照政府的统一部署和要求，启动国家级协调机制或区域级现场协调机制，有计划、分批次地向灾区派驻紧急医疗救援队伍，实施紧急医疗救援行动，最大限度地减少人员伤亡、降低残疾率。

3.2.3.3 灾区卫生防疫

灾区卫生防疫包括预防传染病、控制传染源、阻断传播途径、保护易感人群、移走污染源、消毒杀菌、隔离和治疗感染者、控制媒介传播、强调个人卫生以及开展药物预防等。

3.2.3.4 灾后心理危机干预

经历严重创伤后，70%的人可自行消化，30%的人可能出现各种心理创伤问题，甚至发展成心理障碍。最常见的心理障碍包括创伤后应激障碍（post-traumatic stress disorder，PTSD）、适应障碍、焦虑障碍、抑郁障碍、自杀、酒精及药物滥用、躯体形式障碍、创伤后人格改变等。对该部分人群进行早期心理干预和健康需求评估是灾难医学救援的重要任务之一。心理危机干预的近（早）期目标包括防止灾难事件后的过激行为，如自杀、自伤或攻击行为等；促进灾难亲历者之间的交流与沟通，鼓励当事人充分表达自己的思想和情绪，帮助其做出正确的自我评价；给灾难亲历者提供适当医疗帮助，处理昏厥、情绪休克或激惹状态。

3.2.3.5 评估事件原因和后果

灾难医学救援人员应对灾害现场危险因素对人体、动植物和环境造成的现实的潜在危害有清醒的认识，迅速采取封闭、隔离、清洗消毒等措施，标明危险区域和潜在危险区域，消除危害后果，防止次生或衍生伤害。

灾难医学救援行动后，应及时查明人员伤亡情况，评估灾难事件危害范围和危险程度，总结经验与教训。为今后类似的灾难医学救援行动提供可以借鉴的理论、技术与方法，也可以为灾区恢复重建工作提供重要依据。

3.2.3.6 灾区医院重建和医疗培训

灾害发生后，加速灾区医疗卫生机构的恢复与重建，尽快使灾区医疗卫生秩序恢复至常态，对于维护社会稳定和推动发展具有重要意义。在灾区医院重建及医疗卫生秩序恢复过程中，应注意把握好以下事项。

（1）明确恢复重建工作的基本原则。坚持“以人为本、尊重自然、统筹兼顾、科学布局、协作共建、分步实施”的原则。面对潜在的地质灾害风险，坚持防御与避让相结合的策略，降低社区的脆弱性，提升对未来灾害的预防和紧急救援能力。

（2）确定恢复重建目标。恢复重建目标的确定既要考虑恢复至灾前医疗卫生水平，又要统筹考虑为灾后医疗卫生发展布局创造机遇。

（3）制定恢复方针与规划。加快灾区卫生系统在建和待建项目的规划设计，安排恢复的优先秩序，协调不同部门和机构，合理分配恢复所必需的资源，并制定相应的补偿政策和激励机制。

（4）实施恢复重建措施。一是加强建筑施工监管，加大项目审批和建设资金筹措力度，加强建筑施工质量和施工进度的监督与管理。二是整合各种资源，稳定医疗秩序，消除灾害事件的消极影响，并开展早期心理干预，减轻灾害事件给灾区群众带来的负面心理影响。

（5）抓紧后期筹划，培训充实医疗队伍。积极联系城市各类医院进行对口帮扶，开展医疗卫生方面的专业培训，重点解决社区和乡镇卫生院医务人员短缺问题，并制订鼓励政策，吸引医药专业的毕业生和相关人才到社区与乡镇卫生院工作。

3.3 次生灾害与风险管理

3.3.1 次生灾害的定义

次生灾害指中、小规模独立的灾害事件，或原生灾害导致的次生效应，包括：①独立、频发（即比地震和飓风等原生灾害发生更加频繁）、低至中等程度的损失（相对于原生灾害造成的损失而言）的灾害事件；②作为原生灾害的次生效应（如地震后的海啸）事件。

次生灾害的风险易被低估，其危害性影响常被原生灾害事件造成的损失掩盖。一个不容忽视的明显特征是，次生灾害可能带来的潜在损失有可能被不断放大。

3.3.2 可导致次生灾害的危险源

危险源指在自然灾害、事故灾难、公共卫生事件及其他事件，衍生和处理过程中，容易引发或产生影响公众健康的因素。常见的危险源如下。

（1）火灾（源）：灾害常常引发次生的火灾。同时火灾中产生的有毒物质燃烧，又可造成公众缺氧、神经系统损伤等。

（2）传染病疫情：严重的灾害改变了人们生活的节奏，房屋家园破坏，卫生设施难以在短时间内恢复，潜在的水源、食品污染，死难者和动物尸体，集聚的居住条件，大量外来救援人员和物资的涌入，以及当地已有的传染性疾病病原体等因素，都会增加某些传染病流行的可能性。

（3）其他灾害：灾害现场或附近可能存在危险源，如果不能迅速采取控制措施，如迅速控制危险源、标明危险区域、封锁危险场所、划定警戒区、实行交通管制等，则可能造成如化学品泄漏，导致附近区域或污染水体的毒物危害发生。救援中使用的消毒剂、杀虫剂等也可能造成公众或救援人员的中毒。此外，如灾区食品安全措施不当，也会导致食物中毒或营养缺乏的发生。

3.3.3 危险源的管理

危险源和危险区域应当根据风险性质、危害程度、可控程度和影响范围等因素，按照国家规定的标准进行分级。

3.3.3.1 危险源和危险区域的风险评估

危险源和危险区域的风险评估包括下列内容：①评估的主要依据；②危险源和危险区域的基本情况；③事故发生的可能性和危害程度（包含直接危害、次生危害、衍生危害）；④个人风险和社会风险值（仅适用于定量风险评价方法）；⑤可能受事故影响的周边场所、人员以及其他风险隐患情况；⑥重大危险源辨识、分级的符合性分析；⑦需要整改的内容，有针对性的安全管理、安全技术、监控措施及其落实情况；⑧应对风险的应急预案；⑨评估结论与建议。

3.3.3.2 危险源监督

遵循统一领导、综合协调、分级负责、分类属地管理、动态监控的应急管理体制，实行预防为主、预防与应急相结合的原则。水利、电力、石油天然气、石油化工、化学工业、煤炭、核工业、冶金、建设、机械、电子、民航、环保、消防等有关部门，确定本系统易引发次生灾害的危险源和危险区域，对其加强监视、控制管理。持续开展以危险源管理为重点的安全生产专项整治，建立、健全安全风险分级管控和隐患排查治理双重预防工作机制。

3.3.3.3 预防、监测与预警

1. 预防

（1）风险辨识：定期开展本行业、本地区危险化学品风险评估，建立风险清单和风险数据库，根据评估结果和建议，落实危险化学品风险管控责任和措施。危险化学品单位通过风险辨识掌握本单位风险点，按照国家法律法规有关规定，定期开展安全风险评价，根据评价结果采取相应措施降低事故风险。

（2）隐患排查治理：监督、推动危险化学品单位开展隐患排查治理工作，对生产、经营、应急能力等方面存在重大隐患的单位，进行挂牌督办或依法实施停产整治。危险化学品单位加大隐患和应急准备排查力度，对排查出的问题，短期内能完成整改的应立即消除隐患；对情况复杂、短期内难以完成整改的，限期整改。

2. 监测

建立行业危险化学品单位普查、登记、评估等管理制度和监测制度，完善监测信息系统建设，配备专业监测人员，对可能发生的事故进行监测，对重大风险源和隐患点位实施全天候监测，及时分析重点监控信息并持续进行跟踪。

危险化学品单位掌握本单位危险化学品种类、理化性质、危害程度和急救措施，按照有关规定建立监测系统并提供监测数据；建立完善本单位应急处置队伍和保障物资等；制定本单位应急预案，按要求报送负有危险化学品安全监管职责的部门备案。

3. 预警

1）预警发布

按照危险化学品事故紧急程度、发展态势和可能造成的危害程度，预警级别由高

到低划分为一级、二级、三级和四级，依次采用红色、橙色、黄色和蓝色标识。预警信息主要包括发布机关、发布时间、可能引发的事故类型、预警级别、起始时间、影响范围、建议或强制性防范措施以及其他需要发布的信息。

2）预警响应

（1）蓝色预警响应：发布蓝色预警后，相关成员单位、预警区域政府、危险化学品单位做好应急救援准备，执行 24 小时值班值守；加强事态发展情况的监测、预报，及时掌握事件发展态势以及可能的影响范围和强度；组织本级专家和技术人员对事态进行分析评估，提出风险管控措施；组织应急救援队伍，实施应急救援。

（2）黄色预警响应：在上述措施基础上，灾区地方政府立即组织力量对事态进行研判，提出应对措施并部署应对工作，组织专家赴现场对事态发展进行研判，提出现场处置决策建议；各专业救援队伍做好赶赴现场准备，并派出先遣小组赴现场开展相关处置。按照职责分工和现场实际，一般采取以下应对措施：①及时向社会公布相关信息和处置措施，以及避免和减轻危害的建议和劝告；②组织各专业救援队伍或救援专家进入待命状态；③核实相关应急救援物资、装备，随时投入使用；④加强对预警区域重点单位、重要部位、重要设施的安全保卫；⑤做好预测受影响区域的人员、财产疏散转移的准备工作，采取防范和保护的措施。

（3）橙色、红色预警响应：发布橙色、红色预警后，灾区地方政府立即组织力量对事态进行分析研判，提出预警响应实施方案，制定具体措施，并报送上一级政府。在黄色预警响应措施的基础上，责令应急救援与处置指挥人员、值班人员等进入战备状态，动员后备人员做好参加应急救援和处置工作的准备；各个专业救援队伍赶赴现场，做好应急处置准备；调集应急救援所需物资、设备、工具，准备应急设施和避难场所，并确保其处于随时可以投入正常使用的状态；迅速通告预警区域相邻省（市）或区做好预警响应准备工作。

3.3.3.4 先期处置

危险源造成的次生灾难一旦发生，灾区应立即启动相关应急预案，采取下列（不限于）应急救援措施。

（1）迅速控制危险源，组织抢救遇险人员。

（2）根据灾难危害程度，组织现场人员撤离或者采取可能的应急措施后撤离。

（3）及时通知可能受到灾难影响的区域和人员。

（4）采取必要措施，防止事故危害扩大和次生、衍生灾害发生。

（5）根据需要请求邻近的应急救援队伍参加救援，并向参加救援的应急救援队伍提供相关技术资料、信息和处置方法。

（6）维护灾区现场秩序，保护现场和相关证据。

3.3.3.5 救援暂停

在应急救援过程中，发现可能直接危及应急救援人员生命安全的紧急情况时，现场应立即采取措施消除隐患，必要时果断组织应急救援人员暂时撤离，降低或者化解应急救援次生事故风险。

参考文献

［1］王一镗. 中华医学百科全书［M］. 北京：中国协和医科大学出版社，2017.

［2］王一镗. 灾难医学［M］. 北京：人民卫生出版社，2014.

［3］联合国人道主义事务协调办公室现场协调支持部门. INSARAG 国际搜索与救援指南［M］. 中国地震局震灾应急救援司，译. 北京：科学出版社，2017.

［4］中华人民共和国国务院新闻办公室. “十四五”国家应急体系规划的通知［EB/OL］.（2021-12-30）［2024-02-14］. https://www.gov.cn/zhengce/content/2022-02/14 content_5673424.htm.

第 4 章
灾难医学教育

一个国家的灾难应急响应能力是由社会大众的防灾应灾能力、卫生系统的紧急医学救援能力及灾难专家与政府相关部门的应急指挥决策能力组成的。灾难医学教育是指为国家应急响应能力建设提供教学服务的所有组成。灾难医学救援体系中，不同工作岗位的人员需要掌握不同的知识和技能。不同学者从不同视角对灾难医学教育的分类也各不相同。

依据教学施教方、教学场景不同，灾难医学教育可分为灾难医学专业教育、灾难医学行业教育和灾难医学社会教育；根据教学目标和内容的不同，可以将灾难医学教育分为通识教育、职业教育和专业教育。本书将采用第一种分类方法，详细介绍国内外灾难医学教育的现状与未来。

4.1 灾难医学专业教育

灾难医学专业教育是指在学校开展的，为培养灾难医学专业人才的教育活动。在灾难医学专业人才教育层面，20 世纪 80 年代中期，随着灾难管理和急诊医学发展的交互融合，灾难医学才逐渐形成并开始发展。

一方面，大多数情况下非紧急医学救援专业的医护人员成为灾难早期救援的核心力量，无法应对灾难医学救援这一特殊的医疗需求；另一方面，在医疗机构的常态工作中，并没有适合紧急医学救援专业人才的工作岗位。因此，在大学课程中开设专门的灾难医学或紧急医学救援课程，对于完善灾难医学救援体系有着至关重要的作用。

目前，已有较多高校开展了与灾难应对相关的课程，例如，中山大学开设的“救援医学”、武汉科技大学开设的“灾难应急与救援”、武汉大学开设的“急诊与灾难医学”、山东大学开设的“紧急医学救援——救在身边，救需要你”、同济大学开设的“灾难逃生与自救”、四川大学开设的“认识灾难，险中求生”、北京大学开设的“灾难心理学与灾后心理救援”等，其中不乏国家级精品课程或一流课程。

这些课程内容丰富多彩，有的从管理角度介绍每一类灾害参与者应该具备何种能力，有的从具体灾害出发，介绍灾害响应资源、资源管理原则及社会心理等，有的介绍具体灾害救治技术。

下文将通过课堂教学设计的各部分分析灾难医学专业本科与研究生课程。

4.1.1 本科教学

灾难医学本科专业教育主要的受众是未来将从事灾难医学救援的临床医学、护理学、医学检验、公共卫生等专业的本科医学生。

4.1.1.1 教学目标

让医学相关专业本科生掌握必要的灾难应对知识，拥有一定的向他人传授基础灾难医学知识的教学能力，以及发掘将自身所在专业与灾难医学进行交叉融合的研究能力。 作为未来临床医务人员，通过学习掌握灾难风险识别与预警、灾难现场救治、灾难现场管理、伤员转运后送、灾区生活的基础理论知识点；熟练掌握灾难现场、后方医疗机构救护操作技术，组织现场急救团队施救的能力；形成一种应急思维模式，主动传播灾难应急知识的意识；掌握查阅相关文献、自主学习总结并进一步探索的能力。

4.1.1.2 教学内容

在灾难医学专业教育的本科阶段，教学内容应经过充分调研，既满足灾难医学学科对临床医务人员的要求，又符合本科医学生的学情分析。

（1）灾难医学概论：灾难医学的定义和范畴，灾难医学与其他学科的关系，灾难医学发展简史，我国灾难医学简史和现状，紧急医学救援、紧急医学救援队、紧急医学救援系统的概念。

（2）预警标志识别：预警信息系统在社会公共安全事业中的作用，暴雨、台风、高温和雾霾的预警分级方法及防御措施。

（3）物资储备策略：应急物资储备的概念、原则和分类，应急物资的储备方式和总体策略，灾难应急物资储备清单和常见应急包。

（4）应对地震的自救和互救：地震发生时避震措施的选择及原因，地震停止后逃生路线的选择、逃生技巧及原因，地震后二次损伤的预防，地震后伤情的现场评估，地震后现场急救方法，避难标志的识别。

（5）紧急救护基本常识技术实践：创伤技术的重要性，现场急救技能如止血、包扎、固定、搬运的方法及操作要点。

（6）检伤分类桌面推演：检伤分类的原则和方法，需求与医疗资源配置的关系，院内反向检伤分类的概念，检伤分类桌面推演的规则、场景及人员设置。

（7）逃生演练：现场环境风险评估原则，逃生演练的规则、场景布置、伤员设置及安全须知，团队分工协作及团队内信息沟通。

4.1.1.3 教学方法

充分利用 MOOC（慕课）等线上教学资源，以“线上 + 线下”相结合的方式使学生扎实掌握基础知识，灵活应用游戏教学方式激发学生对灾难医学的兴趣，适当使用考核方式使学生掌握基本紧急救援技术，并采用小组作业方式培养学生的团队意识。

4.1.1.4 教学现状

从世界范围来看，医学教育系统在培训学生应对灾害医学方面存在重大差距，目前国内仅有少部分高校开设针对本科生的灾难医学专业教育，其主要模式为急诊医学在灾难方向的延伸，尚未形成独立学科。

4.1.1.5 未来发展方向

近年来频发的灾难事件对灾难医学教育提出了更高的要求。新冠大流行之后，远程教学与在线学习显著改变了教育模式。目前，人工智能（artificial intelligence，AI）增强技术在灾难医学教育领域取得了进展，有力地促进了医学本科生的学习积极性。未来，灾难医学教育中更多混合的 AI 教学法可能会变得越来越重要，但由于其学习质量仍不确定，还需要开展更为复杂的评估来实施灾难医学教育设计。

4.1.2 研究生教学

灾难医学专业研究生教育主要面向未来将从事灾难医学救援领域科学研究、教学、管理工作的医学研究生。

4.1.2.1 教学目标

使研究生掌握在日常诊疗活动中辨析灾难的方法，了解灾难发生前出现的各种预兆、征象以及灾难发生后的各种预警信息、信号，能够在第一时间启动个人或团队的应急预案。培养研究生在灾难中的团队协作与个人救援能力，使其了解个人救援如何发挥作用以及整个医疗救援体系的协同救援机制。教授研究生在各种恶劣环境下逃生自救的技巧，学习不同类型灾难所造成的伤害以及对应的紧急救护措施。培养研究生对灾难医学相关内容的科学敏感性及科研能力，借助多学科优势，提升其灾难医学相关科研能力，并运用多视角新理念进行分析。

4.1.2.2 教学内容

1. 紧急医学救援技术

在本科教学内容的基础上，进一步提升研究生的各项紧急医学救援技术水平，提高能力要求，扩大技术范围。强调研究生不仅要掌握自救能力，还需掌握救助他人的技能。以地震等灾难中的紧急医学救援为例，具体讲解和练习各项紧急医学救援技术，并开展技能模拟训练。

2. 紧急医学救援体系建设

使研究生了解紧急医学救援队伍（emergency medical team，EMT）及紧急医学救援体系建设的过程，系统性地掌握紧急医学救援体系的组成部分。以某次紧急医学救援真实事件为例，帮助研究生更加直观地理解紧急医学救援体系的运作方式。

3. 灾难中的检伤分类

让研究生掌握灾难现场的多种检伤分类方法，进一步学习灾难中伤员的集中收治与分流。在此基础上，分组进行桌面推演，进一步提升学生的实战能力。根据桌面推演中发现的问题，引导学生思考并讨论检伤分类技术的现状及未来发展方向，拓展思维。

4. 实景逃生演习

在实景逃生演习中进一步提升研究生的资源调配能力及团队合作能力，强调团队协作、信息汇总及发布的重要性，培养学生的安全意识、风险意识和人道主义精神。

5. 灾难早期的康复及心理治疗介入

在重视灾难造成的创伤的基础上，进一步延伸灾难的内涵，强调不可忽视灾难造成的心理创伤及应尽早进行康复治疗，使研究生了解并掌握基本的创伤后心理障碍及康复治疗手段。

6. 灾难风险评估与灾后重建

使研究生进一步掌握灾难闭环的概念，即灾前、灾中和灾后，了解灾难风险评估和灾后重建的概念及范畴，从而对灾难医学救援体系形成更系统的认知。

7. 新技术在灾难救援中的融合应用及研发方向

让研究生了解灾难救援中各新兴技术的应用现状，以及紧急救援装备的应用情况。结合新兴技术，探讨未来的研发方向。

8. 灾难医学与其他学科交叉研究

 引导研究生通过发散思维探究灾难医学与其他学科交叉的可能性及研究方向，进一步拓宽学生在灾难医学研究领域的视野。

4.1.2.3 教学方法

在本科教学的基础上，研究生教学应该不再局限于既定的教学框架，灵活运用多种教学模式，包括小组讨论汇报、实操演练等方式鼓励学生深度自主学习，并结合自身研究领域和科研能力充分探索灾难医学的未来研究方向，助力灾难医学的发展。

4.1.2.4 教学现状

目前，国内外部分高校已开设灾难医学研究生教育课程，但灾难医学在卫生专业学校课程中的代表性不足，且灾难医学教育研究和培训项目相对缺乏。 国际灾难医学学会将灾难医学教育的四个主要主题定义为医疗保健、公共卫生、灾害管理以及教育和培训。 例如，欧洲灾难医学硕士教育旨在通过在学术水平上发展灾难医学研究项目来解决卫生人力教育和培训方面的差距，其教学理念基于基本能力、多学科和协作的方法、基于证据的实践，以及一些创新的教育方法，如通过桌面和虚拟现实模拟、演练和全面练习进行体验式学习。

4.1.2.5 未来发展方向

研究显示，全球卫生工作者在备灾方面存在较大差距，在灾难医学研究生教育领域也存在较大空白。 有效的备灾和救灾需要跨学科的能力，而不仅仅是灾害和临床管理。 事实上，灾难医学专业人员需要在严峻的环境中调整他们的专业技能，并在资源紧张的情况下处理医疗资源配给的道德困境。 对欧洲灾难医学硕士的调查显示，在新冠大流行期间，他们的工作从临床实践转变为管理、公共卫生、教育和培训以及政策制定等，显示出其在灾害应对方面具有独特优势。 因此，在灾难医学研究生教育中，应该强调他们在团队中的领导管理作用，尤其是与多学科团队合作，并与众多利益相关者讨论临床护理、医院管理策略和公共卫生干预措施。

4.2 灾难医学行业教育

灾难医学行业教育是指为进一步提升灾难医学从业相关人员能力与素养的教育活动，是毕业后继续教育的一部分。 一般来说，此类教育工作由行业学会/协会组织实施，并进行相应的培训考核、资质认证等管理工作。

按照培训的目标，此类培训可以是一个完整的系列培训课程，也可以是针对某个特殊能力的培训提升；可以是面向灾难现场医学救援一线人员的培训，也可以是针对灾难救援管理人员的培训。 因此，下文将从不同角度列举国内外较为成熟的灾难医学行业教育课程。

4.2.1 灾难医学专项培训班/课程

4.2.1.1 我国应急救援航空体系建设培训班

由应急管理部救援协调和预案管理局主办，应急管理部干部培训学院（应急管理部党校）承办的培训班对来自各省级、各计划单列市应急管理部门，消防救援局，森林消防局，应急管理部相关司局的专业人员进行培训。

首次培训在2022年7月26日至28日在云南昆明举办。采取专家授课、政策解读、专题研讨、经验交流相结合的方式，重点分析全国应急救援航空体系发展大势、战略目标和建设任务，解读空中交通管理、通用航空参与应急救援等政策制度，学习虚拟仿真技术、无人机等在航空救援中的应用，研究加强场站建设、地面保障和航空救援组织实施、指挥协调、空地协同的对策措施，邀请部分省级应急管理部门进行经验交流，并赴南方航空护林总站江川基地进行现场教学。

4.2.1.2 美国灾难生命支持（national disaster life support，NDLS）课程

NDLS课程是由美国奥古斯塔大学佐治亚医学院、佐治亚大学、得克萨斯大学西南分校和得克萨斯大学休斯敦分校公共卫生学院联合开发，并由非营利性组织美国灾难生命支持基金会（National Disaster Life Support Foundation，NDLSF）监督和管理，面向全球范围内的医疗、公共卫生及相关医疗专业人员、急救医疗服务人员开展培训。课程强调采用“全灾害”方法（“all hazards” approach），通过模拟大规模伤亡管理和群体护理，使受训者在各类灾害发生时均能有效应对，进而保护公众的生命和财产安全。目前，全球范围内共有106个NDLS培训中心，美国国内有88个，我国及日本、泰国、韩国、印度等国也设立了分中心。2015年，上海新华医院参与引进了NDLS培训课程。不同中心可开展的课程类型不同，但主要包括以下几个部分。

1. 基础灾难生命支持（basic disaster life support，BDLS®）课程

BDLS®课程持续时间约7.5小时。通过场景互动和小组讨论介绍灾害相关概念和管理模式，旨在让卫生专业人员具备管理灾难和突发公共卫生事件，以及制订医疗决策的能力。课程具体内容包括伤亡管理模式制订、救生干预及医疗决策制订、灾难描述及报告方法、伤亡人员预估、灾难受害者医疗及心理干预需求评估、灾难相关法律、伦理及监管问题。

2. 高级灾难生命支持（advanced disaster life support，ADLS®）课程

ADLS®课程是BDLS®及核心灾难生命支持（core disaster life support，CDLS®）培训内容的实际应用，持续时间约15小时，旨在使受训者具备大规模伤亡管理的核心能力。培训人群主要包括医生、护士、医生助理、紧急医疗技术人员（emergency medical technicians，EMT）、药剂师、专职医疗人员和医学生。培训方式为通过手册学

习及互动讲座，基本培训内容包括人口数量及结构情景讨论；大规模伤亡检伤分类桌面推演和实景演练；医疗机构面对患者激增的桌面推演；配备个人防护装备；传染病个人防护视频学习；小组合作伤亡管理实景演练；以及应急指挥中心实景演练。完成BDLS®课程是进行ADLS®课程培训的必要条件，课程证书有效期为三年。

3. 核心灾难生命支持（core disaster life support，CDLS®）课程

CDLS®课程持续时间约3.5小时。在BDLS®与ADLS®课程的基础上，其主要内容包括：描述减灾、备灾、应灾和恢复的全灾害方法；讨论国家、省、市、地区和社区灾难卫生系统公共及私营卫生部门的作用；描述减灾备灾模型（pre-disaster paradigm™）和应灾模型（disaster paradigm™）的要素及其在灾难和突发公共卫生事件管理中的应用；描述加强个人备灾-防灾-应灾能力的方式；提前确立涉及备灾-防灾-应灾-恢复的法律和道德问题，及相关公共卫生基本法律框架。

4. 认证紧急医疗调度员初级及强化培训课程（certified healthcare emergency coordinator，CHEC）

初级课程旨在为受训者介绍应急管理原则、应急准备和应急响应的关键内容及相关规定。课程持续两天，经过培训后，紧急医疗调度员（healthcare emergency coordinator，HEC）可以获得灾难调度关键决策及领导能力，减少人民生命及财产损失，培训的具体内容主要包括医疗保健系统架构、灾难应急处置流程、应急管理原则、领导力及执行力。

强化课程持续一天，旨在深入学习灾难应急计划的制订、部署、实施、实践。获得HEC证书需完成初级及强化培训课程后获得机构的三阶段认证。

引入NDLS相关课程后，我国在灾难医学与紧急救援相关人员的培养方面取得了一定进展，但原版课程毕竟是基于美国国情开发的，如何更好地发挥该培训课程的优势，需要增加符合我国国情的案例。

4.2.1.3 灾害医学培训班

我国灾害医学培训班由应急管理部主办，旨在加强应急救援力量在全球传染病大流行背景下开展国际人道主义救援的专业性，提升队伍跨国（境）医疗救援工作能力。培训班邀请国内外专家，通过理论讲授、案例分析、经验分享等形式，为学员介绍应急状态下公共卫生工作原则、灾害应对行动道德原则以及一线医院设立与运行等内容。目前，已成功举办三届培训班，来自应急总医院、中国地震应急搜救中心、全国消防救援队伍、森林消防队伍、中国消防救援学院等的专业人员参与了培训。

4.2.1.4 灾难医学救援管理培训班

深圳市急救中心组织开展了针对其各急救网络医院急诊科、院前科的一线医护人

员及深圳市紧急医学救援应急队队员的培训活动。培训采用课堂讲授、视频演示、操作训练等方式，旨在提高院前应急医学救援水平、强化应对突发灾害的应急医学救援能力、打造高质量的应急医学救援队伍。培训内容包括救援现场管理、航空救援、创伤患者现场救援、伤者评估与转运、检伤分类、灾难救援演练等。目前，该培训已成功举办两届。

4.2.2 灾难医学相关学术交流

4.2.2.1 世界灾难与急诊医学会

世界灾难与急诊医学会（World Association for Disaster and Emergency Medicine，WADEM）起源于 20 世纪 70 年代德国的“美因茨俱乐部”（Club of Mainz），最初由 10 人组成，后来逐渐发展壮大，直至灾难医学学科创立，已有 100 多名成员。WADEM 被国际公认为制定、评估和传播急诊、紧急医学救援、防灾减灾科学证据和最佳实践的领先组织。目前，学会成功举办 23 次大会。2023 年大会的主题为“Complexity and Continuity: Caring, Coping, and Overcoming in an Increasingly Challenging World”，旨在探索全球灾难医学、院前护理、应急管理和复杂人道主义危机的创新和最佳实践。

4.2.2.2 中华医学会灾难医学分会

中华医学会灾难医学分会于 2011 年 12 月成立了第一届委员会，并于 2017 年及 2021 年分别举办学术年会，主题分别为“国际城市安全与一带一路灾难医学救援”及“传染病与灾难医学”，旨在通过学术观点交流、切磋与碰撞，聚焦全球灾难医学发展趋势以及该领域最新进展和前沿技术等热点话题，为与会医务工作者提供领先的技术资讯，推动灾难医学事业发展。

4.2.2.3 中国灾害防御协会救援医学会

中国灾害防御协会救援医学会成立于 2001 年，是一个专业的救援医学组织，致力于提高国家和社会的灾害应对能力和救援医学水平。其主要工作职责包括以下几个方面：组织开展救援医学技术的研究和应用，制定和推广救援医学技术规范和标准；组织开展救援医学人员的培训和考核，提高救援医学队伍的素质和能力；开展国内外救援医学的合作与交流，推动国内外救援医学事业的发展；协助政府有关部门制定和完善救援医学应急预案，提高应急救援能力；参与重大灾害事故的应急救援工作，提供专业的救援医学服务。学会开展了多项针对专业人员的能力培训课程，如针对消防、公安等专业救援人员的“激流水域救援操作员”能力培训，针对从事地质灾害防治相关业务工作人员的全国地质灾害评估勘察设计网络培训班等。

4.2.2.4 中国医学救援协会

中国医学救援协会由民政部于2009年正式批准成立，是由从事急诊、急救的医务工作者和社会相关领域的救援人员共同组成的学术性、非营利性社会组织。协会宗旨为关爱生命、科学救援。协会主办的培训班有首届全国航空医疗救护专业培训班及全国现场心肺复苏师资培训班，前者涵盖国内外空中急救及相关装备的发展历程、航空医学相关的法律法规、直升机安全知识与安全管理、航空生理学与病理生理学、航空医疗救护流程、航空医疗转运前准备与病情评估、机组与医务的工作职责与沟通配合、航空器与救护设备的消毒与维护、航空医疗救护案例与经验分享等内容；后者以培养高级培训导师为主，兼顾为基础培训班选拔优秀师资，从而规范中国心肺复苏导师培训，建立我国政府授权、科学前沿的心肺复苏等急救知识培训体系。

4.2.3 灾难医学相关教材与专著

从20世纪90年代起，中国专家逐步关注“灾难医学”的学术进展，有关灾难医学的著作相继出版：1992年，张建平译著的《灾难医学》（*Medicine for Disaster*）出版；1994年，华积德教授主编的《灾难医学》出版；2009年，王一镗教授主编的《灾难医学》出版；2013年，张鸿祺教授等主编的《灾难医学》出版。此后，灾难医学相关教材与专著如雨后春笋般涌现，为我国灾难医学教育提供了极大助力。

4.3 灾难医学社会教育

我国地域辽阔，除地震、洪灾、干旱、台风及泥石流等自然灾害之外，随着经济建设和社会快速发展，灾难谱有所扩大，日常生产生活中的交通事故、火灾、矿难、群体中毒等人为灾难常有发生。各种重大灾难都会造成大量人员伤亡和巨大经济损失。王一镗教授提出现代灾难医学救援的“三七分”理念，是灾难救援及发展灾难医学必须遵循的基本理念，内容包括“三分救援，七分自救；三分急救，七分预防；三分业务，七分管理；三分战时，七分平时；三分提高，七分普及；三分研究，七分教育”。因此，人人全力以赴，为防灾、减灾、救灾做出贡献已成为社会发展的必然需求。有学者对社会大众常见灾难伤的紧急处理原则进行调查发现，99.8%的被调查者表示，不清楚或完全不知道常见灾难伤的紧急处理原则，并归因于所接受的医学教育从未涉及相关内容。然而，在外部救援力量尚未到达灾难现场的灾难前期，受灾群众中有医学背景的人员通常会成为自救与互救的核心。历次灾难救援的经验告诉我们，提高公众的现场医学救援能力是减少伤亡、改善预后的关键环节之一。

4.3.1 救灾知识的普及

4.3.1.1 建立普及救灾知识的培训机构和网络

（1）建立急救知识培训基地。相关医疗单位在做好医疗急救工作的同时，积极通过急救技术进城乡、进社区、进学校、进厂矿、进部队等形式，逐步深入开展急救知识、技术普及培训，配置专职人员并设立专项工作经费，对全民开展规范的救生培训，并定期复训、检查。

（2）建立灾难医学智能数据信息网络系统。在充分利用现有教育资源的基础上，选择有条件的高等医学院校或培训中心，逐步建立起以国家级培训中心为龙头、省级培训中心为骨干、临床及社区培训基地为基础的灾难医学智能网络系统。运用现代教育技术，建立形式多样的培训方法，以及灾难医学教育信息网络系统，满足课堂教育与网络教育需要，进行网上培训演练。建立多种形式的微信公众号，对灾难医学知识进行普及和教育。

4.3.1.2 建设高素质的师资队伍

培养一支能担任基础生命支持培训和基础创伤生命支持（basic trauma life support，BTLS）培训任务的师资队伍是非常必要的，可以加强群众救灾知识的普及培训。由这些经过培训的教师在各个社区及基层组织从事灾难医学普及培训工作。自2011年起，国务院应急管理办公室便着手组织编写灾难救援培训师教材，并在全国范围内分区域开展省市级灾难医学培训师的培训工作，再由这些培训师来培训社区民众。

4.3.1.3 宣传普及防灾、抗灾、减灾的知识

针对我国民众过分依赖政府管理灾害风险的传统观念，必须把转化大众传统思想观念作为普及救援知识工作的前提。教育引导广大民众充分认识到在现代生活中，灾害问题无处不在，无时不在。每个人都应当树立预防意识，自觉掌握防灾、抗灾的基本知识和技能，从而增强自身防范本领。结合我国各地区域实情和灾害特点，通过多种途径和方式，建立区域性的培训中心，增强各类灾害预防及应对知识的普及教育，增强救援知识的区域针对性、实用性。

救援知识的普及离不开舆论宣传引导和媒体传播，在充分利用广播、电台、电视、网络、报刊等平台宣传普及救援知识的同时，拓展宣传渠道，创新普及方法，通过宣传展板、横幅标语、散发宣传材料、组建宣讲团等灵活多样的宣传形式，增强宣传效果，营造良好氛围，引导民众不仅要强化防灾、防险意识，而且要主动学习救援知识和技能。

4.3.2 防灾、抗灾演练

4.3.2.1 模拟演练

模拟灾害发生现场，如地震、火灾、洪水等，定期在市场、商场、车站等人口相对密集区域组织开展应急避险、自救互救等群众互动式演练活动，以此增强公众的防灾、抗灾能力。不要仅仅把防灾、抗灾演练当作一种表演，而应认真严肃地对待，要做到形象逼真，让全民参与进来。

4.3.2.2 加强灾难相关知识的素质教育

要重视中小学生的演练和普及教育，大力开展“救援知识进学校”活动，把救援知识纳入学生素质教育计划，充分利用学校教育资源的优势，普及青少年灾难救援知识。全国学校急救教育试点工作的不断推进，为灾难医学的素质化教学提供了有力抓手。

4.3.3 关注重点人群

普及灾难救援知识时，需重点关注重点人群。重点人群是指除医学专业人员以外的其他经常接触灾难事件并为救援服务的人员，如经常成为最初目击者的警察、消防队员、教师、宾馆服务员、车站码头服务人员及各种重大集会的志愿者。应定期为这些重点人群开展灾难预警训练，加强其在灾难状态下的心理素质锻炼，尤其要对交通警察、司机、消防队员等进行人工呼吸、心肺复苏、压迫止血等基本知识培训，以提高其对灾难事件的医疗救援意识。如每年组织大型急救演习，包括车辆调动、救护、心肺复苏演练、急救知识测验、自救等技术培训，从而提高应对灾难的救生能力。只要重视灾难医学知识的普及培训，并且持之以恒，就会得到相应的回报，在灾难降临时将会有无数的生命获救。

参考文献

李雪菁，陈瑛，韩朝阳，等.具有反馈能力的灾难医学救援培训课程研究［J］.中华急诊医学杂志，2019，28（7）：915-918.

第 5 章
灾难医学装备

5.1 灾难医学工程研发管理

灾难医学研究旨在提升灾难医学的学科研究水平和救援能力，目前我国各省市正逐步开展相关研究工作，在灾难医学教育、救援队伍建设、基础学科研究等方面取得了显著发展。灾难医学工程研究则是在灾难医学的基础上进行探索研究，从而逐步提高救援的水平和效果。

5.1.1 灾难医学研究的范畴

灾难医学涵盖与灾难相关的各种医学问题，主要研究灾害条件下的医学救援科学规律、方式方法、组织管理。其研究范畴主要包含以下内容。

1. 紧急救援

紧急救援是灾难医学的首要任务，主要研究灾难发生后紧急救援力量的部署、展开，紧急救援的实施，伤员搜救和紧急医疗等。紧急救援指在灾难现场给受灾群众提供及时有效的医疗救助，进行科学高效的医学处置，挽救生命，减轻伤残，并在医疗监护下，采用各种交通手段尽快将患者运送至医院接受进一步救治。因此，灾难紧急救援是把人民群众生命与健康的伤害降到最低程度的重要手段和保证，是衡量政府应急管理工作水平的主要指标。

2. 公共卫生和卫生防疫

该领域着重研究灾后灾区的食品、饮水安全，消毒工作，免疫接种，以及疫情的监测、防控等。 做好灾区公共卫生和卫生防疫工作，能够有效防止传染病的暴发流行，实现大灾之后无大疫的目标。

3. 心理救援研究

该领域主要研究灾后心理救援的对象、干预方法与效果评价等。 灾难心理救援作为灾难医学救援的重要组成部分，为灾民提供心理援助与社会支持，旨在减轻或预防因应激事件引起的心理情绪反应，帮助灾民尽快恢复正常心理状态。

4. 康复研究

专注于研究残疾伤员的康复问题。

5. 减灾备灾研究

减灾备灾研究涵盖减灾设施的医学标准制定、救灾预案的编制、救援技术的研发以及救援装备的研制等方面。 中国城市化进程不断加快，大型、特大型城市不断涌现，城市安全问题逐渐显现，成为灾难医学面临的新课题。 危险化学品的生产、运输、使用过程中存在大量安全隐患，如何防患于未然，减少灾难的发生，是当前亟待解决的严峻问题。 减灾备灾工作的开展对于降低灾难发生频率、减轻灾难损失具有重大意义。

6. 教育培训与科普

教育培训包括灾难医学的学历教育，救援人员的技能训练、演练等。 科普工作主要是向群众宣传普及急救知识与技能、卫生防疫知识、防灾救灾避灾常识等，并组织开展群众演练等活动，提高公众的应急意识与自救互救能力。

5.1.2 灾难医学工程研究有待解决的问题

灾难医学工程研究旨在为灾难救援提供理论指导、技术支持和科学方法，通过将其应用于历次灾难的救援过程中，逐步提高救援的水平和效果。 由于灾难医学学科建设历史较短，对学科的认识深度、广度还远远不够，很多基本概念存在争议和模糊的认识，完整理论体系的建立任重而道远。

当今复杂灾难造成大规模人员伤亡的风险日益增加，大灾、巨灾常使灾区的救灾能力被彻底摧毁。 因此，复杂事件管理对有效规划和应对此类事件尤为重要。 回顾人类应对灾难的历史，对造成大规模人员死亡灾难实施的后果管理一直是薄弱环节。灾难医疗机构应研究在救援和灾后重建中大规模人员伤亡事件等管理问题。

目前有如下全新的课题亟待灾难医学工程研究给出答案。

（1）挤压伤与挤压综合征。挤压伤与挤压综合征是密闭空间医疗（confined space medicine，CSM）中常见的一类伤病类型，多发生于建筑物坍塌事件和地震灾害。“5·12”汶川大地震中，挤压综合征致伤亡的比例相对较高。因此，了解挤压综合征的病理生理学特性，研究相关的处置方法和技术设备，对受困者的救助工作具有重大现实意义。

（2）偏远地区的灾难医疗救援。在大灾、巨灾情况下，为偏远地区伤员提供紧急医疗救助服务的需要日趋紧迫。构建摩托化跨区域远程机动医疗保障系统、研发能在起降条件恶劣的机场或短而未准备的跑道上降落并配备重症监护室的航空医疗救援飞机、完善远程医疗会诊技术服务系统等，都是在现代救援行动中需解决的关键性问题。

（3）恐怖袭击事件。以“9·11”事件为代表的恐怖袭击不断升级，人们对化学、生物、核恐怖袭击等新形式应有清醒的认识。当有毒有害物质危及人类生命安全时，如何全方位发挥灾难医学的紧急救援作用，值得深思。

（4）大规模传染病的暴发和扩散。严重急性呼吸综合征、埃博拉出血热以及近年来在全球肆虐的新冠病毒等，使人类面临前所未有的巨大的危险。

5.1.3 灾难医学工程研究未来的发展

21世纪以来，灾难的复杂程度显著增加，灾后处置难度、处置程序、救援需求更加多元复杂。为确保科学有效的应对，需要有良好的灾前应急准备、有力有效的现场管理和运筹、完善的通信指挥体系，以及高效的检伤分类、急救和转移后送系统的支撑。灾难医学工程研究聚焦于各种自然灾害和人为事故引发的灾害性损伤条件下实施紧急医学救治、疾病防治和卫生保障，旨在为受灾群众提供预防、救治、康复等卫生服务，是一门介于灾害学和医学之间的交叉学科。其未来主要研究方向如下。

5.1.3.1 灾难医学工程研究的三个基本维度

第一，顺序维度，涵盖医学预防、预警、急救、治疗、心理、康复及基础研究等领域。

第二，横向维度，涉及各种灾害、事故、战争应急预案及救治方案方法。

第三，垂直维度，聚焦不同类别医疗救援计划、组织、装备与实施。

这三个维度共同组成了立体、完整的灾难医学工程研究体系，其中许多问题有待深入研究。

5.1.3.2 灾难医学工程理论研究和实践应用的重点方向

1. 灾难医学教育体系的完善

灾难医学学科融入了传统的急诊医学基本理论与专业技术，还将公共卫生、应急管理等学科内容加以融合。但从医学救援的社会化需求来说，现有学科教育多为研究生教学或短期培训，学科普及需要进一步增强。因此，需重视构建涵盖本科生、研究生到医务同行，再到普通民众的多主体、多层次的衍生型灾难医学人才培养模式；壮大灾难医学救援队伍；培育全社会的逃生意识和自救能力；同时推出多种创新形式的科普宣教活动，从而构筑完善的灾难医学教育体系。

2. 灾难医学系统工程的数字化建设

随着人工智能迈入新阶段，借助“物联网”+“大数据”+“AI”+“智慧医疗”开发适用于灾难救助需要的医疗远程会诊系统，构建快速、安全、可靠的全功能数字化网络信息平台，打破灾难救援现场信息孤岛，提升医学救援的机动性和联络性；借助无人系统和远程系统，拓展灾难救援的时间和空间，从而增强灾难医学在灾情分析、预警预报、模拟演练等方面的价值功能。这些都是灾难医学系统工程数字化趋势的重要方向。

3. 新型移动医院的迭代升级

我国地理环境具有显著灾害易发性特征：其一，我国地处两大自然灾害带交汇处，自然灾害多发，自然灾害类型多样；其二，我国位于太平洋板块与亚欧板块交界处，地壳运动强烈；其三，我国山区面积占比高达三分之二，地貌类型复杂多样，地质灾害多发；其四，我国受季风气候影响显著，尤其是夏威夷高压势力的大小及位置的移动，导致旱涝灾害频发。面对“全灾种、大应急”的任务，如何根据灾情及现场医疗救治的需要，模块化预制医疗、通信及后勤保障设备，形成联动模式并搭载信息决策中心设备，扩展模块化、可扩张、制式的移动医院系统，是应急救援的现实需求。为建设应急救灾医疗救治体系打造新范例，从而解决灾难救援现场医疗资源短缺的问题，促进新型移动医院的迭代升级，对于我们这样一个自然灾害多发、频发的国家尤为重要。

4. 现场急救新模式与新装备应用研究

该领域主要开展现代化的灾害救治模式研究，具体研究内容如下。

（1）研究集计算机网络及卫星定位于一体的交互式数字化集群通信系统，实现大面积严重灾难情况下伤员的定位、分类、后送自动化。

（2）研究开发多功能便携式急救单元，主要包括微型集成化综合急救复苏处理系统、伤员生命支持与运送系统［如流动便携式重症监护病房（intensive care unit，ICU）］、水净化处理设备等，以应对大灾后伤员激增、就地手术处理需求，可提高现场伤员抢救的成功率。建立适应各种条件下的现场救治模式，是灾难医学发展的必然趋势。

5. 基于复杂系统的一体化管理

基于复杂系统的一体化管理包括基于灾前、灾中、灾后“全流程”的内在逻辑，从众多实践案例中挖掘灾难医学管理工程系统复杂要素间的交互关系。构建“陆、海、空”一体化的立体救援模式，优化多空间、多结构协同的救援流程；开展“搜救、医疗、防疫、转运、重建”一体化的战术能力和独立生存能力建设，实现灾难情景空间中救援流程专业化；推进“院前、院内、重症”一体化的救治模式与备灾医院研发，实现业务流和数据流闭环管理。

综上所述，多年来国内外众多学者和组织机构致力于学科发展、方法探索和科技创新，为灾难医学的诞生和成熟奠定了坚实的基础。当下对于灾难医学的理论研究包括基本医学知识及救援规律的探讨、医疗管理制度及机构改革的创新、灾难医学救援队伍建设和教育培训模式的探究，以及智能化工程管理平台搭建及科研成果产业化实践等方面。实践应用则聚焦于数字化移动医院的建设，以移动医院为载体，借助 5G 专网、大数据、人工智能、计算机信息技术等技术创新应用，搭建灾难医学救援的无人系统和远程医疗平台，推动灾难医学救援智能化发展。综合现有研究成果，灾难医学工程研究的不足之处在于学科体系尚未形成、理论方法仍需丰富、培育模式不够完善等。未来，数字化、模块化、一体化等创新理念指导下的应用研发将成为灾难医学工程研究理论和实践应用的重点方向。

5.2 灾难医学个人防护装备

在灾难救援中，除了救治伤员所需要的装备和物资之外，救援人员本身的防护也尤为重要。灾难发生时，由于灾情会随着时间不断变化，保障救援人员的人身安全、减少不必要的伤亡十分重要。依据不同的灾难情况，救援人员应携带不同的个人防护装备，并在平日做好相关装备的使用培训和维护保养，以确保在救援行动中充分发挥防护作用。

5.2.1 个人防护装备

个人防护装备（personal protective equipment，PPE）主要用于保护救援人员个人，使其免受各种救援行动环境中可能遇到的威胁。例如，它可用于保护救援人员免受一般性的环境威胁（如极端温度和噪声等），与工作环境相关的特殊威胁（如落物、高空坠物等），或者是紧急情况下的威胁（如危险化学品和传染性战剂等）。

值得注意的是，没有一种防护装备适用于所有人，或者能够应对所有的威胁。因此，必须根据使用的环境和风险等级，选择合适的 PPE 并正确使用。对于绝大多数 PPE，尤其是化学防护服和呼吸器而言，防护级别越高，成本越高、训练要求越高，还会给使用者带来更大的生理和身体负担。所以，在每次救援行动之前，应对现场进行风险评估，确定风险源和风险等级，并选择适当的PPE，实现有效、科学的防护。据不完全统计，目前我国PPE标准已有75项，其中国家标准50项、行业标准25项，基本形成了完整的产品标准体系和门类齐全的防护装备系列产品。

5.2.2 个人防护装备分类

从功能和适用环境因素考虑，PPE可分为以下两大类。

5.2.2.1 基本防护装备

1. 灭火防火服

灭火防火服是用于灭火救援作业时的专用防护服装，可对躯干、头颈、手臂、腿部进行防护，防止高温、蒸汽、热水及其他危险物品的伤害。

2. 头盔

头盔用于人员头部、面部及颈部的安全防护，可抵御坠落物冲击、穿透以及热辐射、火焰、电击和侧向挤压时的伤害。

3. 消防手套

消防手套用于手部和腕部的防护，使人员双手免受高温、辐射、尖锐物等的伤害。

4. 安全腰带

安全腰带主要用于人员登高时的安全保护。

5. 灭火防护靴

灭火防护靴用于足部和小腿部分的防护。

6. 呼救器（方位灯）

呼救器（方位灯）用于人员在灭火救援现场定位和自救报警。

7. 佩戴式防爆照明灯

佩戴式防爆照明灯用于火灾救援现场人员的个人移动照明。

8. 正压式空气呼吸器

正压式空气呼吸器用于消防人员在浓烟、有毒环境下的呼吸防护，使个体呼吸器官免受浓烟、高温、毒气、刺激性气体或缺氧等伤害。

9. 腰斧

腰斧是救援人员随身携带的破拆装备。

10. 轻型安全绳

轻型安全绳用于救援人员在火场下滑或吊送被救人员和物资。

5.2.2.2 特种防护装备

特种防护装备也有很多种，如：隔热防护服，用于强热辐射场所的全身防护；避火防护服，用于进入火焰区域短时间作业时的全身防护；阻燃毛衣，用于冬季或低温场所作业时的内层防护；阻燃头套，用于可燃气体、粉尘、蒸气等易燃易爆场所消防作业时的头颈部内层防护；防高温手套，用于高温作业时的手部防护；内置纯棉手套，用于可燃气体、粉尘、蒸气等易燃易爆场所消防作业时的手部内层防护；抢险救援服，用于抢险救援作业时的身体防护；抢险救援头盔，用于抢险救援作业时的头部防护；消防护目镜，用于抢险救援作业时的眼部防护；抢险救援手套，用于抢险救援作业时的手部防护；抢险救援靴，用于抢险救援作业时足部及踝部防护；普通化学防护服，用于化学灾难现场作业时的躯体防护；全封闭化学防护服，用于中毒化学灾难现场的全身防护；防核防化服，用于低剂量核辐射环境中抵御一般性化学物质侵害的专用安全防护；防化手套，用于化学灾难现场作业时的手部防护；防蜂服，用于蜂类等昆虫侵袭的专用防护；防爆服，用于爆炸场所排爆作业的专用防护；电绝缘服装，用于高电压危险场所作业时的全身防护；防静电服，用于可燃气体、粉尘、蒸气等易燃易爆场所作业时的全身外层防护；防静电内衣，用于可燃气体、粉尘、蒸气等易燃易爆场所作业时的躯体内层防护；救生衣，用于水上救援作业时的专用防护；通用安全绳，是救援作业使用的通用绳索；消防安全吊带，用于人员逃生自救及救援作业；防坠落辅助部件，与通用安全绳和消防安全吊带、安全腰带配套使用的承载部件；移动供气源，用于狭小空间和长时间作业时的呼吸保护；正压式消防氧气呼吸器，用于高原、地下、隧道等场所长时间作业时的呼吸保护；强制送风呼吸器和消防过滤式综合防毒面具，用于开放空间有毒环境中作业时的呼吸保护；潜水装具，用于水下救援作业时的专用防护；手提式强光照明灯，用于灭火和抢险救援现场作业时照明。

5.2.3 个人防护装备的管理与维护

5.2.3.1 配备原则

个体防护装备的配备应严格参照《消防员个人防护装备配备标准》(GA 621—2006)执行。

1. 先配置

个体防护装备的配备应优先于其他类别装备的配备。

2. 安全可靠

个体防护装备应保护救援人员在救援作业时有效抵御有害物质和外力对人体的伤害，性能应安全可靠。

3. 系统配套

个体防护装备需功能多样，保证救援人员个体防护装备系统配套，有利于装备功能的充分发挥。

4. 实用有效

个体防护装备应从实战需要出发，并能有效保护救援人员在实战中的人身安全。管理与维护个体防护装备应统一登记，建立登记清查制度及使用保管制度。 个体防护装备的技术资料、图纸、说明书、维修记录和计量检测记录应存档备案。

5.2.3.2 管理与维护

个人防护装备涉及救援行动中的防护安全问题，必须做好管理与维护工作。

一是建立登记清查制度和使用保管制度。 个人防护装备的技术资料、图纸、说明书、维修记录应当存档备查。 二是建立使用记录手册。 对于直接关系个体生命安全的防护装备，应建立使用记录手册，记录每次的使用时间、使用人员、使用情况及安全检查结果等信息。 因此，个人使用的个体防护装备应统一标识，公用的个体防护装备应指定专人负责维修和管理，发现损坏、性能过期或影响安全使用的，应及时修复或更换。

5.3 灾难医学物资储备管理

医疗物资储备的智能化管理从需求角度可分为日常管理和应急管理两大类型。 医疗物资储备的分类管理与规范化管理是物资储备智能化管理的最基础的工作，也是实现智能化管理的首要任务。 随着社会经济的发展，人们清醒地认识到，影响公共安全的因素不断增加，尤其是各类事故隐患和安全风险交织叠加、易发多发。 健全和完善应急物资储备体系建设，是实现应急管理能力现代化建设的现实要求。 目前，我国应急及医疗物资智能化储备技术系统建设正处于由大向强发展的关键转型期，随着《国家“十四五”应急体系规划》和《“十四五”医药工业发展规划》的发布，以及新一轮科技和产业变革的战略机遇，我国应急及医疗物资智能化储备系统建设正在向中高端目标迈进。

5.3.1 实施规范有效的信息化管理

应统一医疗物资信息系统数据标准、分类编码和命名规范，建立应急物资信息资源库。 该资源库需涵盖实物、协议、产能、专业队伍等储备和其他储备，以及针对国内外应急物资生产企业、上下游配套企业信息，从而科学实施规范有效的信息化管理。

5.3.2 建立应急及医疗物资管理系统

按照“大储备、大统筹、大融合”的应急物资储备体系建设要求，积极打造标准化的应急物资储备库管理模式。 通过数据共享机制，实现各部门应急物资、储备库、队伍、装备等信息的动态更新、统一汇总和全方位展示，对应急物资储备情况实施全周期动态监测预警，实现应急物资管理全过程 100%数字化管理。

5.3.3 制定完善的物资储备管理制度

不断完善法律法规、标准及制度体系，采用模块化、流程化、系统化方法，严格履行仓库管理的规章制度，不断提高应急医疗物资保障的法治化、规范化、科学化和精细化管理水平。

5.3.4 应急医疗物资装备集成原则

应急医疗物资装备集成原则与平日的常规调度不同。 灾害发生后，尤其是大灾、巨灾情况下，灾区医疗资源极度短缺。 因此，从保证医疗救援队伍的需求出发，灾时医疗物资装备集成应遵循以下基本原则。

（1）从医疗救援队的需求考虑，医疗物资装备集成应保证多名有经验的医师和医务人员在灾害现场实行紧急医疗处置的需要。

（2）医疗装备集成应满足为救援队员和灾害搜救犬提供基本治疗的需要。

（3）集成的医疗装备（包括除颤仪、监控器等耐用设备）、器材和药品数量应满足在救援期间可能需要救治的重伤员、中度伤员和轻伤员的预估人数的治疗的需要。

（4）所有医疗装备必须自带动力源，如条件允许应有自保护装置，同时具备便携（重量轻）、使用年限长的特点，符合通常的医疗标准和习惯。

最终的目标是运用信息化技术，推动“平战结合”信息化平台建设，实现机构、人员、设施、物资、装备的全方位管理，涵盖应急物资采购、储备、运输、调拨、配送、使用、回收全过程，为平时和灾时指挥调度提供信息化支撑。

5.4 灾难医学后勤服务管理

灾难发生时，后勤管理部门在救援人员出发前个人装备和救援设备等物资的保障工作，以及后续灾难过程中保证物资补给和运送等工作中起到了至关重要的作用。

5.4.1 灾难医学后勤的主要功能

在灾难中，后勤的主要功能包括获得、维持、追踪基本的人员、物资及设备；提供沟通硬件并安装沟通系统；建立食物保障体系；安装并维持突发事件援助设施，如餐厅、突发事件指挥所以及夜间休息区域；为人员及物资提供必要的运输资源；向突发事件人员提供医疗服务。灾难医学后勤，主要是指灾难发生时为伤员的医疗后送、现场救护、卫生防护等提供药品、物资供给的保障和管理。

后勤部门的本质，或者说职责，是解决如何获得所需要的资源以及如何将资源运输至需要的地方，在灾难救援中，这是一项最具挑战性的工作。后勤部门通常包括两个分支机构：服务和支援。一是服务分支机构，包括医疗单位提供的、需要人际互动的直接服务职能，主要是沟通、组织医护人员和医疗药品与物资；二是支援分支机构的职能，主要是交通工具和运输、物资以及设施的管理。

在大规模突发事件中，后勤部门服务分支机构中的医疗单位经常与日常紧急医疗服务的运输混淆，因此前者需要人们给予特别的关注。

5.4.2 灾难医学后勤保障预案

大量国内外灾难救援的实践告诉我们，在人员激增的大规模灾难现场，及时开展特定的干预措施可以有效减少院前死亡人数。这些干预措施包括利用新型旋压式止血带止血、对出血性休克伤员的输血、防止伤员出现失温及凝血障碍等。总结下来，对伤员生存影响最大的三个因素为：快速医疗后送、使用止血带和及早使用血液制品。尽管大规模灾难的应对工作困难重重，但事实上其中大部分问题在一定程度上都是可预见且会在每次重大灾难中重复发生的。这为灾难医学后勤保障预案的编制提供了重要依据。

我们可以针对不同种类、不同规模的灾难和事故进行系统的分析与论证，结合已有救援案例开展对比分析，提前发现救灾与物流保障中的隐患和不足，制订完备的应急预案（计划），这对改善灾难医学后勤保障能力具有十分重要的指导意义。

5.4.3 救援队医疗物资保障管理规定

5.4.3.1 日常医疗物资管理

1. 救援队救援医疗物资库管理

救援队救援医疗物资库（以下称“库房”）主要包括医疗装备和个人装备。库房面积应适中，便于车辆进出，库房管理要科学、规范，物资按用途分类，做到存放有序，各类物品要摆放整齐、标识标签粘贴规范。库房要注意防火、防盗、防腐、防潮、能通风等，消防器材按要求摆放到位，确保救援物资的安全。库房要保持清洁卫生，勤打扫。定期投放、更换防潮、防虫、灭鼠等药品。库房内禁止吸烟，通道不得摆放物品，保证通道畅通，确保物资出库速度。库房管理人员应经过专门培训，熟悉器材管理，具有较强的工作责任心，人员要保持相对稳定。库房管理人员应 24 小时随叫随到，在执行任务前 2 小时赶到库房。

2. 医疗装备管理

购入物资到货后，采购部门会同国有资产管理部门组织验收。验收合格后，办理入库手续。出库的物资要由专人负责，分类存放，定期维护；在库的物资由指定专业技术人员定期维护保养；建立健全技术档案和数据库，并随时更新。

3. 个人装备管理

个人装备物品包括救援服、鞋、头盔、防护镜、背包、睡袋、防潮垫、饭盒、计时器、刀具、防尘面罩、手套。建立个人装备物品领用登记制度，由物资和管理部门负责建立档案。个人装备物品必须妥善保管使用，不得外借。凡因使用不当或责任心不强，造成物资损坏或丢失的，按照有关规定对责任人进行处理。

5.4.3.2 救援中医疗物资管理

救援前需准备设备、情报、药品、耗材、车辆等物资。

到达灾难现场后，医疗队队长负责组织队员展开医疗帐篷，进行医疗分组；内科组长、外科组长、现场急救组长、医技组组长负责对分配给自己的医疗设备、医疗耗材、药品，每天进行登记（包括发放时总量、每日使用量）。医疗队指定专人负责各项数据收集与统计，电子化后向医疗队队长汇报，保证队领导随时掌握医疗物资使用和消耗情况。适时提请后方指挥机构予以协调补给。

参考文献

[1] 王一镗，刘中民. 灾难医学理论与实践 [M]. 北京：人民卫生出版社，2013.
[2] 刘中民，田军章，周荣斌，等. 灾难医学 [M]. 2 版. 北京：人民卫生出版社，2021.
[3] Eric K N. The public health consequences of disasters [J]. Prehospital and Disaster Medicine，2000，15（4）：147-157.
[4] 刘中民，王立祥，沈洪. 中国灾难预防应急联盟蓝皮书 [J]. 解放军医学杂志，2018，43（6）：540-541.
[5] 王一镗. 中华医学百科全书 · 灾难医学 [M]. 北京：中国协和医科大学出版社，2017.
[6] 周丹，王韬，刘中民. 现代中国灾难医学的研究与展望 [J]. 同济大学学报（医学版），2021，42（01）：1-2，155，147.
[7] 格雷戈里 · 赛奥顿. 灾难救援医学 [M]. 郑敬晨，彭碧波，译. 北京：中国科学技术出版社，2014.
[8] 贾群林，何红卫，白鹏飞，等. 地震应急救援培训的组织与管理 [M]. 北京：地震出版社，2014.
[9] Sisi Zlatanova，Jonathan Li. 空间信息技术在灾害应急管理中的应用 [M]. 贾群林，译. 北京：印刷工业出版社，2014.
[10] 全国物流信息管理标准化技术委员会. 物流公共信息平台应用开发指南：GB/T 22263. 7—2010 [S]. 北京：质检出版社，2010.
[11] 全国物流信息管理标准化技术委员会. 物流管理信息系统应用开发指南：GB/T 23830—2009 [S]. 北京：质检出版社，2009.
[12] 贾群林，张红，郑荔，等. 德国救援行动保障中心建设工作的思考——访德国美茵茨区域救援行动保障中心 [J]. 中国应急救援，2012（2）：50-52.
[13] 贾群林，王念法，步兵. 基于数字图型最短路径优化方法研究 [C] //Proceedings of International Conference on Engineering and Business Management（EBM2012）. Wuhan：Scientific Research Publishing，2012：3413-3416.
[14] 中国医学救援协会. 国家级紧急医学救援队伍建设规范：T/CADERM 5001—2019 [S].（2019-04-29）[2024-01-20]. http：//www. caderm. org/8ite/content/845. html.
[15] 刘剑君. 卫生应急物资保障 [M]. 北京：人民卫生出版社，2013.

第 6 章
灾难医学队伍

6.1 急诊医疗服务体系的构建

6.1.1 急诊医学的发展及概念

各种意外事故及突发疾病从古到今一直被人类社会密切关注。为了对急诊患者进行处理，世界上第一个急救组织早在 13 世纪的意大利就已经建立。我国作为全球经济增长速度最快的国家之一，自 1978 年以来，年均 GDP 增长率约为 9%，随着经济水平及居民生活条件的提高，近年来居民创伤发病率逐渐上升，心脑血管意外发生率逐年增加，急诊医疗服务的重要性不言而喻。自 20 世纪 80 年代起，原卫生部制定了一系列急诊医疗政策，把发展健全急救机构、建立急诊网络和完善急诊医疗列为工作重点。1980 年 10 月，原卫生部颁布《关于加强城市急救工作的意见》，推动了我国急救相关领域的开展。1986 年，《中华人民共和国急救医疗法（草案）》颁布后，市、县以上地区的急救医疗指挥系统逐步发展起来，“三级急救医疗体制”开始实施。1983 年，原卫生部发布《城市医院建设急诊科（室）的方案》，要求城市综合性医院成立急诊科，同年我国首批独立的急诊科在少数综合性医院内成立。1987 年 5 月，急诊医学学会正式成立。1990 年，《中华急诊医学杂志》创刊。1997 年，急诊医学学会更名为急诊医学分会。2003 年，国务院正式颁布《突发公共卫生事件应急条例》。2009 年，原卫生部发布《急诊科建设与管理指南（试行）》。以上诸多政策为急诊医学的发展、诊疗水平提升、医疗机构急诊科的规范化建设和管理，以及急诊行医过程中的医疗质量和医疗安全提供了一定的法规依据。

急诊医学是一门二级学科，在日常医疗实践中占有极其重要的地位，不仅贯穿院内急诊、急危重症监护过程，而且涉及院前急救，包括灾害和事故的现场急救和运送途中的急救；不仅涉及陆地上的急救，还要能适应海空领域的急救。现场急救、创伤急救、急病（症）的救治、心肺复苏、急性中毒、理化及环境因素损伤，以及众多急诊专科的理论和技能都包含在急诊医学的范畴中。急诊医学主要针对一些不可预测的急危重病（症）、创伤，以及患者自认为患有的疾病，进行初步评估判断，急诊处理、治疗和预防，或对人为及环境伤害给予迅速的内、外科治疗及精神心理救助。

近年来，随着我国经济及总体医学水平的发展，现代医学对创伤、急危重症和其他急性伤害早期发生机制和临床预后影响的不断深入，急诊医疗也从水平低、协调弱、经验少的状态逐步走向系统化、体系化和完善化。公众对急诊医疗服务体系（emergency medical service system，EMSS）的需求不断增加。急诊医疗的目标是在“黄金时间”内抢救生命、控制病情恶化、保护器官功能，以获得良好的临床预后。

总的来说，急诊医学与急救医学相互交叉重叠，又相互区别。急诊医学是对急危重症、创伤和意外伤害进行评估、急诊处理治疗和预防的学科专业体系，其核心是早期判断，有效救治急危重症和创伤。急救医学则侧重于对急危重症、创伤灾害事件伤害的急救反应能力，包括急救人员、车辆通信的调动准备，现场初级抢救，转运过程乃至到达医院的初期抢救，更突出抢救生命，其核心是急救过程中的急救措施和组织管理。随着研究和实践探索的深入，二者可以在许多方面融合于一个完整的急诊医疗服务体系之中。

6.1.2 急诊医疗服务体系

急诊医疗服务体系并非是一个特定的机构，而是一个具有多专业性、应急性、协同性和高风险性的复杂体系，构建了包括稳定病情、快速运输、医院复苏于一体的急诊救治链。早在 18 世纪，拿破仑的首席医生 Larrey 便认识到，对于许多战伤伤员，若能够给予早期诊断、早期治疗，可以大大改善伤员预后，并提出对伤员的基本救治原则是快速转运以及转运途中对伤员的积极处理；同时代的医生多米内 · 吉恩 · 拉雷设计了“飞车（fly carragies）”，即为救护车的前身，用于在转运途中对伤员进行第一时间的救治，这便是现代急诊医疗服务体系的雏形。

我国目前的急诊医疗服务体系以“三位一体”模式为基础，即院前急救、医院急诊和重症监护治疗，这三部分各具独立职责和任务，又相互紧密联系，构成了一个科学、高效、严密的组织和统一指挥的急救网络，旨在抢救各类重大破坏性的、严重群体伤亡的自然灾害或人为因素所致的意外事故中的受害者，以减轻伤亡程度。

6.1.2.1 院前急救

院前急救（prehospital emergency），又称现场急救，是指到达医院前急救人员对急症和（或）创伤患者开展现场或转运途中的医疗救治，是急诊医疗服务体系的首要环节，也是当前我国急诊医疗服务体系中较为薄弱的环节。

院前急救的主要任务包括：①对突发公共卫生事件或灾难事故实施紧急医疗救援；②对创伤患者及急危重症患者进行第一时间的现场生命支持和急救处理，包括现场快速稳定病情和后续的安全转运；③在特殊重大集会、重要会议、赛事和重要人物活动中承担意外的救护；④承担急救通信指挥，即联络急救中心（站）、医院和上级行政部门的信息枢纽。

院前急救作为整个急诊医疗服务体系的重要部分，其服务质量及技术水平的评估指标包含以下几个方面。

1. 院前急救时间

院前急救时间包括：①急救反应时间，是指从接到求救电话到救护车抵达患者现场的平均时长。国际要求时间为 5～10 分钟，急救反应时间受通信、交通状况、车辆配置、急救站点分布等众多因素影响。②现场抢救时间，指急救人员于现场对伤员救治的时间，受伤员是否允许转运及是否需要继续送往医院行专科治疗影响。③转运时间，即从现场到医院的运输时长，通常取决于交通状况，以及可接收伤员的医院分布等相关因素。

2. 院前急救效果

急救反应时间、急救措施、急救人员专业技能水平等因素都会影响实际的救治效果，评估院前急救效果的主要客观指标之一为心搏骤停患者的复苏成功率。

3. 院前急救需求

随着近年来交通事故及心脑血管意外的增加，院前急救的需求不断上升。突发公共卫生事件或灾害事故的紧急救援能力是衡量满足需求的重要指标。

我国目前暂无公认的“救护员”职业，救护车工作人员主要包括医生、护士和司机。其突出问题是体系发展不均衡，救治网络不健全，在农村覆盖率低，院前急救的医护专业水平有待提高等。需打破条块分割格局，共享资源，合理规划急救服务网络。完善健全急诊医疗服务体系管理体制，通过实行统一管理与分级管理相结合的网络管理模式，发挥各应急单元的作用，缩短急救半径和急救时间。同时，加强宣传，普及公民基本急救技能，提倡“第一目击者”参与现场救治，使院前急救网络向社区延伸，实现院前急救社会化。

6.1.2.2 医院急诊

医院急诊（hospital emergency）是 EMSS 中最重要而又最复杂的中心环节。 医院急诊的救治能力及质量是医院管理、医护人员素质和急救技术水平的综合体现。

急诊科（emergency department，ED）是医院急症、创伤诊疗的首诊场所，也是社会医疗服务体系的重要组成部分。 急诊科建制模式众多，包括：①独立型急诊模式：具有相当数量的高技术水平人员，通常配备主任 1 名，其他一专多能的技术骨干 5 名以上，配备普外科、骨科、神经外科、内科、麻醉医师各 1 名，以及众多低年资医生完成急诊医疗、教学、科研任务；②支援型急诊模式：组织落实，人员大部分固定，能独立完成一定的医疗任务，但需要专科协助后续诊治；③依赖型急诊模式：仅具备行政管理能力，无法独立完成医疗任务。

急诊科实行 24 小时开放制，承担急诊患者的紧急诊疗服务，为后续专科治疗提供支持和保障。 它在医院中有相对独立的区域，设置布局合理，急救设备齐全，人员相对固定，是一个兼具医疗、教学和科研功能的综合性科室。 其主要任务包括：承担急诊伤员的院内急诊和部分危重症患者的急诊监护治疗，以及根据所在地区特点参加院前急救。 此外，医院急诊还直接面向社会，承担大量非急诊患者的门诊工作。 合理处置和分流伤员，有效应对随时可能发生的成批量伤员的急救，充分利用好有限的急诊资源，是医院急诊建设中需要特别注意的问题。 此外，组织协调好医院各专业科室参与急诊会诊、救治，及时收治危重患者入院治疗，也是急诊科的工作职责。

急诊分诊根据病情的轻重缓急可分为 5 类：① Ⅰ 类，急需心肺复苏或生命垂危的患者（fatal patient），要分秒必争地立即抢救；② Ⅱ 类，有生命危险的危重患者（critical patient），应在 5～10 分钟内评估病情和进行急救；③ Ⅲ 类，暂无生命危险的急诊患者（acute patient），应在 30 分钟内经急诊检查后，给予急诊处理；④Ⅳ类，普通急诊患者（emergency patient），可在 30 分钟至 1 小时给予急诊治疗；⑤Ⅴ类，非急诊患者（non-emergency patient），可根据当时急诊抢救情况适当延时给予诊治。

根据上述分类，经过急诊分诊及诊治的患者，根据病情决定给予急诊手术、入院治疗、危重症监护治疗、急诊留观、转专科门诊或离院等处理。

医院急诊是连接院前急救与监护病房的生命绿色通道，应体现“时间就是生命”和“以患者为中心”的人本思想。 医院急诊科应不断加强相对独立的综合诊治能力，解决大多数急诊的内、外科问题，对急危重症、创伤患者进行初期评估和处理。 对于院前急救转运来的患者经过快速的“预检分诊”，须立即启动院内急诊医疗服务流程，采取“定时、定点（在急诊科的急救复苏区）和定人（以急诊科的抢救小组为实体，各专科医师加强)”的措施，明确职责，理顺关系，杜绝推诿，确保生命绿色通道运行畅通；否则可能导致专科收容困难，延长急诊科滞留时间。2009 年，原卫生部发布的《急诊科建设与管理指南》明确要求：“急诊科应当根据急诊患者流量和专业特点设置观察床，收住需要在急诊临时观察的患者，观察床数量根据医院承担的医疗任务和急诊患者数量确定。急诊患者留观时间原则上不超过 72 小时。”为实现专业化救治，综合性医院急诊科应从依赖型、支援型向独立型转变，打造一支训练有素的急诊医疗专业队伍；在急诊科配备手术室和重症监护病房，满足对多发伤、急危重症患者的及时抢救，开展决定性的手术和治疗的需求；实行一站式服务，避免因多学科会诊而耽误抢救时间，提高急救成功率。在院内急诊建设方面，国内较有特色的是“二线急诊模式”，即急危重症由急诊科诊治，普通急诊由各临床科室承担。这种模式的意义在于，使得医院急诊在提供全面急诊服务的同时，通过合理分流，集中精力处理急危重症患者，缩短其在确定性治疗前的等待时间，提高应急反应速度和反应质量。

6.1.2.3 重症监护治疗

危重症医学(critical care medicine)广义而言包括危重症发作时或创伤现场、转运过程中、急诊科内、手术室外科干预期间以及在 ICU 内的加强监护治疗，构成了生命支持的全过程。它还包括自救、旁观者或急救人员救助的连续过程。急诊和重症监护治疗是整个生命支持治疗连续体中的两个核心环节，二者密切相关，缺一不可。只有在黄金时段内对急症患者完成心肺复苏等基本救治，危重症科医师才有可能介入，进行进一步的生命支持治疗。随着多学科先进技术的不断融入，急诊监护治疗在医疗应急救援中的作用愈发重要。近年来，越来越多的综合性医院设立了急诊重症监护室(emergency intensive care unit，EICU)，使院内急诊与重症监护在运行方式上融为一体，能更集中、更方便地开展工作。危重症监护(critical care)不仅是设置独立的急诊危重症监护室，更重要的是在急诊抢救和观察区内能实现完备的监护和抢救功能。每个监护床单位都有完备的监护设备，能进行生命及器官功能支持。急危重症监护的基本特征是：①在严重伤病发生后的“黄金时间”内给予恰当救治，以避免死亡和伤残；②经过危重症监护培训的医护人员较内、外专科人员能更有效地处理危重症患者，危重症患者住急诊和 ICU 的时间是一项评价医疗效果、衡量医疗质量的重要指标。

现阶段在我国三级以上综合型医院急诊科中已普遍建立 EICU。因为急危重症患者在急诊科长时间停留更需要实施严密的监护治疗。这类危重患者的特点是：①心肺复苏后生命指征不稳定，需要持续循环和呼吸支持；②病情危重而不能搬动或转运；③只需要短时间监护救治即可治愈，无需再住院治疗。

由于当前 ICU 容量设置存在很大的盲目性，导致 ICU 总量不足、局部相对过剩的矛盾。可通过建设“可塑性 ICU”的办法来解决，即随病源的变化改变 ICU 的模式。典型“可塑性 ICU”模式包括多个有固定床位的 ICU，分别为内科、外科、心脏、神经的 ICU。各个 ICU 是相对独立的，在“较短时间”内采取“最简单的变化”就能为不同专业的患者提供所需的监护环境。另外，设立监护后病房，以便危重患者在监护治疗环节生命体征稳定后转入治疗，可大大提高 ICU 的周转率，确保院内生命绿色通道的畅通。

6.2 城乡急救中心的建设与作用

6.2.1 概述

随着人类社会的飞速发展、科学技术的不断进步，人们生活空间和范围不断扩展，生活节奏日渐加快、人均寿命日益延长，人们所面临的突发意外伤害及社会医疗健康服务需要也逐渐增多；同时，随着人类赖以生存的环境不断恶化，各类自然灾害、事故灾难、公共卫生事件和社会安全事件层出不穷，使得各级政府在应对各类灾难事故时面临严峻挑战。在这种背景下，应急医学救援以及急诊急救工作对保障人们生命安全的重要意义更加凸显，并逐渐成为评估一个国家、地区社会经济发展水平以及综合实力的重要指标。

院前急救措施是否及时有效直接关系到患者的救治效果和预后。我国院前急救概念始于 20 世纪 50 年代，参照苏联体制，通过在城市设立“急救站”，实现对急危重症患者和意外灾害事故伤员的现场处置和救护转运工作。至 20 世纪 80 年代，为建立健全急救组织，国家正式发文对急救站和急救分站的任务、设置原则、组织管理提出了明确要求，标志着我国城市院前急救体系迈入了规范化建设道路。随着国内最早的现代化医疗急救中心——北京市急救中心的建设及正式投入使用，“120”急救电话开始启用。进入 21 世纪后，国家出台了一系列文件，规范院前医疗急救管理和急救中心建设，全国急救呼叫号码正式被统一为“120”，基本建成与我国社会经济发展水平相适应的由政府主导、覆盖城乡、运行高效、服务优质的省、地级市、县三级院前医疗急救服务体系。

建设城乡急救中心，形成高效的城乡一体化院前急救医疗服务体系，是各级政府保障人民群众生命健康、应对各类灾难事故医学应急救援挑战的重要途径，也是社会保障体系的重要组成部分。目前，我国已经在全国城乡普遍建设了不同规模的急救中心，形成了不同规模的急救网络，成为我国医疗救治体系中的重要组成部分，这对于提高院前急诊急救服务水平、最大限度提升患者救治效果具有重大意义。

6.2.2 基本模式与内容

6.2.2.1 基本模式

受城乡地区人口、面积、地理位置、自然环境以及经济发展水平等诸多因素影响，不同国家或地区在院前急救模式的选择上均有所不同，主流的院前急救模式包括美国模式、法国模式、日本模式、中国香港模式等。法国模式重在现场救治，而美国模式强调以最快的速度将患者运回医院。我国各地区城乡急救中心建设尚未形成全国统一的管理体制，院前急救存在多种不同的模式，常见的有独立型、指挥调度型、依托型和依附型等。以下是四种主要模式的介绍。

1. 独立型急救中心

独立型急救中心具有法人资质，其院前急救体系采用独立运行模式，财务独立核算，建立有独立的院前急救队伍，承担指挥调度、日常院前急救、急救技能与知识普及、组织实施紧急医学救援、重大活动的医疗保障等职能。北京、上海、天津、南京、武汉、保定、昆明等城市的急救中心采用独立型模式。其中，北京、保定急救中心能够独立地完成院前—急诊科—EICU等全流程急救服务；上海、天津、南京等以院前急救为主要任务，出诊时随车人员为急救医师，且不设床位。

2. 指挥调度型急救中心

指挥调度型急救中心具有独立法人资质，设有统一的城市急救通信指挥中心，所承担的职能是受理急救电话，调度指挥辖区内急救网络医疗机构的救护车和人员到现场进行急救，但未建设独立的救援队伍。广州、深圳、成都等城市的急救中心采用此模式。

3. 依托型急救中心

依托型急救中心在管理体制上属于独立机构，但依托于综合性医院完成院前急救服务，由政府和医院共同投入解决中心的运行成本，部分急救人员、救护车、急救设备和经费支出靠医院解决。重庆、青岛、邯郸等城市的急救中心采用此模式。

4. 依附型急救中心

依附型急救中心设在医院内，不作为独立机构，属于医院的一个部门，其急救人员、救护车、急救设备和经费支出全部由医院解决。县级急救站往往采用此模式。

采用何种模式建设城乡急救中心，需综合考量当地的人口规模、地域面积、经济水平、地理位置和自然环境等。另外，有的城市或地区同时存在几种类型的院前急救模式。一些中小城市和大型企业则在依托型的基础上，以区卫生院为二级急救站、乡镇卫生所为一级急救站，形成层叠式的依托型模式。

无论采用何种模式，城乡急救中心在建设与发展过程中，都应不断完善院前急救网络，尽可能缩短抢救半径；不断加强院前急救信息化水平，做到指挥有效、反应灵敏；不断提升急救装备标准化与性能水平，努力实施医疗监护下转运；定期开展应急综合演练，提高院前急救队伍的突发事件处置和紧急医疗救援能力；积极开展公众自救互救宣传培训，建立系统化、标准化的公众急救培训体系。

6.2.2.2 建设内容

1. 建设设施，配套设备

城乡急救中心的建筑设计应符合国家关于急救中心建设的规范要求，配备较为完善的急救设备设施，以确保有效的急救服务。院前急救机构的房屋、车辆、通信等设备设施和人员应当按照标准配置；有健全的组织机构、完善的规章制度和切实可行的应急预案，确保日常院前急救工作的顺利开展，能够有效应对各类重大突发事件，完成政府指令性任务。

2. 建立急诊诊疗服务体系

确保急救中心拥有一支经验丰富的救护服务队伍，能够提供及时、有效的急诊急救服务。

3. 建立急救组织

建立统一的急救服务管理组织，应用信息化和智能化手段，指挥和协调急救行动，从而确保急救行动的有效性。

4. 建立培训机制

急救中心应定期对救护服务人员开展技能与人文培训，以保证其能在急诊和重症监护服务中熟练应用急救知识，体现服务宗旨。同时，应开展区域内公众急救知识和技能的科普与培训。

6.2.3 业务机构与职责

6.2.3.1 业务机构

根据不同的建设模式，城乡急救中心的业务机构有所不同。其主要业务部门包括120调度部门、院前急救部门、车辆管理部门、科研培训部门以及为维持急救中心正常运转所必需的行政、后勤部门。工作重点以现场抢救治疗为主，能对各种危重症患者开展现场救治、实施监护下的安全转送，从而提升院前急救患者的救治效果，提高患者生存率，降低死亡率和致残率。独立型急救中心除在车辆管理部门配备有设备较为齐全的救护车外，部分“中心”还在中心内设置有与急诊急救相关的临床与医技科室，如急诊科，急诊内、外科，麻醉科，放射、检验、药剂科等，并配有一定数量的急诊救治病床。城乡急救中心与区域内急救网络单位和（或）急救站、急救分站共同组成 120 医疗急救体系。

6.2.3.2 主要职责

城乡急救中心的主要职责包括：负责区域内 120 急救医疗的组织、指挥、调度，实行 24 小时值班制度，随时接受呼救；负责监管和调配区域内 120 急救车辆；负责制订急救预案、急救工作规范，管理急诊急救质量；负责对区域内急救网络单位和（或）急救站、急救分站进行管理，保障日常院前急救工作顺利开展；负责 120 急救医疗信息的登记、汇总、统计、保管和报告，并接受查询申请；负责对内部员工、区域内急救网络单位中的医务人员、其他相关单位和社会公众的相关急救常识普及宣传和急救技能普及培训；负责区域内突发事件的紧急医疗救援工作；协助政府或者卫生行政主管部门支援重大节日、庆典和大型社会活动的急救医疗保障。

6.2.4 基本属性与特点

6.2.4.1 基本属性

我国城乡急救中心是由政府主办的非营利性的公益性事业机构，是基本医疗服务的提供者，也是社会保障体系的重要组成部分。其秉持尊重生命、践行人道主义的宗旨，坚持普遍服务原则，为人民提供具有普惠性、非排他性、无偿性或低收益性的急救医疗服务，其公共费用支出一般由政府财政支出保障。

一直以来，国家高度重视城乡急救中心的建设和院前医疗急救工作，先后出台了一系列的政策和措施，对城乡急救中心的机构设置、院前医疗急救网络、统一指挥调度信息化平台、救护车辆配置标准、执业行为与规范、质量控制与监督管理等提出了明确且具体的要求。我国已初步建成与社会经济发展水平相适应的院前医疗急救服务体系，推动了我国院前医疗急救的高质量发展。

6.2.4.2 主要特点

我国城乡急救中心的基本属性决定了其特点，包括以下几个方面。

1. 政府主导、保障基本

作为政府主导的公益性事业单位，城乡急救中心需要各级政府进一步加大财政支持力度，完善急救资源配置，努力满足实际工作需要，切实体现院前医疗急救事业的公益性。同时，在当前的经济条件下，市场的资源配置并不能实现对所有急救医疗服务进行有效供给，保障人民群众对院前医疗急救的基本需求依然是城乡急救中心建设的首要任务。

2. 属地管理、分级负责

目前，我国地市级以上城市和有条件的县及县级市需要设置急救中心（站），按照属地管理、分级负责的原则，由所属地区市、县级政府，根据所属地区院前医疗急救服务需求，合理统筹规划急救中心及急救网络体系建设，明确“中心（站）”的功能定位，建立长效运行与协作机制，促进城乡院前医疗急救体系一体化发展和区域平衡，全面提升院前医疗急救机构的服务能力和技术水平。

3. 平等救护、注重时效

城乡急救中心对于组织院前急救工作、提高院前急救时效发挥着关键作用，充分体现了对生命的敬畏以及“时间就是生命”的理论。患者不论富贵贫贱、亲疏远近，均同等享有均质化医疗急救资源的权利。在患者病情急、时间紧的情况下，覆盖城乡的急救中心需调度急救网络的救护人员尽快到达现场，并在充分注意患者及其家属心理上的焦急和恐惧的情况下，在最短时间内对患者病情进行初步筛选和诊断，及时采取有效的急救措施，最大限度地减轻患者痛苦，降低致残率，减少死亡率，为后续医院抢救打好基础。

4. 以人为本、持续发展

急救现场条件一般较差，人员体力消耗较大，对救护人员心理素质和技能水平要求较高。急救中心需始终坚持以人为本，将院前医疗急救专业人才队伍建设作为推动体系发展的关键环节，从人才培养、职业发展、薪酬待遇、人员转归等方面统筹谋划，切实加强急救专业人才队伍建设，提高院前医疗急救的质量与效率，促进院前医疗急救事业健康可持续发展。

6.2.5 问题与展望

6.2.5.1 主要问题

我国地域辽阔，受区域发展不平衡、城乡差距较大、区域地理位置与环境差异大、辐射人口规模不同等诸多因素影响，城乡急救中心的建设、发展水平与推进健康中国建设要求还存在差距，还存在一系列需要不断完善和解决的问题。

1. 急救资源配置不足，地区间差距明显

我国城乡急救中心急救资源配置，如每万人拥有的救护车、急救设备、救护人员，以及信息化设施等院前急救资源明显不足。以救护车为例，我国大部分城市还未达到5万人/辆的标准，而发达国家救护车配置基本达到1万～2万人/辆。从全国范围来看，经济发达地区与欠发达地区之间、城乡之间、不同运作模式之间、专业水平之间，在急救中心急救网络布局和急救资源配置等方面的不平衡问题依然突出。

2. 急救人才短缺，队伍建设水平不高

急救中心的工作任务决定了其高强度、高风险、高技术要求的性质。虽然我国院前急救从业者已经具备一定的数量和规模，并出台了相关的行业标准，但相较于卫生健康系统的其他工作岗位，急救中心专业技术人员来源单一、职业发展受限、薪酬待遇偏低等问题一直未能得到彻底有效的解决，急救中心普遍存在急救队伍稳定性差、急救人才短缺、专业化程度不高等突出问题。未来需要从人才培养、职业发展、薪酬待遇、人员转归等方面统筹谋划，切实加强专业人才队伍建设，推动院前医疗急救事业的健康可持续发展。

3. 院前院内急救衔接机制欠完善，急救效能有待提升

总体来看，我国院前急救行为、院内外衔接机制、运行标准、建设体制等均不尽规范和完善。我国危急重症患者的急救成功率与发达国家相比存在较大差距，如缺血性脑卒中患者的救治、心搏骤停患者的救治等，致残率、致死率等指标高于发达国家。此外，院前急救反应时间也偏长，尤其是在偏远地区，这大大降低了患者的救治率。因此，需要不断完善相关机制，加大院前急救资源配置力度，强化院前医疗急救网络与院内急诊有效衔接措施，积极推动城乡急救中心和医疗机构的胸痛中心、脑卒中中心、创伤中心、危重孕产妇救治中心、危重儿童和新生儿救治中心的实时智能交互平台建设，努力提升急救效能。

6.2.5.2 未来展望

经过几代急诊人的不懈努力奋斗，我国城乡急救中心已经初步建成了与经济社会发展水平及人民健康需求相适应的院前医疗急救服务体系。院前急救已经从单纯、粗放的院前转运模式转变为代表政府职能，集院前急救、灾害救援、医疗保障、危重症监护转运及院前与院内无缝衔接等功能为一体的现代医疗急救模式。随着投入不断加大、建设不断完善、技术不断发展、科技不断进步，未来急救中心建设有望在以下几个方面取得进展。

1. 院前医疗急救法制化建设

目前，我国在院前医疗急救服务行为规范和体系建设上，仅有法律效力较低的卫生行政主管部门规章和地方政府规范性文件，缺乏国家层面的法律法规保障。近年来，加强急救行为规范管理，提高院前医疗急救服务质量和水平，推进院前医疗急救法制化、专业化建设成为社会关注的焦点，急救立法已经成为完善医疗服务体系、促进社会稳定和建立和谐社会的一项紧迫任务。我国已经有部分省市针对院前医疗急救工作将院前医疗急救条例增补为正式立法项目，对院前医疗急救服务网络设置、服务

最低标准、急救人员的资质和准入条件、急救装备配置标准、经费保障措施、宣传培训、公众施救行为保护、急救保障措施等内容进行了明确而详细的规定，在法制层面上对保护人民群众生命安全和身体健康、规范和保护院前医疗急救行为、推动院前医疗急救事业高质量发展等起到了保障作用。全国人大代表、政协委员和各界群众不断呼吁制定国家医疗急救法，国家卫生行政主管部门主动推动立法进程，拟从法规层面明确政府责任，坚持属地管理，明确各部门职责，保障院前医疗急救事业稳步发展，这种社会氛围为国家立法奠定了良好的社会基础。

2. 急诊急救一体化建设

医疗急救服务体系包含了院前急救、院内急诊和急诊重症监护三部分内容。现代医疗急救即是将上述三部分内容有机衔接起来，将“时间即生命”的救治理念贯穿始终，形成急诊急救一体化救治体系，保障急危重症患者获得延续性救治服务。急诊急救一体化的救治服务体系建设包括标准化的城乡急救中心建设、覆盖城乡并满足急救要求的服务网络、合理配置的急救车辆以及相应急救装备、规范化的院前急救队伍培训、高度智能化的院前急救信息化建设及统一指挥调度系统、同质化的院前急救服务水平与质量、完善的院前院内急救衔接机制、有效的社会公众急救技能提升措施等。由于历史原因，我国院前急救模式各区域间存在较大差异，但无论采用何种模式，普遍存在以下共性问题：院前和院内信息共享与衔接不畅；缺乏统一指挥调度、多学科协同效率不高；急救资源配置不合理、急诊医疗服务水平与质量参差不齐；等等。未来，以追求最好抢救效果为核心的急诊急救一体化建设，将会使所有模式发展走向趋同，最终形成统一的、被公众和急救行业接受的模式。

3. 新兴技术在急救领域广泛应用

以 5G、云计算、大数据、物联网、移动互联网、人工智能、元宇宙、虚拟现实等为代表的新兴信息技术正加速向急救服务领域渗透融合。这些技术不仅为专业急救技能培训、公众急救知识普及、社会急救体系建设等注入了创新元素，还打破了医疗急救在时间与空间上的限制，将现场第一目击者、社会急救志愿者、患者、公众急救物品（AED 等）等社会急救要素联结，实现对院前急救资源的统一调配，做到“呼救即抢救，上车即入院”。改变原有的院前急救、院内急诊和急诊重症监护串行的衔接模式，通过 5G 即时传输，实现远程急救与应急指导，院内外信息无缝对接，建立音视频多学科会诊系统、移动协同应用等，缩短患者救治时间，提高急救的效率、质量、救治效果，支撑以急危重症患者为中心的急救全程跟踪和闭环管理。

6.3 志愿者队伍的建设与发展

2007年11月1日起施行的《中华人民共和国突发事件应对法》第三十九条规定，县级以上人民政府及其有关部门可以建立由成年志愿者组成的应急救援队伍。县级以上人民政府应当推动专业应急救援队伍与非专业应急救援队伍联合培训、联合演练，提高合成应急、协同应急的能力。这是官方首次提出应急救援队的建设，此前国内外的应急救援则主要由武警、解放军开展。

2008年"5·12"汶川地震后，国内大量的志愿组织和团体涌入灾区，虽然出现了一定程度上的无序和混乱，但也掀起志愿者和社会组织参与重大灾难应急救援的热潮，我国灾难救援志愿者队伍发展迎来了高潮。

2013年"4·20"雅安地震再次将冲在第一线的志愿者推向风口浪尖，部分志愿者空有一腔热忱，却缺少救援经验和技能，社会救援力量能力和装备匮乏，只能在媒体的信息中随波逐流。但是，在无序中，借助"5·12"汶川地震经验和原有平台积极开展了"4·20联合行动"，这是灾难救援志愿者队伍首次有序参与政府应急救援行动。

2017年10月1日颁布的《中华人民共和国民法通则》第一百八十四条规定，因自愿实施紧急救助行为造成受助人损害的，救助人不承担民事责任。这极大地鼓励了公民参与社会应急救援，也解决了众多灾难救援志愿者队伍在进行应急救援时的后顾之忧。

2017年12月1日起施行的《志愿服务条例》第二十四条规定，发生重大自然灾害、事故灾难和公共卫生事件等突发事件，需要迅速开展救助的，有关人民政府应当建立协调机制，提供需求信息，引导志愿服务组织和志愿者及时有序开展志愿服务活动。这明确提出，社会救援力量是应急救援行动中的重要力量，政府应该进行积极的引导。

2018年3月，根据十三届全国人民代表大会第一次会议批准国务院机构改革方案，设立中华人民共和国应急管理部。其职责为组织编制国家应急总体预案和规划，指导各地区各部门应对突发事件工作，推动应急预案体系建设和预案演练。2018年4月，应急管理部消防局召开灾难救援志愿者队伍座谈会，确立部分灾难救援志愿者队伍为政府专业应急救援力量的辅助队。截至2019年5月1日，据应急管理部官网显示，全国灾难救援志愿者组织达591 984个，注册志愿者人数达110 367 696人。

6.3.1 灾难救援志愿者队伍的概念界定

灾难救援志愿者队伍作为政府专业应急救援队伍的辅助力量，是构建我国应急救援体系不可或缺的组成部分。灾难救援志愿者队伍是由社会公民发起，在规模、资产、组织架构、人事等方面达到相关要求，经过相关部门审批并注册登记的社会组织。相较于政府专业救援力量，灾难救援志愿者队伍具有更高的机动性，能够贴近群众生活，了解群众需求，提供多样化的公共安全服务。

6.3.2 灾难救援志愿者队伍的角色定位

重大灾难发生以后，根据灾区不同阶段的需求，救援工作可分为三个阶段：紧急救援阶段、过渡安置阶段和灾后重建阶段。三个阶段大致延续时间分别是灾害发生后的 0～10 天、10 天到 3 个月、3 个月至 3 年甚至更长时间。灾难救援志愿者队伍作为力量有限的灾难救援志愿者队伍，更多的是参与紧急救援阶段和过渡安置阶段。

6.3.2.1 紧急救援阶段

紧急救援阶段，顾名思义是需要及时有效地开展救援工作的阶段。从灾难开始的一刻起，时间就是生命，救援越及时，受灾伤重者就越多一分生还的希望。同时有大量灾民需要食品、医药以及帐篷、板房等生活必需品来度过这段艰难时光。

根据灾难救援志愿者队伍灾害应急预案，应立刻调配 2～4 名全职队员组成应急备勤小组在灾后 24 小时内赶赴灾区，开展如下工作：①在第一时间赶赴发生灾害和事故的现场，建立前线指挥部；②收集目标区域受灾情况及道路情况，为联合指挥部的后续决策提供一手情报；③踏勘受灾地现场，为后续大本营及战地医院设立选址，并设置选址界线；④与当地政府、应急救灾指挥部、居民自治组织等取得联系，为后续增援部队的车辆、物资进入灾区取得便利；⑤与其他救援组织取得联系，分配工作区域，避免任务重叠，浪费人力；⑥在完成以上任务的情况下，除留守营地与联合指挥部保持通信的人员外，立即开展救援作业。

随后，灾难救援志愿者队伍在灾后 24～48 小时赶赴灾区开展如下工作：①利用户外及地图导航技能，在交通断绝的情况下，尽快徒步进入受灾村庄进行灾情排查工作，收集受灾信息，建立与外界的联系；②为其他救援力量进入受灾区域进行导航，开辟直升机降落场或空投场等救援辅助工作；③组织临时救援工作组，对救援目标地域内的受灾人员、建构（筑）物、载具进行逐一排查，对受困幸存人员进行搜救性救援；④协助卫生救援力量将伤员转运至灾区医院或其他医疗机构；⑤帮助受困幸存人员转移至临时安置点或其他安全地点；⑥保障医疗救援力量的人身安全，维护灾区医院的营运秩序；⑦组织志愿者协助大本营和灾区医院提供后勤保障；⑧组织志愿者对受灾点进行赈济性救援；⑨执行当地救灾指挥部指派的其他任务。

6.3.2.2 过渡安置阶段

随着救灾过程的进行，救灾重点发生转移，灾难救援志愿者队伍的角色定位也会开始发生变化，由前期的“支援者、资源调查整合者”转变为“协调者、参与者”。根据灾难救援志愿者队伍灾害应急预案，前期救援队在当地的工作时间一般为 3～10 天。在此期间，灾难救援志愿者队伍将组织以一般志愿者为主的救灾志愿者大队，经过紧急培训后赶赴灾区，开展中长期工作。主要包括以下工作：①赈灾物资需求统计、筹集、运输、发放；②参与中长期灾民安置点的建设及营运维护；③参与灾民心理疏导、医疗康复、卫生消毒、学生复课等中长期志愿工作；④参与灾后重建的各项工作。

6.3.3 灾难救援志愿者队伍在国家安全治理体系中的作用

从实践来看，灾难救援志愿者队伍在参与国家安全治理中主要有探索应急机制创新、提供政府购买服务、降低政府行政成本、搭建信息沟通平台、动员与整合社会资源等方面作用。

6.3.3.1 探索应急机制创新

2018 年 3 月 21 日，中共中央印发《深化党和国家机构改革方案》，正式拉开了消防体制改革序幕。10 月 9 日，公安消防部队正式移交应急管理部管理，标志着消防队伍从“军”“警”身份转变为“民”。这是我国应急救援体制改革的一项重大举措，有效推进了我国应急救援力量的职业化发展，不仅有利于社会消防力量的有效整合，更是我国消防力量职业化的有效探索。灾难救援志愿者队伍正是在此背景下，构建政府—社会组织—企业消防合力的有效探索。消防体制由以往兵役消防员向政府专业消防队、社会消防组织和消防救援企业转变，这更加完整地构建了我国新型消防救援体系。这可以形成针对火情大小、等级不同的火情消防响应机制。例如，社区居民家中发生小火，就由社区消防在几分钟之内赶到并扑灭；火势较大，社区消防可以先行控制火情蔓延，等待专业消防队前来救援。

6.3.3.2 提供多样化公共安全服务

当前社会群众利益诉求多样化、多元化，在公共安全领域出现巨大缺口。灾难救援志愿者队伍因反应灵敏、响应快速、融合性强、服务范围广等特点，能够为公众提供多样化的公共安全服务产品。其服务内容涵盖应急救援、活动保障、社区消防、宣教科普、应急科研等多个领域。从科普培训的主体来看，包括学校、社区、企业等，基本涵盖国家安全治理中的众多利益主体；从科普培训的内容来看，针对企业、街道、社区管理人员，侧重于应急救援理论、政策法规、应急管理能力的培训，旨在提升其防范风险的意识以及在面临突发状况时的应急处置能力；针对学生、普通群众，则重于实操技能的培训，提高其防范风险的意识，以及应对突发事件的自救与互救能力。在开展广泛培训的同时，注重特殊群体的个性化需求，针对社区保安人员防恐防暴的技能培训；针对社区养老院工作人员，重点开展医疗急救技能培训等。灾难救援志愿者队伍根据政府改革与社会需求，不断调整自身，有利于配合政府深化改革，提高行政效率；有利于提升公共服务质量，改善人民群众需求；有利于推动自身发展，增强自身造血功能，灾难救援志愿者队伍在特大型城市的安全治理中正扮演着越来越重要的角色。

6.3.3.3　降低政府行政成本

灾难救援志愿者队伍提供应急救援服务是政府降低成本、提高公共财政资金使用效率的重要保证。政府作为应急救援服务的供给主体，由于缺乏竞争机制，往往不关心投入成本与产出之比（即公共投入的效率），导致公共财政资金浪费和使用效率低下。政府组建、运维专业的救援队伍需要大量人力、物力、财力，而当前政府的专业救援力量难以满足日益增长的公共安全需求。政府购买社会应急救援服务的核心是引入市场竞争机制。通过面向多个灾难救援志愿者队伍招标，形成竞争，各队伍为了取得竞争优势，必然会降低公共服务的“生产成本”，从而降低政府购买应急救援服务的成本，提高政府财政资金的使用效率。

6.3.3.4　搭建信息沟通平台

灾难救援志愿者队伍在政府与公众之间起到桥梁和纽带的作用，公众通过灾难救援志愿者队伍表达公共安全需求，政府通过购买服务表达对公众利益诉求的回应。这个平台、纽带的作用体现在信息交互的过程中。一方面，灾难救援志愿者队伍是公众的“扩音器”。灾难救援志愿者队伍在城市的基层风险治理中，能够与公众密切联系，将公众的微弱话语权收集、汇总、反馈。灾难救援志愿者队伍由社会资本组建，灾难救援志愿者来自社会各个行业、各个角落，其与公众有着更加亲密的合作与关系网络。公众不仅仅是公共安全服务的被动受益者，同时也是基层安全治理问题的发现者，灾难救援志愿者队伍为公众参与国家安全治理提供了一条组织化的渠道，通过对组织收集的风险信息、公共安全需求、市场利益相关者意见进行整合，形成公众意见及时向政府部门进行传达，以便政府部门及时识别与预防潜在的风险与隐患，以及对公众的诉求进行及时的回应。另一方面，灾难救援志愿者队伍是政府的“传声筒”。灾难救援志愿者队伍向公众传递以及解读政府安全治理政策，落实政府部分决策，这让群众能够更加切身感受到政府的决策，提高群众获得感与安全感，也同时提高公众对决策的认可度，有效地化解公众误解以及潜在的风险与矛盾。

6.3.3.5 社会动员与资源整合

灾难救援志愿者队伍是介于政府和企业之间，由社会资本建成的非营利公益社会组织，公益性、志愿性是其明显特征，广泛的群众基础赋予其一定的公信力。因此，灾难救援志愿者队伍拥有较强的社会动员和资源整合能力，主要体现在以下两个方面。一是触角广。灾难救援志愿者队伍成员来自社会各个行业、各个角落，因此灾难救援志愿者队伍可以组织成员带动身边人，将政府政策意图进行快速传达。同时，公众通过灾难救援志愿者队伍这个平台，能够更加积极主动地参与国家安全治理，表达群体的利益诉求，提出意见与建议，这让公众可以参与国家安全治理政策制定、执行、评估的全过程，使得政策更加符合公众需求，更加符合实际情况，提高政策制定的科学性。二是成本低。灾难救援志愿者队伍高效的组织能力能够降低公众参与国家安全治理的成本，同时与市场“经济人”的特征不同的是，灾难救援志愿者队伍开展活动可以无偿招募大量志愿者，因为活动带来的正外部性满足了众多志愿者自我实现的需求，这大大降低了灾难救援志愿者队伍的运行成本。

6.3.4 灾难救援志愿者队伍的发展困境

6.3.4.1 组织自身

1. 能力不足

由于众多灾难救援志愿者队伍由自然人出资创建，平时参与的国内外重大事故灾难救援行动为义务性，所需费用全部自理，队伍日常运维、装备配置等均自筹。但随着救援领域的拓宽、服务人数的增加，运作资金的匮乏已经成为制约灾难救援志愿者队伍规模扩大与训练技能水平提升的重要影响因素。

民间救援组织由于没有政府背景，缺乏政策支持和财政补贴，处于自发自建状态，缺乏稳定、可持续的资金注入。由于资金不足的问题，导致灾难救援志愿者队伍的救援装备不能及时更新，日常训练的强度与专业救援队伍相差较多，这成为影响灾难救援志愿者队伍发展的主要难题。与此同时，由于大量灾难救援志愿者队伍创建年限有限，参与应急救援的频次较少，参与应急救援的方式较为简单，因此显得经验不足，在参与日益复杂的特大型国家安全治理中存在一定难度。

2. 目标异化

在灾难救援志愿者队伍参与的公共安全服务中往往形成卖方市场，即政府和安全服务提供方的资金将诱使灾难救援志愿者队伍将资源集中于与原本组织意愿不一致的领域。在有限的理性下，基于组织利益考量，促使灾难救援志愿者队伍偏离原本的社会性和公益性，违背了组织维护公共安全利益的初衷，这就叫组织的“目标异化”。在组织的活动中，组织负责人往往更加倾向于选择预期带来更多利益的活动方案，可能会影响公共安全服务的内容、质量，甚至选择对目标人群出现筛选的情形，以谋取更多利益，这将贻害无穷。从短期来看，灾难救援志愿者队伍可能盲目地为了利益突破自身显示的能力限制，开展与组织专业特色、服务能力不相当的高风险活动，这会导致服务质量不佳，与公共安全需求出现明显偏差。从长期来看，灾难救援志愿者队伍的目标异化，突破自身能力限制，不仅不利于政府部分社会公共安全职能的转移，而且会严重影响到灾难救援志愿者队伍的建设与发展。

6.3.4.2 政策层面

首先，在政策立法层面，我国当前在政策立法层面对灾难救援志愿者队伍采取的是严格的控制管理，反映的是我国政府对非政府组织的不信任态度。对灾难救援志愿者队伍实行业务主管部门和登记部门双重管理体制，其程序复杂，准入门槛较高，导致大批量的灾难救援志愿者队伍因为不能登记而处于“黑户口”状态。

其次，在法律内容层面，当前法律法规主要是国务院的行政法规，以及为以政府组织的登记管理为主的程序性规章，而对业务主管部门和登记主管部门职责无实质性界定，无具体的、可操作的细化方案，这导致部门职责交叉，工作衔接出现混乱，监管出现漏洞。“从现有立法的内容看，行政管理的规定占据了绝大多数，而更为核心的有关非政府组织的内部组织、财产关系等民事规定，则涉及较少。”这表明当前我国对非政府组织的监督管理，更多的是严格的资格审查，反映了我国在政策层面对非政府组织管理的滞后。

6.3.4.3 社会环境

群众参与是灾难救援志愿者队伍参与国家安全风险治理的基础，群众参与的积极性则直接影响灾难救援志愿者队伍参与国家安全治理提供公共安全服务的成效。一方面，群众参与情况是灾难救援志愿者队伍提供的风险排查、活动保障、社区消防、宣教科普等公共安全服务质量评价中最关键的因素，没有或较少群众参与直接影响灾难救援志愿者队伍项目完成的评价考核。另一方面，由于群众的不断参与，灾难救援志愿者队伍才能掌握社区基层的风险隐患，才能弥补灾难救援志愿者队伍信息不对称的劣势，减少信息收集成本，调整公共安全服务项目，满足公共安全需求。然而，在活动开展过程中，群众参与能力不足、参与积极性不高与城市的安全治理要求不相适应。一是部分社区居民的风险识别能力不高，安全意识淡薄，在生活中难以及时有效地分辨社区生活中的安全隐患。二是社区居民的参与积极性不高，参与人员较少。由于没有有效的动员方式，社区居民对国家安全治理的工作认识不到位，意识上没有重视。三是参与者年龄分布不合理。社区安全知识科普以及安全演习，多为55岁以上的中老年人参与，中青年集体由于工作等因素在社区开展的安全应急活动中参与较少。因此，当前的社会公众参与对灾难救援志愿者队伍参与国家安全治理影响巨大。

6.3.4.4 福利保障

应急救援行动具有复杂性、艰巨性和危险性，灾难发生时，灾难救援志愿者队伍由于其高机动性往往先于政府专业救援队到达灾区，面对情况复杂、危险重重的灾区，应急救援行动成了高危的行为。为了保持灾难救援志愿者队伍的救援战斗力，高空绳索、负重越野、水下搜救这些日常训练科目也存在一定的危险性，可能对救援队员的生命安全构成威胁。与此同时，当前社会商业保险中鲜有为应急救援员打造的保险，且商业保险中往往都对应急救援员做出的“高危行为”进行排除，这就导致了灾难救援志愿者队伍的应急救援员不仅是自掏腰包扶危救困，而且得为可能出现的意外承担账单和后果。这对社会应急救援力量产生了极大的负面影响，将导致大量的社会救援力量因难以承担后果而退出。在单向支出式的道路上，激情式的社会救援难以走得长远，对灾难救援志愿者队伍的发展也是致命的。

6.3.5 灾难救援志愿者队伍未来发展路径探索

6.3.5.1 强化内在能力建设，提升安全治理能力

对于灾难救援志愿者队伍来说，提供应急救援服务能力是参与国家安全治理的基础，这也决定了参与成效。灾难救援志愿者队伍能力建设重点发展方向主要如下。

1. 救援技术专业化

2019年1月14日，《人力资源社会保障部办公厅 应急管理部办公厅关于颁布应急救援员国家职业技能标准的通知》发布，这对规范应急救援人员从业规范，引导职业教育培训具有重要作用。同时，这也为灾难救援志愿者队伍指明了未来发展的方向——专业化。灾难救援志愿者队伍的专业化有两个方面。一是组织成员应急救援技能的专业化，这就要求灾难救援志愿者队伍要参照《应急救援员国家职业技能标准》（2019年修订版），组织成员学习知识与技能，帮助组织成员获取相应的应急救援员资格认证，同时在组织内制订合理的训练计划，不断提高组织成员的应急救援知识与技能；二是灾难救援志愿者队伍开展救援活动要有专业性，这不仅仅是指救援组织的救援技能，更是指在救灾指挥部的统一指导下与其他专业救援队伍的配合程度。因此，灾难救援志愿者队伍应在常规的训练中，加强与其他社会救援力量、政府专业救援力量的联演联训，提高协同救援能力。

2. 救援装备精良化

当前灾难救援志愿者队伍的救援装备存在装备种类少、功能差、技术水平低、性能不稳定、配备率低、服役时间长等问题，这严重影响灾难救援志愿者队伍开展应急救援行动的成效。 由于受到经济、技术等现实客观因素的制约，灾难救援志愿者队伍的救援装备难以在短期内赶上国内外专业救援力量，但是救援装备的发展趋势应该是要丰富救援装备的种类与功能，提高救援装备的多样化、信息化、精良化水平。 对此，要大力开展与国内外救援力量和救援装备制造行业的交流合作。 一方面，要加大对救援装备的投入，借鉴国内外先进技术装备，不断更新对救援装备的认识，提高对现代化救援装备的使用能力。 另一方面，要在成熟的技术成果上进行本土化的改造，利用在实践过程中积累的经验，不断改进、创新救援装备，使救援装备能够在人口密集、高楼林立的特大型城市中发挥更大的作用。

另外，提升组织的应急救援服务能力还可以从以下几方面入手。 ①保障人才来源。 专业救援人员是灾难救援志愿者队伍的血液，要吸收社会各界乐于奉献的爱心人士，如退役武警等。 ②完善培训体系。 救援技能是救援活动的保障，应经常性地开展技能培训会、内部技能交流会等提升救援人员的应急救援技能。 ③开展调研交流。信息的及时和全面更新是灾难救援志愿者队伍开展应急救援服务的关键。 及时了解群众的公共安全需求，才能避免出现盲点。 ④注重信息公开。 灾难救援志愿者队伍也应该在阳光下运行，自觉接受政府、公众、媒体的监督，通过外部的监督，组织内部更会开展自我反省，确保组织方向不偏，服务群众公益的初心不变。

6.3.5.2 坚持协同治理理念，创造良好政策环境

从灾难救援志愿者队伍参与国家安全治理的政策环境来看，政府应进一步强化协同治理理念，搭建多元主体共同参与平台，构建多元主体协同治理模式，为灾难救援志愿者队伍参与国家安全治理提供良好的政策环境。 首先，要改变对灾难救援志愿者队伍不信任的态度，对灾难救援志愿者队伍的准入门槛进行适当的调整，以维护灾难救援志愿者队伍参与国家安全治理的积极性。 其次，转变传统安全治理思路，注重突发事件的事前风险治理和隐患排查，合理分配公共资源，重视灾难救援志愿者队伍在国家安全治理中科普防范的作用。 再次，政府需要通过政策立法等方式拓宽灾难救援志愿者队伍参与国家安全治理的制度化渠道，通过政府购买服务、课题合作、项目外包等形式吸纳灾难救援志愿者队伍参与国家安全治理。 值得一提的是，灾难救援志愿者队伍的“造血机制”需要多样化。 具体而言，资金是灾难救援志愿者队伍有效运转的血液，多数的灾难救援志愿者队伍的主要资金来源是社会捐赠，也就是组织成员自筹。 这样的“社会输血”机制严重制约着组织的发展，因此，灾难救援志愿者队伍应

具备一定的“自我造血”机制。打通“自我造血”可以从如下几个方面入手：一是企业化，通过企业运营的方式实现灾难救援志愿者队伍的目标，将组织打造为介于纯公益和纯盈利之间的社会企业，在实现经济利益的同时实现公益目标；二是提供有偿服务，提供低廉的有偿服务，保证服务收益覆盖运行成本；三是提供政府购买服务，政府的购买服务不仅可以提供满足灾难救援志愿者队伍运行的资金，同时在公开招标的过程中也引入了竞争机制，这也促进灾难救援志愿者队伍的进一步发展。最后，应建立信息沟通机制，加强政府、灾难救援志愿者队伍、公众三方的良性互动，及时交流，发现公共安全需求，提供公共安全服务。

6.3.5.3 积极调动公众参与，打造广泛群众基础

人民群众既是安全治理的主体，又是公共安全服务的消费者，因此，在国家安全治理中，必须充分调动人民群众积极参与。第一，要转变主体观念，树立人民群众主体的意识，改变过去政府、灾难救援志愿者队伍单方面输出，人民群众被动吸收的情况，注重人民群众的公共安全需求。第二，要拓宽宣传渠道，当前互联网高速发展，提升公众的安全意识与技能已经不仅仅局限于社区标语宣传等手段，应充分利用各种宣传方法，对不同人群采取不同宣传手段，以调动不同年龄、职业的人民群众参与国家安全治理活动的积极性。第三，要发挥志愿者的作用，灾难救援志愿者队伍来自人民群众，服务于人民群众。应通过志愿精神引导、完善志愿者管理制度等措施让组织内志愿者带动身边人，不断开发志愿资源。

6.3.5.4 完善福利保险政策，解决人员后顾之忧

《中华人民共和国消防法》第五十条规定，对因参加扑救火灾或者应急救援受伤、致残或者死亡的人员，按照国家有关规定给予医疗、抚恤。民政部于2007年7月31日颁发的《伤残抚恤管理办法》，第二条对为抢救和保护国家财产、人民生命财产致残的人员所给予具体的抚恤办法做了明确的规定。然而灾难救援志愿者队伍中的应急救援员既没有政府的政策保护，且当前没有适合的商业保险险种。因此，政府应加快出台相关政策，完善应急救援员的保险政策，解决相关人员的后顾之忧，让爱心人士放心开展救援。

6.4 军队的灾难医学救援功能

近年来，世界各地频繁发生重大自然灾害，引起了国际社会的广泛关注。突发灾难对于救援人才的需求越来越迫切。面对自然灾害多样化的威胁与挑战，军事化救援已成为许多国家军队所要担负的一项重任。而军队的使命也决定了灾难救援是

军队的主要任务之一。军队是维护国家安全和发展的重要力量，其主要任务是应对战争、抵御外敌入侵，但当重大灾害发生时，军队要首当其冲在灾难救援中起到主要作用。依据 2005 年我国颁布的《军队参加抢险救灾条例》，军队是抢险救灾的突击力量，执行国家赋予的抢险救灾任务是军队的重要使命。军队和武警部队主要担负解救、转移或者疏散受困人员，保护重要目标安全，抢救、运送重要物资，参加道路、桥梁、隧道抢修，海上搜救，核生化救援，疫情控制，医疗救护等专业抢险任务，排除或者控制其他危重险情、灾情，协助地方人民政府开展灾后重建工作等任务。

6.4.1 军队在灾难救援中的作用

面对自然灾害和重大事故的严峻考验，世界各国都把武装力量作为抢险救灾行动的重要组成部分，充分发挥军队在人力、装备和技术等方面的特殊优势，力争将灾难损失减少到最低程度。

6.4.1.1 军队是执行灾难救援任务的突击力量

军队是执行灾难救援任务的突击力量，主要表现在能够快速反应、高效施救。在遭遇重大自然灾害时，不少国家都在第一时间迅速调集本国的武装力量参加抢险救灾，并在救灾中发挥其突击力量作用。由于军队具有快速反应和高度机动能力，这对于争分夺秒、争取黄金救援期的抢险救灾行动是至关重要的。各受灾国都把向灾区迅速投送救援力量作为受灾初期的重中之重，纷纷强调“时间就是生命，到达就是成功”，军队救援力量能够采取多方式、多空间向灾区大强度和高速度机动。在 2008 年的汶川地震救援中，我国军队创造了历史上非战争军事行动中快速组织军队奔赴灾区的记录。从 2008 年 5 月 12 日汶川发生 8 级特大地震到 2008 年 5 月 15 日，中国人民解放军和武警部队集结 95 553 名官兵，民兵预备役集结 36 174 名人员参加抗震救灾。

6.4.1.2 军队是执行灾难救援任务的核心力量

军队卫勤力量在参与抗震救灾、化学品爆炸、暴力恐怖袭击等救援中发挥了重要作用，是国家实施灾难医学救援的核心力量。军队战时伤员分级救治模式、时效救治理论都适用于现场伤员的抢救：军队卫勤配备的医疗急救设备和野战生活物资保障装备，可以保障军队迅速在灾区一线开展工作，可确保医学救援的连续性；军队卫勤力量具有专业的医学背景和现场救治技术，自“98 抗洪”之后，军队共计参与处置不同性质的突发事件高达数万起，2008 年汶川地震中，军队卫勤力量占救灾一线全部救援力量的 60%；玉树震后 30 分钟内，3 个军队医疗队抵达地震灾区，是灾难医学救援的“主力军”。2015 年“8 · 12”天津滨海新区爆炸事故，解放军和武警官兵是这次事故应急救援的主力军，是侦检排毒的核心力量，在整个爆炸事故合理有序的处置中发挥了至关重要的作用。

6.4.1.3 军队是执行灾难救援任务的专业力量

军队卫生人员的专业背景和技术装备为科学实施救援奠定了坚实基础。 在现场应急救援方面，军队医护人员基本接受过专门的军事医学、战伤救治技能的相关训练，具备跨学科的急救知识和技能，懂得复合伤、多器官功能衰竭等复杂情况的处理方法；熟悉化学损伤、放射性损伤、高原病、海水浸泡伤、减压病的防治等特种医学知识，能利用简易设备开展救援，能在危险环境中保护自身和伤者的安全，军队野战防疫专业知识在灾害医学救援中发挥着重要作用。 在汶川地震医学救援行动中，军队牵头负责了震区 24.5 万人的卫生防疫，防疫专家和队伍严密组织疫情监督预警，科学开展“消、杀、灭”，动员和引导当地群众实施群防群控，实现了大灾之后无大疫的目标。

6.4.2 军队参加灾难救援的作用与优势

从军队特点看，具有战备程度高、组织严密、反应迅速、突击力强的优点，能够迅速投入救援，最大限度地减少损失，是任何其他力量都无法比拟的，是灾难救援的首选力量，能够发挥出最高的救援效益。

6.4.2.1 军队参加灾难救援行动的主要特征

军队灾难医学救援与一般的医学救援相比，既有相同之处，又有其特殊的内在规律。 主要表现在以下几方面。

1. 救援技术要求高

军队担负的大多为重大自然灾害和核生化等特殊灾害的医学救援任务，灾害严重、伤亡惨重、伤情复杂，要求具备救治大批危重伤员和特殊伤员的专业救治能力。军队战时伤员分级救治模式、时效救治理论都适用于现场伤员的抢救；军队卫勤配备的医疗急救设备和野战生活物资保障装备，可以保障军队迅速在灾区一线开展工作，确保医学救援的连续性；军队卫勤力量具有专业的医学背景和现场救治技术，为科学救援提供了条件。 军队医护人员接受过专门的军事医学、战伤救治技能的相关训练，具备跨学科的急救知识和技能，懂得复合伤、多器官功能衰竭等复杂情况的处理方法；熟悉高原病、海水浸泡伤、减压病、放射性损伤的防治等特种医学知识；能利用简易设备开展救护；具备基本的野外生存技能，懂得在危险环境中保护自身和受伤患者的安全。 在防疫防护方面，军队野战防疫专业知识在灾害医学救援中发挥着重要作用。

2. 救援行动要求快

出现重大灾难时，为了及时拯救受灾群众的生命，军队医学救援力量需要以最快的速度进入现场实施救援，对医学救援的准备、响应、途中开进以及现场救援的方法和技术都提出了严格的要求。几乎所有的重大灾难医学救援行动，都关系到国家的安全，关系到社会的稳定，关系到人民的利益。许多重大灾难的发生，具有很强的突然性。例如1976年唐山大地震就是在没有防范的情况下发生的。军队往往是在应急情况下突然受领任务，短时间内积极准备救援器材后，迅速集结力量开赴现场。利用其特有的专业素养，在最短的时间里进行正确的判断，果断指挥决策，做出快速反应，防止事态进一步扩散，最大限度地减少灾难性事件给人民群众带来的危害，竭力保障人民群众的生命和财产安全。1998年，我国长江、嫩江和松花江同时发生严重洪涝灾害，人民群众的生命财产安全受到严重威胁。在党中央、国务院、中央军委的指挥下，全军共出动36万名官兵开赴抗洪第一线，动用车辆23.68万台次、舟艇船3.57万艘次、各型飞机1 289架次，取得了抗洪抢险的伟大胜利。国内外舆论普遍认为，如果没有中国军队及时、快速的反应，后果不堪设想。

3. 救援指挥要求强

当重大灾难发生后，现场组织指挥十分复杂，既有军地协同，又有军内医学救援力量的通力协作与配合。军队在执行灾难医学救援行动中，能够统观全局，明确各级职责分工，以正确的决心、周密的计划和协调的动作，使各种力量统一行动、协调一致，充分发挥三军一体、军地一体联合保障整体效能，并且依据国家有关动员法规，建立畅通高效的指挥协同机制，突出军队与地方医疗卫生机构协同指挥、协同救援、协同保障，密切协调、统一指挥各种卫勤保障力量，确保工作的统一性和效益的最大化。特别是针对灾难救援行动纷繁复杂的背景与情况，军队救援指挥既要掌握实施灾难救援行动的主要本领，又要从全局思考问题，掌握地方政策法规和处理方方面面关系的相关知识，既善于把军事因素作为决策依据，又善于把地方因素作为决策参考，特别要重视民族等问题的把握，兼顾国际和国内社会的反应，充分考虑广大人民群众的感受和需要。此外，在实施医学救援行动中，军队医学救援力量既是“战斗队”，又是“保障队”。一方面，要直接参与抗灾救灾、救治伤员；另一方面，还要负责救灾部队的伴随卫勤保障，要求现场组织指挥坚强有力、协调到位。

6.4.2.2　军队参加灾难医学救援的优势

与地方医学救援力量相比较，军队执行灾难医学救援任务具有明显优势。主要表现在以下几方面。

1. 组织的灵活性

军队灾难医学救援应对的事态是突发的、多样的和多变的，各种突发事件的特点不同，救援管理工作的组织形式和处理方法也不同。在灾难医学救援中，不能采取寻常状态下固定的、规范的组织形式和保障方式，只能采取权宜应变的方法。军队卫勤部门必须树立一个体系应对多种突发灾难事件的思想，在现有军队卫勤组织体系和装备结构的基础上，根据不同的事件类型，针对不同的危害因素进行组织的模块化改造和药材装备的模块化改造。以保障机构的基本保障功能为基础，分解建立标准化的组织和药材装备模块，分别预编于或储备在平时卫勤保障机构之中，形成军队灾难医学救援组织与药材装备的预置模块库，使整个军队灾难医学救援保障体系具有较好的缓冲能力、适应能力和组织再造能力。一旦发生紧急事态，可以根据灾难事件的类型和应急保障需求，从全军预编设置的组织模块和药材装备模块中抽组搭配出多种形式、规模和功能的新型组织与配套药材装备，从而实现一个体系应对多种任务、环境和需求的目的。

2. 筹划的超前性

灾难事件往往以偶然的形式突然发生，常常使管理处于被动的局面，难以防范和有序应对。因此，在针对突发灾难事件的应急管理中，必须在事发前就做好组织计划、应急反应预案、事件处置方案和物资供应保障计划，以及科研计划和应急训练计划等各项预先筹划。如果没有超前的计划和准备，往往会措手不及，造成指挥和保障的混乱。在 2003 年非典疫情来临之际，由于认识不足、准备不足，只能临时研究和摸索，导致既失去了宝贵的早期预防和控制时机，又加大了重大疫情预防控制的难度。由此可见，灾难救援管理的关键在于超前的预测、超前的组织计划、超前的预防和准备。

3. 决策的时效性

灾难事件具有突发性和易传播扩散的特点，任何决策的失误和处置的延误都有可能丧失最佳防控时机和救治伤病员的最佳时机，导致更大的危害和更加广泛的危机。2003 年非典在我国散发和低强度流行期间，由于人们对疫情的认识和敏感性不足，丧失了最佳防控时机，从而造成了病毒在更大范围的扩散和暴发流行。应急灾害救援管理的时效性和紧迫性，要求决策者必须在最短的时间内对事件的性质、规模、影响范围和保障需求做出判断，对信息发布、部队管理、群众性宣传教育、群众性预防措施进行决策；对卫勤保障力量筹措、部署、控制措施做出决策。灾难救援决策成为灾难救援管理的核心和重点，也是灾难救援管理的突出特点。

4. 控制的科学性

在对灾难事件进行应对、控制和医学救援时，必须尊重和依靠科学，注意科学性、技术性。比如在烈性病原微生物，特别是生化毒剂的取样、检测、鉴定中，必须使用特定的工具和仪器设备，必须具备严格的工作环境和防护条件，以及消除污染的条件，按照技术规范的操作规程开展工作。在传染病预防控制工作中，控制传染源、切断传播途径、保护易感人群等各项综合措施，都是依据传染病发生发展的必然规律采取的针对性措施，传染病患者的隔离、医护人员的防护、消毒药剂的配制、杀虫药物的浓度、预防药物的使用等都需要以科学的态度，按照科学规范组织实施。对核污染、化学染毒、生物毒剂污染的伤病员及工作人员的洗消处理，必须按照顺序和规范穿脱工作服、洗消和擦拭。在传染性伤病员的隔离和治疗中，必须严格按照隔离期和治疗方案执行。

6.4.3 我军参加灾难救援的历史

我国是世界上自然灾害最多的国家之一，灾害种类多，发生频率高，给人民生命财产造成巨大损失，给经济社会发展带来严峻挑战。面对灾难，军队坚决服从命令、听从指挥、不畏艰险、迎难而上，以对党、对人民高度负责的政治责任感和历史使命感，全力以赴开展医学救援行动，充分发挥了医学救援的突击队和主力军作用，有效维护了人民群众的生命财产安全和社会稳定。

6.4.3.1 重大自然灾害及事故灾难应急医学救援

1976 年，河北唐山发生 7.8 级大地震，遇难人数达 24 万余人，军队共派出 8 000 余名医护人员参与救援，先后救治伤员 245 万人次。其中，危重伤员 4.4 万例；时值炎夏酷暑，遇难者尸体腐烂，蚊蝇肆虐，成千上万的军队防疫人员及时开展消杀工作，创造了大灾之后无大疫的奇迹。

1998 年，长江、嫩江、松花江流域发生历史罕见特大洪水，全军投入一线卫生人员达 8 500 人，历时近 50 天，累计诊治救灾部队官兵和地方群众 134.7 万人次。2008 年，四川汶川发生 8 级特大地震，军队共派出 397 支机动卫勤分队、7 061 名卫生人员参加应急医学救援，39 所军队医院参与收治灾区伤病员，累计救治伤病员 80 余万人次。2010 年，青海玉树发生强烈地震，军队共派出 25 支机动卫勤分队、2 025 名卫生人员参加应急医学救援，10 所军队医院参加后送伤病员的救治工作，累计救治伤病员 7.3 万人次，手术 1 635 例，消毒环境面积 648 万平方米，在高原高寒地区成功实施了大规模地震伤病员医学救援。2010 年，甘肃舟曲发生特大山洪泥石流灾害，军队共派出 249 名医务人员赴灾区开展医疗防疫工作，累计接诊伤病员 6 665 人次，处理遇难者遗体 321 具，消毒环境面积 1.96 万平方米。同时，在 2011 年云南彝良地震、2013 年四川芦山地震、2008 年南方雨雪冰冻灾害、2009 年云南旱灾，2006 年大兴安岭特大森林火灾、2009 年成都公交车爆炸、2013 年厦门公交车爆炸，以及 2015 年“8 · 12”天津滨海西区爆炸事故等历次重大事故灾难医学救援中，军队卫勤力量发挥了主力军作用。

6.4.3.2 重大突发公共卫生事件应急处置

2003 年春，在突如其来的非典疫情持续快速蔓延、民众出现严重恐慌情绪的危急时刻，1 383 名军队卫生人员从全国各地紧急奔赴北京小汤山，仅用一周时间就建成 SARS 专科医院，治愈非典患者 672 名，对扭转全国严峻的疫情形势起到了关键作用，创造了世界重大传染病防治史上的奇迹。同时，近年来禽流感、甲型 H1N1 流感等突发公共卫生事件频发，军队卫勤在应急处置中也发挥了突击队作用。

6.4.3.3 重大活动“三防”医学救援

2001 年上海 APEC 会议期间，军队派出“三防”医学救援队，担负安保备勤任务，出色完成了多起可疑样品检测，确保了会议的安全。2008 年北京奥运会期间，军队“三防”医学救援队先后处置疑似核化生恐怖袭击事件 20 多起，为实现“平安奥运”作出了特殊贡献。军队“三防”医学救援队还先后参加了 2009 年 60 周年国庆、2010 年上海世博会、2019 年 70 周年国庆、2022 年冬奥会、2022 年党的二十大以及 2001 年以来历次博鳌亚洲论坛的“三防”医学救援安保备勤任务，在应对核化生威胁的“三防”医学救援中，军队卫勤成了国家依靠的“拳头力量”。

6.4.3.4 国际人道主义医学救援

近年来，世界重大自然灾害频发，中国作为负责任大国，对受灾国的援助力度越来越大，中国军队参与国际灾难紧急救援行动越来越多，在国际上的地位和影响力也越来越大。2010 年 1 月，海地发生地震后，中国军队派出 40 人的医疗防疫救护队赶赴灾区执行医学救援任务，累计诊治患者 4 000 人次，消毒环境面积 5.1 万平方米，卫生宣教 2 100 余人，发放防疫防病宣传资料 7 800 余份。2010 年 7 月，巴基斯坦遭受历史上罕见的特大洪涝灾害，中国先后派出两批医疗救援队执行人道主义救援，其中军队派出的医疗救援队累计救治灾区伤病员 8 581 人次，施行手术 116 例，消毒环境面积 159 万平方米。2013 年 11 月，菲律宾遭受强台风海燕袭击，中国军队派出“和平方舟”医院船赴菲律宾灾区执行人道主义医疗救助任务，先后接诊伤病员 2 208 人，收治住院 113 人，开展手术 44 台，消毒环境面积 5.2 万平方米。中国军队的医学救援行为得到了受援国政府和灾区人民的高度称赞。

参考文献

[1] Kocak H，Kinik K，Caliskan C，et al. The Science of disaster medicine：from response to risk reduction [J]. Medeni Med J，2021，36（4）：333-342.

[2] Chen X，Lu L，Shi J，et al. Application and prospect of a mobile hospital in disaster response [J]. Disaster Med Public Health Prep，2020，14（3）：377-383.

[3] 王婉婷，晏会，董潇杨，等. 中国国际应急医疗队（四川）参与联合国人道主义救援框架下全球应急演练的实践 [J]. 中华灾害救援医学，2022，10（4）：223-227.

[4] 中华人民共和国国家卫生健康委员会.院前医疗急救管理办法［EB/OL］.（2013-11-29）［2024-11-09］. https://www.gov.cn/gongbao/content/2014/content_2580977.html.
[5] 中华人民共和国国家卫生健康委员会，中华人民共和国国家发展和改革委员会，中华人民共和国教育部，等.关于印发进一步完善院前医疗急救服务指导意见的通知［EB/OL］.（2020-09-17）［2024-11-09］. https://www.gov.cn/gongbao/content/2021/content_5581081.html.
[6] 张文武，梁锦峰，窦清理，等.社会急救培训体系建设与实践［J］.中国急救医学，2022，42（10）：5.
[7] 沈宏，刘中民.急诊与灾难医学［M］.2 版.北京：人民卫生出版社，2013.
[8] Hung K K，Cheung C S，Rainer T H，et al. EMS systems in China［J］. Resuscitation，2009，80（7）：732-735.
[9] 徐伯诚，毛培华，胡晓梅，等."支援型"急诊科模式在军队中小医院的运行探讨［J］.东南国防医药，2003，5（1）：61-63.
[10] Snyder J A，Baren J M，Ryan S D，et al. Emergency medical service system development：results of the statewide emergency medical service Technical Assessment Program［J］. Ann Emerg Med，1995，25（6）：768-775.
[11] 沈伟锋，干建新，江观玉.以"三环理论"为指导 建设我国急诊医疗服务体系［J］.中华医院管理杂志，2004（10）：22-24.
[12] 桂莉，周彬，霍正禄，等.美英日德国的急诊医疗服务体系综观［J］.中国危重病急救医学，2001（06）：325-326.
[13] 新华社.习近平：充分发挥我国应急管理体系特色和优势 积极推进我国应急管理体系和能力现代化［EB/OL］.（2019-11-30）［2024-11-09］. https://www.gov.cn/xinwen/2019-11/30/content_5457226.html.
[14] 钟开斌.国家应急管理体系：框架构建、演进历程与完善策略［J］.改革，2020（6）：5-18.
[15] 张文武，徐军，梁锦峰，等.加快社会急救体系建设，打造"5 min 社会救援圈"［J］.中华急诊医学杂志，2020，29（2）：156-158.
[16] 李雪菁，陈瑛，韩朝阳，等.具有反馈能力的灾难医学救援培训课程研究［J］.中华急诊医学杂志，2019，28（7）：915-918.
[17] 王欣宇，韩红，解宏伟，等.军队卫勤力量灾害医学救援核心能力建设的思考［J］.中国急救复苏与灾害医学杂志，2014，（2）：135-136.
[18] 杨国斌，易学明.从海地救援谈医院的非战争军事行动卫勤保障［J］.解放军医院管理杂志，2010，17（7）：626-627.
[19] 黎檀实，肖海.从联合国利比里亚维和行动的医疗保障工作特点及发展趋势看灾难医学的作用［J］.中国危重病急救医学，2005，17（6）：326-328.
[20] 周袖宗.我军参加应急医学救援的历史回顾［J］.中华灾害救援医学，2014，2（2）：61-63.
[21] 张殿勇.军队医院在灾难救援中的作用［C］//中华医学会灾难医学分会第三届年会暨城市安全与灾难医学救援国际高峰论坛论文集，2015：1-13.
[22] Bollettino V. Civil-military engagement：an empirical account of humanitarian perceptions of civil-military coordination during the response to typhoon Haiyan［J］. Disaster Med Public Health Prep，2016，10（1）：7-10.
[23] Canyon D V，Ryan B J，Burkle F M. Rationale for military involvement in humanitarian assistance and disaster relief［J］. Prehosp Disaster Med，2020，35（1）：92-97.
[24] Laraby P R，Bourdeaux M，Casscells S W，et al. Humanitarian assistance and disaster relief：changing the face of defense［J］. Am J Disaster Med，2009，4（1）：33-40.
[25] Reaves E J，Termini M，Burkle F M. Reshaping US Navy Pacific response in mitigating disaster risk in South Pacific Island nations：adopting community-based disaster cycle management［J］. Prehosp Disaster Med，2014，29（1）：60-68.
[26] Nishiyama Y. Disaster relief activities of the Japan self-defense force following the Great East Japan Earthquake［J］. Disaster Med Public Health Prep，2014，8（3）：194-198.
[27] Yan-Ling Zhang. Organization and implementation of mass medical rescue after an earthquake［J］. Mil Med Res，2014，22：1-5.

下篇

Part Two

城市灾难应急救援

第 7 章
城市灾难与现代应急管理

7.1 城市应急管理的历史进程

7.1.1 国外城市应急管理发展

应急产业作为战略性新兴产业和科技先导产业，为包括公共卫生事件在内的四类突发事件提供监测预警、预防防护、救援处置、应急服务等领域的专用技术、产品和服务，是有效开展应急管理工作的最重要保障。

美国应急产业起步较早，其公共安全管理的制度性建设起源于 1929—1933 年的世界性经济危机时期。政府在科学技术创新、标准规范制定等方面为研究基地或科研单位提供了比较大的政策扶持，但对于产品类企业除了搭建协调平台外并没有直接针对企业的政策扶持计划，应急产品多依附于其他产业和政府采购。

德国应急产业更侧重于工业安全和社会安全，尤其是在工业 4.0 战略实施后，更是将数据安全列为未来应急产业发展的重点，并将信息技术与制造业紧密结合，注重打造智能化安全操作系统，以减少人对设备的直接操作，提升产业效能。

日本的应急产业发展呈区域特色化，且其产品具备日本一贯的专业性和科技含量高的特点。由于日本地震、火山、台风等自然灾害较多，日本国民防灾意识普遍较强，家中大都储备有灾害应急用品，这是其应急产业的另一鲜明特色。日本的应急产品还顺应了高新技术的发展，将 IT 技术、机器人技术充分应用到灾害救助当中，注重专利发明，小至救生锤，大至机器人均有专利扶持。

总体而言，美国、德国、日本等发达国家的应急产业经过数十年的发展，已经形成了各具特色、较为系统和成熟的应急科技研究和安全支撑管理体系，整体水平发展较快，不论是应急救援和处置技术、应急管理系统技术，还是应急装备制造技术、应急培训演练技术等都较为先进，在世界上处于领先地位。另外，这些国家目前还形成了比较先进的安全消费文化、安全服务文化，并贯穿于个人、企业、政府等社会的各个领域，为安全（应急）产业的发展提供了广阔的空间和市场，这些文化的形成，有私有经济高度发达的原因，也有政府鼓励、企业宣传的原因，其中的有益做法非常值得我国借鉴。

7.1.2 我国城市应急管理发展

我国开展城市灾难应急能力评价和建设方面的工作起步较晚。2002 年，国内首次提出了城市灾难应急能力评价体系的架构，之后又有学者从系统的角度提出了城市应急能力评价体系。目前，我国一线城市都以提升城市公共安全应急管理的智能化水平作为建设智慧城市的首要目标，但困于传统的城市公共安全管理模式，与智慧城市公共安全管理提出的“智能化”“数字化”“协同化”还存有一定的差距。现阶段的信息收集分类难以做到信息资源共享，存在各自为政的现象。各级地方政府十分重视覆盖智慧城市全领域的信息化建设，据此建立了涵盖事故监测、预警、分析、处置的一整套系统，但这种系统的主要缺陷是信息分布于各行各业，各个部门的公共安全信息系统标准不一，完备程度参差不齐。在当今的信息收集、管理上，存在政府运作多、社会参与少的模式。此外，在当今城市应急管理模式上，应对突发公共安全事件通常采取“事后应对”的措施，“事前预防”做得还不到位。现阶段，我国应对城市突发公共安全事件的处理模式，一般是召集各部门领导、领域的专家等成立应急领导小组，针对事故做出专业性判断，并协调各部门进行相关工作，共同应对突发事件。为尽快使我国智慧城市公共安全管理与大数据时代相接轨，将大数据技术有效地应用到智慧城市公共安全管理中，需要从创建“网络式”数据中心，实现信息共享，制定标准性的规章规范，加大社会公众的参与度，完善大数据时代下的政府职能，提高城市应急管理综合能力等方面着手。

7.1.3 城市灾难应急管理发展

相对于城市化进程不断加快和城市发展日新月异的现状，城市应急管理部门适应城市快速发展的能力有些不足，主要体现在灾前救援资源储备不足，灾难心理救援资源整合能力相对较差，且受灾群众普遍缺乏自救和互救能力，导致灾时无法最大限度保障对受灾群众的救助。对于城市灾难，预防和控制事件的发生是其重要方面，但很难完全避免。由于城市灾难具有随机性及不确定性，城市灾难应急处置显得尤为重要，在应急处置的过程中，不仅要快速分辨事件的类型，而且要快速了解事故发生的地理位置、周边环境、救援物资的位置等空间信息，为应急处理提供支持。城市应急管理系统的建设与使用是一个长期的过程。城市应急管理的数据类型非常复杂，且其管理需要考虑诸多方面。如今的数据管理系统除了需要全面采集多种信息建立数据库，还要对这类信息进行综合、正确的分析，在此过程中，可以利用各种先进的技术手段[如地理信息系统(geographic information system，GIS)技术和应急管理应用的整合]，为相关部门应急指挥提供强有力的理论依据。随着应急数据的增加与更新，促使空间数据的组织形式及表现形式进一步优化。此外，还应该不断完善城市灾难应急管理模型库、预案库建设，强化系统的辅助决策功能，提高系统的智能化水平。并且随着GIS技术在城市灾难应急管理中的深入应用，其不仅能为相关部门提供技术支持与决策服务，还能为灾难应急体系建设打下坚实的基础。

城市灾难心理救援应急能力是城市应急管理的重要组成部分，灾民心理健康状况的恢复也是影响灾区恢复重建的关键因素。我国幅员辽阔，城市人口众多且随着城市化的发展呈快速增长趋势，重大灾难在给人民造成巨大的物质损失的同时，也给人们带来了不可忽视的心理危机，心理救援涉及的行为单元冗杂，各行为单元间具有相互依存、相互作用的复杂关系。对灾害心理救援系统进行剖析，通过科学手段对灾害心理救援应急能力进行有效评价，是提高灾害心理救援应急管理能力的重要前提，也是提高城市应急管理水平的重要途径。

7.2 现代应急管理的新发展

7.2.1 现代城市应急管理需求

近年来，随着城市化、工业化的发展，人流、物流的聚集，国际范围内突发公共事件逐渐增多、频度加快，如何构筑和谐稳定的社会环境，高效利用有限的资源，加快政府对紧急事件的反应速度并提供及时的救助服务，已成为现代城市管理中亟待解决的问题。对于城市应急指挥系统的建设，传统的工作模式和方法已经满足不了当前实际情况的需要。因此，在信息化时代背景下，应该注重信息化手段的应用，发挥先进信息技术的优势，从而更好地发挥城市应急指挥系统的功能。IBM公司于2010年最先提出“智慧城市(Smart City)”这一概念。智慧城市是将高新信息技术与城市原有职能进行整合，充分利用人工智能、信息管理、数据挖掘等技术，使城市具备人类大脑的思维，进而对城市发展过程中所需要的服务做出数字化智能响应，为人民群众提供更加快捷、方便、安全的生活。 在智慧城市建设的背景下，智慧应急是针对城市突发灾难事件而采取的智能感知、智能分析与智能处理等应急响应解决方案，智慧应急信息资源平台是智慧型应急管理的基础与支撑。 由于各种制约因素的存在，以致智慧应急管理系统没有真正发挥其作用，因此迫切需要改善。

7.2.2 现代城市应急管理建设

信息化时代背景下，现代信息技术在各个领域得到了非常广泛的应用，其中通过引入城市应急管理，城市应急指挥系统也就开始产生和运用，当前已经成为应急管理部门的重要基础设施。 应急指挥中心系统的建设充分整合了与应急救援力量相关的各种资源，在公众报告紧急事件和紧急求助平台的支持下，确保了多部门、跨地域之间合作，统一指挥、统一行动，在处理紧急救援和防范方面做到了及时、有序和高效。在现代化城市的不断发展过程中，借助信息化手段建设城市应急指挥系统是一项非常重要的工作，在系统建设的过程中，需要从城市自身的业务需要出发，考虑到预算成本和建设进度等因素，从易到难，循序渐进，为公众提供更加便捷有效的紧急救援服务保障。

现代信息化城市应急指挥系统的建设要结合城市实际情况，以指挥调度工作为纽带，通过建设多媒体受理中心，在现代多媒体技术的支持下，将上级领导的指示和下级机关的请示汇报、同级兄弟部门之间的沟通等多种信息来源整合起来，为应急指挥的及时快速反应奠定基础，并运用多种方式手段，涵盖多维空间，实现指挥调度功能的良好效果，确保政令畅通。 同时建立指挥调度子系统，除语音调度，还可通过视频的方式对重特大突发事件进行指挥调度，以便明晰现场环境，上下级机关之间可以保持实时沟通和协调。 通过多维度、多途径的调度方式，确保应急指挥中心的各种指令和决策可以及时准确地传达下去，更好地发挥出应急指挥中心的领导组织协调职能，最大限度地避免延误对突发事故的处理。 在应急指挥中心工作的过程中，为了确保高效率工作，集成一体化控制发挥了重要作用，其按照一定的规则和逻辑将众多的子系统和设备进行集中控制管理，从而实现了各关联系统的联动，指挥员和操作员的劳动强度大大减轻，办事效率显著提高。 中控系统在对众多设备进行联动控制的过程中，可以运用编程功能进行接口和协议的定义，还可以运用预案功能对其他重要功能进行一键式控制。 结合实际需要，现代信息化应急指挥系统必须具备综合性，要在同一化的信息交换和共享平台上，更好地统计、分析和查询重大事件信息，对所储存的语音、图片、视频等多维信息进行综合研判和发布，确保各项工作可以有条不紊地开展，信息中心与指挥调度子系统都能各司其职、相互协作，从而确保良好的工作效果。

随着城市化进程的加快和流动人口的增加，日益复杂多变的安全风险给城市应急管理体系带来了新的挑战，传统的城市应急管理体系与模式难以有效满足当今时代的需求，除建立现代化应急指挥中心系统外，仍需寻求城市应急管理体系建设的新思路。“韧性治理”作为一个与“治理能力”紧密联系的概念逐渐兴起并发展，越来越多地被运用在风险治理、安全管理、危机管理等与应急管理相关的领域，成为公共管理学者探索研究的热点之一。韧性治理理念主张在风险面前主动应对、适应、自我恢复与发展，以自身韧性灵活地迎接风险挑战，不惧风险，构建柔韧有度的应急管理新体系与新格局。韧性治理成为推动探索风险治理与应急管理新方向、新路径的重要手段。应急管理研究者对应急管理相关问题进行研究时，逐步从传统的防御性视角转向新的韧性视角。建设具有韧性的城市应急管理体系，全力提升城市应对各类突发事件的能力与水平，实现城市可持续发展成为城市治理的重要一环。

参考文献

[1] 刘耀辉. 面向地震风险评估的高分辨率遥感影像建筑物信息提取与研究[J]. 测绘学报，2022，51(9)：1977.

[2] 赵鑫龙，薄景山，李琪，等. 地震和场地条件对城市破坏的分析及减灾途径[J]. 吉林地质，2021，40(3)：60-68.

[3] 焦艳波. 城市灾难医学——城市治理现代化中的关键环节[J]. 中华灾害救援医学，2019，7(12)：654.

[4] 张辉，王淑青，刘桂法. 国外应急产业发展现状及对我国的启示[J]. 中国安全生产，2020，15(5)：60-61.

[5] 王绍玉. 城市灾害应急管理能力建设[J]. 城市与减灾，2003(3)：4-6.

[6] 邓云峰，郑双忠，刘功智，等. 城市应急能力评估体系研究[J]. 中国安全生产科学技术，2005(6)：33-36.

[7] 城市运行管理及应急指挥中心. 引领城市建设发展新起航[J]. 中国建设信息化，2021(3)：50-51.

[8] 李博. GIS在城市灾害应急管理中的应用[J]. 电子技术与软件工程，2015(12)：85.

[9] 曲毅. 基于信息化技术的城市应急指挥系统[J]. 集成电路应用，2020，37(8)：82-83.

[10] 赵文景. 智慧城市群对区域一体化的促进机理与发展建议[J]. 中国物价，2022(10)：45-47.

[11] 周茜，韩青，袁钏. 韧性城市研究进展及在城市空间治理中的应用[J]. 中国建设信息化，2022(19)：62-64.

第 8 章
城市灾难医学救援技术

8.1 自然灾害

自然灾害是指自然界产生的给人类生存带来危害的自然现象，多为自然界天然会发生的事件所致。但随着人类社会的发展，人类活动范围不断扩大，对自然界的改造也愈加多样化，从而产生了由人类活动引发的自然灾害（如水库诱发地震）。自然灾害的发生和发展往往超出人力能控制的范围，其影响规模往往难以估量，对人类社会造成的危害往往是触目惊心的，给人民生命财产带来的损失往往也是毁灭性的。

8.1.1 自然灾害的类型与危害

根据现有的观测手段和技术，按照预测难度划分，自然灾害大致可分为以下 2 个类型：以地质因素为主的极难预测的瞬时性灾害，如地震、火山喷发、崩塌、滑坡、泥石流、陨石坠落等；以气候、气象因素为主的具有一定可预测性和周期性的灾害，如洪涝、旱灾、森林火灾、台风、雷暴等。不同类型的自然灾害对人类社会造成的主要影响不尽相同，本节就上述两类自然灾害展开论述。

8.1.1.1 地质类自然灾害的危害

地质类灾害包括地震、泥石流、火山喷发、山体滑坡、陨石坠落等，具有发生时间短、影响范围广、破坏程度大等特点，而且多种地质灾害往往相伴发生，比如地震可引发火山喷发和山体滑坡，海底地震可引发海啸。除陨石坠落无规律可循之外，地质类自然灾害在不同区域上的发生频率有显著区别，其发生概率与地质背景息息相关，所造成的危害也往往取决于人类活动的频繁程度，诸如人口密度、建（构）筑物的多寡。

1. 地震

地震（earthquake），又称地动、地振动，是地壳快速释放能量过程中造成的振动。地震灾害多发于板块活动剧烈的区域，全球以太平洋火山地震带最为显著。在我国，以受印度板块向亚欧板块俯冲影响的西部区域（如四川盆地西缘、青藏高原东缘）和受郯庐断裂带影响的东部地区为地震多发带，2008 年汶川地震和 1976 年唐山地震就分别是这两个地震带上地质运动剧烈的表现。国际上一般采用美国地震学家查尔斯·弗朗西斯·里克特和宾诺·古腾堡于 1935 年共同提出的里氏地震规模：最大振幅为以 10 为底的对数，并选择距震中 100 千米的距离为标准。里氏震级反映的是地震释放出来的能量大小，按几何倍数增加，地震每相差两级，能量释放相差 1 000 倍，每级之间相差 31.6 倍。地震的破坏程度可由烈度评估，地震烈度（seismic intensity）表示地震对地表及工程建筑物影响的强弱程度，是在没有仪器记录的情况下，凭地震时人们的感觉或地震发生后器物反应的程度，工程建筑物的损坏或破坏程度、地表的变化状况而定的一种宏观尺度。在世界各国使用的有几种不同的烈度表。西方国家比较通行的是修订的麦加利地震烈度表，简称 MM 烈度表，从Ⅰ度到Ⅻ度共分 12 度。日本将无感定为 0 度，有感则分为Ⅰ至Ⅶ度，共 8 个等级。中国和俄罗斯均按 12 度等级划分烈度表。地震具有自然灾难的共性，也有其自身的特性。地震越强，人口越密，抗御能力越低，灾害越重。

（1）地震发生后，除了因建筑物破坏引发的灾害，还会引起一系列次生灾害，如火灾、水灾、海啸、山体滑坡、泥石流、毒气泄漏、疾病流行、放射性污染等。特别是现代化城市地区，一旦发生地震，会造成供电系统被破坏，交通中断，通信系统、网络系统瘫痪，供水、煤气、输油管道破裂，带来更加严重的灾害和损失，直接影响到社会安定和民众的正常生活。

（2）发生在人口稠密和经济发达地区的大地震往往可造成大量人员伤亡，其中最常见的就是各种砸压所致的机械损伤，占地震所致各类伤害的 95%～98%。同时，社会环境的破坏，如饥饿、社会动乱及恐慌引起的突发疾病也会对受灾地区的民众造成伤害。

（3）地震灾害对人类生存环境造成巨大破坏的同时，也给地震灾区医疗卫生系统造成了重大毁损性破坏，伴有医疗组织机构、医务人员队伍、环境防污设施和药品物资设备的损失，对本就薄弱的医疗卫生体系造成了毁灭性的打击，致使灾区医疗机构的基本运转和基本医疗服务供给面临严重困难，灾区医疗卫生机构的灾后恢复重建任务变得更加繁重艰巨。

2. *泥石流*

泥石流（debris flow）是指在特定的山区或者沟谷深壑等区域，由于特殊地形和地貌状况，由短时间内暴雨、急剧增加的大容量冰雪融水或者江湖及水库溃决所激发的山体滑坡进而混合携带泥沙、石块等固体碎屑物质形成巨大容量流体的自然灾害。泥石流多发生于峡谷地区、地震与火山多发区，其多发地带为环太平洋褶皱带（山系）、阿尔卑斯－喜马拉雅褶皱带、欧亚大陆内部的一些褶皱山区，有明显的季节性及周期性。泥石流大多伴随山区洪水发生，具有爆发突然、来势凶猛、迅速的特点，并兼有崩塌、滑坡和洪水破坏的双重作用，它与一般洪水的区别是洪流中含有足够数量的泥沙石等固体碎屑物，其体积含量最少为 15%，最高可达 80% 左右，其危害程度比单一的自然灾害更为广泛和严重。按流域形态可分为标准型泥石流、河谷型泥石流及山坡型泥石流；按物质状态可分为黏性泥石流和稀性泥石流。泥石流的破坏性及危害范围如下。

（1）泥石流会摧毁工厂、企事业单位及其他场所设施，直接掩埋车站、铁路、公路，摧毁路基、桥涵等设施，致使交通中断，冲毁水电站、引水渠道及过沟建筑物，冲毁水电站、引水渠道等水利设施；摧毁矿山及其设施，淤埋矿山坑道，造成巨大的经济损失。

（2）泥石流冲进城镇或乡村，会直接摧毁房屋、淹没人畜、毁坏土地，并可使正在运行的火车、汽车等发生颠覆，从而造成重大的人身伤亡事故。

（3）由于泥石流发生地域的特殊性，其对医疗系统的危害多为淹没或冲击引起相关设施的毁坏。

3. *海啸*

海啸是一种破坏性海浪，主要由火山喷发、海底滑坡、海底地震产生。从全球范围看，海啸平均每六年或者七年发生一次，其发生地主要在环太平洋地区，其中日本是受害最深且发生海啸最频繁的国家。海啸的震源通常在海底 50 千米以内、里氏震级在 6.5 以上。最著名的是日本东北地区 2011 年 3 月 11 日下午在太平洋海域发生的里氏 9.0 级的大地震，除造成毁灭性破坏之外，还引发了福岛第一核电站的泄漏。我国海啸的高风险区是香港、澳门等珠江三角洲地区的沿海城市，像泉州、厦门等靠近台湾海峡的部分区域则属于海啸的较高风险区。通常海啸分为两类，一类是近海海啸，也称为“本地海啸”；一类是远洋海啸，因具有海啸波波长较长的特点，此类海啸造成灾害的程度极大。

以国家标准《海啸等级》(GB/T 39419—2020)中的海啸平均波幅的大小以及海啸可能导致的宏观影响为指标，海啸的强度可分为6个级别，从等级Ⅰ到等级Ⅵ分别是重大灾难、非常强烈、强烈、中等、轻微、非常轻微。海啸等级标准的制定有利于维护沿海广大人民的生命财产安全。目前，海啸破坏性灾害评估方法主要分为两种，一种是情景法，另一种是概率海啸危险性评估(probabilistic tsunami hazard analysis, PTHA)。研究人员常通过模拟离岸海浪的高度评估海啸的危险性，并专注于最坏的海啸情景。

(1)海啸的发生使得海洋生态环境变得恶劣。海啸发生时，巨浪呼啸而至，海水冲毁农作物，导致大量牲畜死亡，房屋倒塌，同时破坏了土壤和其表层的养分，海洋生物被抛向陆地，原本生活在这些地区的生物比如咸水鳄、珊瑚、红树林的生存受到了严重的威胁和破坏。

(2)海啸的发生除了使海洋生态环境变得恶劣，对人类也造成了严重的威胁。海啸发生过后，海滩上到处都是人类和牲畜的尸体，若不及时处理，加上高温，极易导致瘟疫，间接夺走人类的生命，同时也对人类的生命和财产安全造成了不可逆转的危害。

8.1.1.2 气候、气象类自然灾害的危害

气候灾害是指由气候因素引起的自然灾害，主要包括干旱灾害、洪涝灾害、森林火灾等。气候灾害的发生频率与强度呈现显著季节性差异，且有很大的年代际变化，气候灾害的发生不仅与大气内部过程有关，还与大气外部如海洋、陆地等的热力状况有关。气候灾害的成因是很复杂的。人类不可能彻底制止气候灾害的发生，但通过各种努力，可以尽可能地降低灾害的影响。

1. 洪灾

洪水泛指大水，凡超过江河湖库等容水体的承纳能力，造成水量剧增或水位急涨的水文现象，统称为洪水。当洪水给人类的生存和社会发展造成损失与祸患，称为“灾”，即洪灾(flood disaster)。从洪涝灾害的发生机制来看，洪灾具有明显的季节性、区域性和可重复性。如中国长江中下游地区的洪灾几乎全部都发生在夏季，并且成因也基本相同。洪水成灾是下面两个因素综合作用的结果：存在致灾洪水即诱发洪灾的自然因素(致灾因子)；存在洪水危害的对象，即洪泛区有人居住或分布有社会财产，并因被洪水淹没而受到损害。

除沙漠、极端干旱地区和高寒地区外，中国大约2/3的国土面积存在着不同程度和不同类型的洪涝灾害。年降水量较多且60%～80%集中在汛期(6～9月)的东部

地区常常发生暴雨、洪水；占国土面积 70% 的山地、丘陵和高原地区常因暴雨发生山洪、泥石流；沿海城市每年都有部分地区遭受风暴潮引起的洪水袭击。洪水灾害的分类方法很多。按洪水灾害的形成机制和成灾环境特点，可将常见的洪水灾害概括为以下几种类型：溃决型、漫溢型、内涝型、蓄洪型、山地型、海岸型、城市型等。无论哪一种类型的洪灾，其造成的灾害损失均十分巨大。

水文上，除采用洪水频率衡量洪水的大小外，也常用重现期（以年为单位）来表示，重现期是指某量级的洪水在很长时期内出现一次的平均间隔时间。如某一量级的洪水的重现期为百年（俗称百年一遇洪水），是指这个量级的洪水在很长时期内平均每百年出现一次的可能性。结合我国的江河防洪能力，对洪水等级的一般划分如下：重现期在 10 年以下的洪水，为一般洪水；重现期为 10 年至 20 年的洪水，为较大洪水；重现期为 20 年至 50 年的洪水，为大洪水；重现期超过 50 年的洪水，为特大洪水。

洪灾的危害主要为以下几个方面。

（1）破坏生存环境：洪水泛滥，淹没了农田、房舍和洼地，各种生物群落因洪水淹没引起群落结构的改变和栖息地的变迁，从而打破原有的生态平衡。洪水淹没村庄的厕所、粪池，大量植物和动物尸体腐败，引起蚊蝇孳生和各种害虫聚集。洪涝灾害使供水设施和污水排放设施遭到不同程度的破坏，一些城乡工业发达地区的工业废水、废渣、农药及其他化学品未能及时搬运和处理，受淹后可导致局部水环境受到化学污染，或者个别地区储存有毒化学品的仓库被淹，化学品外泄造成较大范围的化学污染。

（2）人员伤亡：洪灾后可因淹溺、建筑物冲毁直接造成人员伤亡，且洪水淹没了某些传染病的疫源地，使啮齿类动物及其他病原宿主迁移和扩大，同时因水源污染、食品污染、人群迁徙等原因，易造成肠道传染病、自然疫源性疾病的暴发和流行。

（3）破坏基础设施：洪涝灾害可能会导致医疗卫生服务机构房屋、设施设备、药物遭受洪水浸泡而不能使用，从而影响受灾地区的医疗卫生服务能力。洪涝灾害改变了受灾群众的正常生活环境，生活条件恶化，容易出现各种疾病，卫生服务需求增加，因受洪涝灾害影响，卫生服务能力可能无法满足需求。

（4）引发次生灾难：洪灾来势凶猛，往往伴生滑坡、崩塌、泥石流等地质灾难，对伤员的转运造成一定的影响。

2. 旱灾

旱灾指因气候严酷或不正常的干旱而形成的气象灾害。一般指因土壤水分不足，农作物水分平衡遭到破坏而减产或歉收从而带来粮食问题，甚至引发饥荒。同时，旱灾亦可令人类及动物因缺乏足够的饮用水而致死。此外，旱灾后容易发生蝗灾，进而引发更严重的饥荒，导致社会动荡。旱灾的起因包括地壳板块漂移，导致表层水分渗透流失转移，使地表丧失水分；水土流失，植树被破坏；天文潮汛期所致；水利工程缺乏或者水利基础设施脆弱，没有涵养水源；没有顺应洪涝和干旱汛期规律，没有做到洪涝时蓄水涵养、干旱期取水调水，不能遵循自然规律、促进水资源动态平衡等。旱灾在世界范围内有普遍性，而我国由于地域广阔，地形和地质构造复杂，大部分领土位于受季风控制下的气候不稳定地带，受冬、夏季风时空变异复杂等诸多因素的综合影响，旱灾一直是我国主要的自然灾害之一，其发生的时期和程度有明显的地区分布特点。旱灾所带来的危害，远比其他灾害严重，对农牧业、水源、人类健康均造成巨大的影响。

以国家标准《气象干旱等级》（GB/T 20481—2017）中的综合气象干旱指数为标准，旱灾在我国可分为无旱、轻旱、中旱、重旱、特旱，其产生的破坏程度取决于旱灾的程度和受灾面积的大小。旱情描述或评估一般分实时评估和延时评估两类。干旱指标（指数）是旱情描述的数值表达。干旱等级是不同干旱指标转化为可以公度的用于衡量旱情严重程度的定量分级，是不可公度的干旱指标的归一化的表征。它们都效能不同地起着量度、对比和综合分析旱情的作用。

旱灾的主要危害如下。

（1）破坏生产：旱灾的直接影响是造成农牧业减产，迫使人们采用大水漫灌的方式灌溉农业，容易导致土地盐碱化等环境问题，降低土地利用效率；提供的工业和农业用水减少，影响工业生产和人们的正常生活，并在森林密集区出现火险等级上升。长时间的严重干旱还制约着电力部门的生产工作。

（2）破坏健康：干旱对疾病暴发的影响并不是直接作用，而是通过影响传染病发生的各个环节（传染源、传播途径与易感人群），间接影响传染病在人群中的分布。如细菌性痢疾、病毒性肝炎、伤寒、副伤寒等消化系统传染病暴发的风险会随着干旱程度的加剧而增加。气温升高、干旱等气候变化可能改变局部区域的生态环境，影响疾病发生的种类、程度和范围，增加心血管病、中暑，以及一些传染性、心理性疾病的患病风险。

3. 台风

台风，又称飓风，在中国，常把发生在西北太平洋和南海部分中心风力等级达到12等级或以上的热带气旋称为台风。台风多发生在沿海地区，季节性较强，在每年夏秋季发生频繁。历史上由台风引发人类死亡人数超过30万的灾难有3次之多，所以台风具有人员伤亡大、波及面广的特点。台风常会对沿海地区造成严重性损毁，造成通信和交通中断，引起许多次生灾害，因此防范措施难以实施。在全世界范围内，中国是遭受台风灾害最严重的国家之一，据统计，在 1988—2010 年，中国每年因台风造成的直接经济损失高达 290.5 亿元。由于经济总量逐渐攀升，台风灾害造成的经济损失也迅速上升。

以国家标准《热带气旋等级》(GB/T 19201—2006)中的热带气旋底层中心附近最大平均风速为标准，台风在中国分为超强台风、强台风、台风、强热带风暴、热带风暴、热带低压 6 个等级。台风灾害风险评估对象主要是针对易发台风的风险地区，台风破坏评估的对象则是正在发生的台风灾害导致的损失。通过评估台风造成的破坏有利于深度提升减灾防灾的决策水平。台风破坏评估常分为指标评估方法和统计模拟方法。在中国，指标评估方法是国内台风破坏评估主流方法，台风破坏评估的结果主要以指数表征。

(1)台风的危害：台风的登陆常会导致严重的经济损失和大量的人畜伤亡等灾害，同时也会发生严重的次生灾害。次生灾害包括风暴潮引起的海水倒灌、农田毁坏，甚至引发泥石流；狂风造成交通和通信中断，以及停水停电等；灾害发生后引发的受灾群众精神创伤和抗病能力的下降等。

(2)台风的益处：台风常会导致各种灾害，但同时对社会具有重大的经济意义。其一，台风给人们带来了丰富的淡水，可以及时缓解其他广大地区的旱情；其二，台风能在一定程度上缓解高温，进而节约了因高温产生的用电量，最终缓解资源紧张的问题。

8.1.2 自然灾害的致伤特点

自然灾害可以在短时间内带来巨大的危害，威胁人民群众的生命安全。由于自然灾害种类众多，多可引起诸如出血、骨折、皮肤外伤及各种机械性损伤，并且在灾害发生之后因灾区环境破坏和污染，容易导致各种传染病的发生和流行。同时，灾后应激障碍、精神障碍，尤其是创伤后应激障碍也常有发生。

8.1.2.1 地质灾害的致伤特点

地质灾害最主要的致伤因素为重物压砸致伤，并由此引起各种机械性损伤，包括各种类型的骨折、软组织挫裂伤、血管破裂大出血、挤压伤、脊柱损伤及脏器损伤，其中头部骨折、颅脑损伤是伤亡中死亡率最高的，早期死亡率达 30%。四肢骨折以开放性为主，腹部伤的发生率相对较低，但常常因为内脏大出血而导致早期死亡。骨盆部位的损伤常伴有膀胱和性器官损伤。伤员还存在低体温、窒息、烧伤和淹溺的风险，可能进一步导致休克、缺氧、多脏器功能损伤等。 地质灾害还可引起多种次生灾害，并因此产生相应的烧伤、爆炸伤、化学伤、电击伤等各种损伤。 灾区环境严重污染，条件艰苦，易导致传染病尤其是人兽共患疾病的发生和流行。 由于伤员的转运依赖海陆空等多维的运输方式，一旦出现一些次生灾害如山体滑坡导致道路中断、河道中断，暴雨多雾等恶劣气候致航空困难等情况，则会出现伤员转运困难的情况，从而容易在转运过程中产生二次伤害。

1. 地震灾害的致伤特点

地震导致的伤情常常复杂严重且多样化，伤情的特点常与地震发生的环境条件、季节、时间等有密切的关系，具有明显的地域性差异，伤员的伤情与地震的烈度明显相关，伤害的严重程度取决于伤员受到砸压等外部作用力的大小及作用部位。 由于地震环境的特殊性，地震有其不同于其他地质灾害的特点。

（1）地震发生后数十秒至数分钟内多为各种类型的创伤，其中骨折占第一位，软组织损伤占第二位。 同时地震现场的伤员因为震后躯干或口鼻被埋压，或是暴露于有毒气体环境均可造成窒息死亡。 众所周知，大脑在缺氧 5～6 分钟后会发生不可逆性死亡。 如果周围建筑或本身为化学品工厂，有毒气体泄漏的可能性极大，救援现场环境空气中的危险会降低狭窄空间内伤员的存活率，并威胁救援人员本身的安全。

（2）地震现场大量伤员同时需要救治，且伤情复杂多变，现场混乱，工作条件艰苦，在等待救援或转运过程中可能发生二次伤害。 地震环境下，伤员长时间遭受重物挤压，受挤压部位的变化大体经历三个阶段：第一阶段主要为损伤所致的出血、疼痛、麻木、肿胀；第二阶段主要为神经、血管功能障碍；第三阶段为肌肉进行性坏死，可发生筋膜间隙综合征和横纹肌溶解，最终死亡。 挤压综合征是指人体肌肉丰富的部位受到打击、挤压等钝性外力作用，软组织严重受损造成的一系列局部和全身综合征。 主要表现为损伤局部组织广泛挫伤、出血、肿胀，局部感觉障碍，以及急性肾功能衰竭的相关症状和体征。 挤压综合征是地震伤员最主要的死亡原因之一，可以引发多种严重的并发症，如急性肾损伤、急性呼吸窘迫综合征、弥漫性血管内凝血、出血、低血容量性休克、心功能衰竭、心律失常、电解质平衡紊乱和心理创伤等。

（3）地震后幸存者经历了强烈的惊吓和悲恸后，被困于废墟之中的狭窄空间内等待救援，需要独自面对黑暗、恐惧、饥饿、周围生命逐渐消逝等一系列负面生活事件，承受超负荷的心理压力，被长时间埋压的幸存者在未来生活中更容易出现幽闭恐惧症。

2. 泥石流灾害的致伤特点

泥石流冲击力巨大，可把所经之处的一切建（构）筑物顷刻间冲垮，躲避不及者被活活掩埋，窒息死亡，伤情类似地震，对人体的危害主要是掩埋及呼吸道窒息，以及各种外伤及挤压伤等。

（1）泥石流中的固体物质或漂浮物撞击、建（构）筑物倒塌可引起机械性损伤，但泥石流引起的呼吸道窒息具有很强的特殊性与严重性。突然暴发的泥石流对人体造成冲击、淹溺，或建（构）筑物倒塌掩埋人体，致使呼吸道吸入泥浆或水，直接阻塞咽喉发生窒息；也可因吸入少量异物导致喉头痉挛引起窒息；或因泥石流冲击物、建（构）筑物倒塌造成胸部严重创伤，导致呼吸困难而窒息。

（2）泥石流还可引起加油站、液化气站、天然气管线受损，并因此产生相应的烧伤、爆炸伤、化学伤、电击伤等各种损伤。而且泥石流的温度低于人体的核心温度就会造成低体温，使伤者体温迅速下降，从而导致冻伤或死亡。

（3）泥石流发生后，灾区环境污染严重，极易导致传染病发生和流行。灾后应激障碍、精神障碍尤其是创伤后应激障碍也常有发生。

3. 海啸灾难的致伤特点

海啸具有极大的破坏力且极具灾难性，海啸灾害会对所有陆地生物的生命造成威胁，同时使海洋生态圈遭到毁坏。海啸灾害的伤病特点主要是即时损伤和继发疾病。

（1）海啸来临的瞬间，会导致人体发生淹溺和全身多系统损伤。在被巨浪吞没的瞬间，人体常会产生淹溺窒息甚至在淹溺窒息的同时被其他杂物撞伤进而加速死亡。幸存者往往会存在海水浸泡伤和缺氧性脑病。在逃生过程中，可能会导致全身或多系统的损伤，比如被水中的杂物砸伤，甚至造成全身各部位骨折、颅内损伤等严重损伤。

（2）海啸过后，海啸灾区有许多人和牲畜的尸体，如果不及时处理尸体，加上高温天气以及水体的污染，容易引起各种传染病的暴发，常见的有细菌性痢疾、霍乱等。灾后人们易产生心理或精神创伤，比如创伤后应激障碍、恐惧症等。所以在救援中不仅要注意身体健康，也要关注心理或精神的健康。

8.1.2.2 气候、气象灾害的致伤特点

气候、气象灾害形式多变，其致伤特点也多有不同之处。

1. 洪涝灾害的致伤特点

洪灾发生时，破坏性强，极易造成人员伤亡，在洪灾不同时间节点均具有不同的致伤因素。

（1）洪灾对人体的危害多为淹溺，淹溺多指人淹没于某种液体介质（多指水）中，导致呼吸功能受损的过程。淹溺导致的缺氧可损伤多个脏器，尤其是大脑。在发生洪灾时，洪水流速快，可携带树木、石块等坚硬物体，易导致水中的人员受伤。

同时洪水可造成电力设施的损坏，也存在引起电击伤的可能。

（2）在等待救援的过程中，由于交通设施的损坏，影响了救援的进展，可因创伤未得到有效控制继发感染、休克，或发生多器官功能衰竭。同时，洪涝灾害期间，食品污染的途径和来源非常广泛，常可导致较大范围的食物中毒事件和食源性疾病的暴发。

（3）灾难后期，洪水退去后残留的积水坑洼增多，且人群聚居地各种粪便、垃圾无法及时清运，水源污染严重，蚊蝇孳生，食物缺乏，衣被短缺，居住条件简陋拥挤，生活环境极差，加上灾民往往生活紧张、情绪焦虑、睡眠不足、饮食不规则，使人体抵抗力下降，容易造成各种传染病的暴发，给灾区民众带来更大的危害。

2. 旱灾的致伤特点

旱灾严重威胁着人类的健康，不仅体现为食品和饮用水匮乏等直接威胁，还存在各类传染病流行、心理疾病等潜在危害。

（1）持续的干旱不仅降低了人类的抵抗力，还会加剧空气、水源的污染及食品中细菌、真菌等病原体的滋生，引发呼吸道疾病及各种传染病流行，持续的干旱与降水量改变直接影响病原体的成熟和媒介的繁殖，改变媒介和宿主的栖息地，从而加剧虫媒传染病的流行。严重旱灾使野外无水和食物可寻，鼠类为生存向居民区迁移，致使室内鼠类密度急剧升高，加速汉坦病毒在鼠间传播，进而引起出血热等疫情的暴发。

（2）干旱期间，由于水资源匮乏，容易造成水源污染，使饮用水及生活用水中致病微生物大量繁殖，导致消化道传染病诸如霍乱、痢疾、甲型肝炎等流行。

（3）旱灾的发生发展是一个渐进的过程，对人类社会的影响是以累积叠加效应呈现的，并且很大程度上有迟发性，所以对人类社会造成的心理影响总体而言没有地震、火灾等烈性灾害那么突出、剧烈。但是，旱灾的影响又是一个持续的慢性过程，当延迟的叠加效应出现时，带给人类社会的恐慌和对心理的长久威慑却是久久不能消除的。因此，长时间和（或）大范围的旱灾发生时对群众进行心理疏导是必不可少的。

3. 台风灾害的致伤特点

台风灾害一方面会造成巨大的经济损失，另一方面会对人类造成直接伤害。台风灾害的致伤特点比较特殊，除原生灾害致伤特点外，还结合了次生灾害如洪水、火灾等致伤特点。

（1）在早期，台风灾害常会造成砸伤、跌伤和压伤，约50%以上的受害者会出现骨折。在灾害发生后，会出现伤口感染和创伤后应激障碍等。

（2）由于台风使各种树木、房屋、建（构）筑物倒塌，人和牲畜被狂风卷起，广告牌、电缆被刮跑，因此砸伤等机械性损伤多发。常见的砸伤有骨折、软组织挫伤、颅脑外伤等，严重者常会有出血症状。

（3）台风发生前会开始频繁降雨，当地面水分趋于饱和，这些水分经由四通八达的沟壑累积成巨大洪流，冲刷着山体，会导致严重的泥石流或者山体大滑坡，使受难者被掩埋，生命受到严重威胁。

（4）在台风发生后，各种建（构）筑物和房屋的倒塌会使受难者受挤压的肌肉极易出现挤压综合征。一般来说，受挤压的时间越长，受压部位越广，则病情越严重，也极易发生急性肾功能衰竭。如果出现局部肿胀，有效循环血量不足，则会发生严重休克，应早发现、早救治。

8.1.3 自然灾害的避险措施和救援策略

发生自然灾害时，切忌惊慌，要沉着冷静，远离危险区，设法清除压在身上的物体，保证有效的通信手段，保护自己的生存空间。如果不幸被废墟埋压，无法脱险，要保存体力，尽力寻找水和食物，创造生存条件，树立信心，耐心等待救援。用石块或铁器等敲击物体与外界联系，不要大声呼救，注意保存体力。在获救后，如果条件许可，可积极加入灾后互救的队伍。

8.1.3.1 地质类灾害的避险措施和救援策略

地质类灾害的避险原则包括沉着冷静、远离危险区，耐心等待救援。救治原则按照先抢后救、抢中有救，先救命后治伤、先重伤后轻伤的原则进行，争分夺秒、最大程度地救援遇险者。现场救援的首要任务是搜救幸存者，通过检伤分类迅速、准确地识别和判断伤情。如何运用有限的医疗救护人员、仪器设备、急救药品及运输工具，使更多伤员得到有效救治显得格外重要，因此，合理的减伤分类，科学及规范的治疗是降低死亡率、致残率的重要环节。现场搜救过程中应该特别注意现场安全。由于灾区现场救护条件有限，在经过现场急救后，要在救灾指挥部的统一领导下成立伤员转运指挥小组，评估适合转运的伤员、选择合适的转运方式、安排伤员去向，并由专门的转运医疗分队将伤员及时转运至后方医院进一步治疗。灾后的主要工作包括灾区的防疫、伤员康复、灾区医疗卫生体系的重建、灾区民众的心理援助等。

1. 地震

（1）在发生地震时，切忌惊慌，要沉着冷静，根据所处的环境迅速做出保障自身安全的抉择。在工作场所中遭遇地震，应迅速在坚固物品下面躲避，特别在高楼和人员密集场所中，就地躲避最现实。在避险过程中，除了一般的避险措施外，尤其要注意保护头部，避开危险的物体，徒步避难时将携带品控制在最低程度。

（2）我国是地震灾害严重的国家，地震发生后伤员量大、伤员集中，伤情复杂、严重，地震灾害伤员的现场急救是震区抢救工作的重要环节，也是人员脱险、伤员获救的基本保证，同时也是将伤者分级安全转移到后方医院进一步救治的基础。救治原则依然按照先抢后救、抢中有救，先救命后治伤、先重伤后轻伤的原则进行，主要包括自救和互救、组建专业救援队、合理的现场心理援助等，争取在“黄金 72 小时”内救治更多的伤员，确保震后 72 小时紧急医学救援全覆盖。紧急救援工作需要构建三级救治体系，其中二级救治是关键环节，包括检伤分类、气道控制、胸腔闭式引流、脊柱骨折妥善固定等。

由于地震灾区现场救援的条件、场地及抢救人员的数量、装备有限，必须把伤员尽快转运到其他地方，但要严格掌握后送指征，后送医疗队要严格把关，不符合后送条件者不后送。

剧烈的地震常常造成灾区生态环境的极大破坏、基础设施的严重损坏，使灾区产生了很多致病污染源。同时受灾人群经历了地震逃生的惊吓和恐慌，身心疲惫，抵抗力大幅下降，导致传染病暴发的潜在因素大大增加，也可能由此导致死亡人数增加。因此，在震后救灾工作中，认真搞好卫生防疫非常重要。同时，灾后卫生应急救援体系的建立将是灾区长期的工作。

2. *泥石流*

（1）泥石流来临时，在山谷中会出现雷鸣般的声音，如果发现河谷中已经有泥石流形成的痕迹，逃生时应抛弃一切影响逃跑速度的物品，并立即和泥石流成垂直方向往两边的山坡上面跑。在躲避泥石流过程中，首先选择高地，尤其是离泥石流出现地带比较远的高地，注意远离斜坡和凹岸等危险区。如果不幸掉入泥石流中，应远离任何直接威胁生命的因素（如下沉的车辆、岩石等）。

（2）泥石流发生后，现场救治的主要措施是清洁伤口、止血、包扎、固定和合理搬运，对有生命危险的伤员（如窒息、大出血、休克、昏迷、脊柱骨折等）要实施紧急处理，包括清除口腔异物、保持呼吸道通畅、抗休克、心肺复苏（cardiopulmonary resuscitation，CPR）等，确保生命体征平稳，对脊柱伤者要采取正确的制动、固定及搬运方法。其中，CPR 是泥石流灾害救援的重点措施。应迅速将伤员从倒塌的建（构）筑物里或泥潭中抢救出来，转移到安全地带实施抢救，具体措施如下：解开颈部领口，将伤员下颌上抬或压额抬后颈，使后颈伸直后仰，解除舌根后坠，而后用手指或吸引器清除口咽部吸入的泥浆、水、渣土等异物，恢复呼吸道畅通，有条件者迅速给氧；昏迷者及时置入鼻咽通气管或口咽通气管，如有必要可行环甲膜穿刺、置入喉罩或气管插管行高级气道管理；对心跳呼吸骤停者，应立即施行 CPR，尽可能挽救生命；如因严重胸部损伤造成呼吸困难、窒息，应迅速包扎胸部伤口；如有张力性气胸，应立即在伤侧胸壁第二肋间插入粗针头，行胸膜腔置管引流。对呼吸道阻塞和窒息情况好转的伤员，立即转送到附近有条件的卫生所、医院进一步抢救治疗。

（3）由于泥石流往往发生在偏远的山区，现场紧急处置后，要及时将伤员转送到安全的医疗机构进行系统正规的治疗，这也是泥石流灾害医疗救援的重点之一。

（4）泥石流发生后，要重视人性化的处理，制订灾后重建整体计划，在抗灾救灾的同时积极稳步推进灾区生活保障、卫生防疫、清理疏通、心理援助等善后工作。

3. 海啸

（1）海啸灾害呈现伤员多、任务重、卫生防疫难度大的特点，因此在接到海啸的预警通报后应组织群众立即远离海岸并向地势高处避难，同时告知群众及时切断全部电源和燃气。如果灾害已发生，相关部门应及时申请建立方舱医院并展开医疗救援。

（2）若不幸落水，需要尽力抓住漂浮物，避免与其他硬物碰撞，尽量保持浮在水面，不要挣扎，尽可能向其他落水者靠拢，相互鼓励，等待救援。落水后应及时去除鼻腔和口腔的吸入物。

（3）海啸发生后，短时间内出现大量伤员，需要采用应急医疗措施或军事医学救护原则进行分类救治。为了达到最少的医疗资源救助最多的生命目的，应在灾区对伤员运用检伤分类的方式筛选危重伤员，快速处置并转运，以最大限度发挥救援能力，提高救援效率。

（4）海啸灾害后，应通过各种途径把握受灾的情况并和当地气象部门保持紧密的联系，应集结各地方力量，包括但不限于消防队、车辆装备和社会力量。报请政府集结卫生、供电供水供气、公安等各方，并启动应急预案，必要时请求武警和军队的支援。

面对自然灾害，我们需要提前做好准备，包括加强防灾宣传教育、建立健全的灾难医学救援体系、储备必要的医疗物资和设备、培训医护人员应对紧急情况等。灾害发生后，需要及时开展伤员救治和转运后送工作，防止疾病传播和次生灾害发生，同时对灾后心理干预和重建工作进行有效的组织和实施，以最大程度地减少灾害对人民群众的健康和生命财产造成的损失。

8.1.3.2 气候、气象类灾害的避险措施和救援策略

气候、气象类灾害避险原则主要是就地原则，收到气象部门发布的避险预报，要尽快到安全的室内进行躲避，如果在室外，则要掌握正确的防灾避难方法。气象类灾害防御措施遵循统一规划、重点突出、分步实施、整体推进的基本原则，按轻重缓急推进区域性防御。避险原则包括镇静原则、求助原则。救治原则首先要遵循安全转

移的原则，根据伤情对伤员进行分类抢救，注意先重后轻、先急后缓、先近后远，对于呼吸困难、窒息或心搏骤停的伤员，必须秉承原地抢救原则，待病情稳定后再进行转运。 灾难后期对于饮用水、食品卫生、环境卫生均要加强管理，避免灾后肠道传染病、人畜共患病和自然疫源性疾病的流行。 气候、气象类灾害现场救治策略是有序组织撤离，自救互救，减少伤亡，加强疫情监测与报告，检查饮食卫生，大力消灭传染病的传播媒介，改善生活条件，及时检查损伤情况，防休克，防感染，防窒息。

1. 洪灾

（1）遇到洪灾时，不要惊慌失措，应保持镇静，设法维持现场秩序。 在转移时切不可心存侥幸或捞财物而耽误避灾时机，造成不应有的人员伤亡。 被洪水围困，可利用通信工具寻求救援；无通信条件的，可制造烟火或来回挥动颜色鲜艳的衣物或集体同时呼救。 同时，要寻找体积较大的漂浮物等，主动采取自救措施。 当住宅遭受洪水淹没或围困时，应迅速安排家人向屋顶转移，并想办法发出求救信号，条件允许时，可利用竹木等漂浮物转移到安全的地方。

（2）对因呛水或泥石流、房屋倒塌等导致受伤的人员，应立即清除其口鼻腔内的泥土、痰、血等；对昏迷伤员，应使其平卧，在保护颈椎的基础上，将头偏向一侧，尽量保持呼吸道畅通，必要时对溺水者进行心肺复苏术；如有外伤应采取止血、包扎、固定等方法处理，然后转送医院急救。

（3）洪灾地区的生态环境和生活条件受到极大破坏，卫生基础设施损坏，饮用水源很可能被污染，是导致肠道传染病发生的潜在因素。 因此，首先要预防肠道传染病。 同时，水淹食物后，食物容易发生霉变、腐败变质，存在发生食物中毒等食源性疾病的危险。 此外，鼠类大量迁徙，病媒生物大量滋生、繁衍，人与蚊、鼠等病媒生物接触感染的概率增加。 因此，人畜共患病和自然疫源性疾病也易发生。 灾害期间还易发生流脑、麻疹、流感等呼吸道传染病，湿疹、皮肤真菌感染等皮肤病及红眼病。 预防和控制灾后疾病，应做好以下六个方面：加强饮用水卫生管理、加强食品卫生管理、加强环境卫生管理、加强传染病控制、加强媒介生物控制、加强健康教育。

2. 旱灾

（1）中暑是抗旱救灾中常见的疾病，为预防中暑，必须综合防范，加强个人防暑措施，多饮水，避免高温下长时间工作，做好防暑降温工作，宣传有助于减少或避免中暑发生的措施。 同时要教导受灾群众养成良好的卫生习惯，不随便喝生水，不食不洁瓜果，做到饭前便后洗手，以避免胃肠道疾病或者食物中毒的发生。

（2）旱灾的现场救援包括对各种常见疾病的处理，比如对于中暑者，应将其移至通风凉爽的地方平卧，松开衣服。

（3）灾难过后会给受灾群众、救援者带来无可避免且可能长期存在的心理创伤，各级政府应在大灾过后，组织心理治疗队伍对受灾人群及救援人员进行心理干预。心理干预是一个短程帮助的过程，是对处于困境或遭遇挫折的人予以心理上的援助，使之尽快摆脱困难。人们在灾后及时得到适当有效的治疗性干预或帮助，不仅能阻止心理伤害的进一步发展，还可以学会新的应对技巧，恢复心理平衡。而为了防止灾难事件后灾区群众的过激行为，如自杀或攻击行为，可以帮助其减轻情感压力，降低自伤或伤人的危险性。

3. 台风

（1）台风的破坏力巨大，因此作为政府部门，应该加强台风的监测与预报，提高台风预报的准确性和及时性。

（2）台风来临时，居民应避免出门，家中备好食物、水、移动电源、手电筒等基本物资，保障基本生活，同时要切断电源，检查电路和煤气设施的安全。渔民们需要及时回港避风，若不能及时回港，应及时发出求救信号，等待救援。

（3）在转运时，应及时开通救治通道，及时输送伤员，立即落实应急保障队伍和车辆，随时抢险，全力救援。

（4）台风灾害后，由于水和食物受到严重的污染，加上酷热的天气，首先要及时检查和控制食物卫生，避免食源性疾病的流行和暴发。其次，必须大力开展防灾教育，加强防灾教育的宣传，提升群众的防灾意识。最后，要立即组织群众尽快恢复生产，把群众的损害降到最低。

8.2 事故灾难

事故灾难是具有灾难性后果的事故，具有突发性、群体性、影响面广、救援难度大的特点。随着工业化发展，事故灾难时有发生，仅 2013 年以来，就发生“6·3”宝源丰特大火灾、“11·22”原油泄漏爆炸事故、“8·2”特大粉尘爆炸事故等多起事故，对城市安全、社会稳定、经济发展、人民生活造成重大影响。为减少事故灾难引起的人员伤亡和经济损失，事故发生前的风险识别与发生后的现场救援同样重要。

8.2.1 事故灾难的类型与危害

8.2.1.1 事故灾难的类型

事故种类繁多，按照发生性质可分为生产安全事故、城市火灾事故、城市公共基础设施运行安全事故、核与辐射事故、环境污染和生态破坏事件等（表 8.1）。各类事故具有不同的特点，如危险化学品事故在危害程度上远远大于其他一般事故，会引起人体急性和慢性中毒症状。由相应事故引发的灾难即事故灾难。

表 8.1 事故灾难分类

事故类型	内容
生产安全事故	危化品安全事故、建筑施工安全事故、交通运输安全事故、矿山安全事故等
城市火灾事故	高层建筑火灾、商业综合体火灾、古建筑火灾、城中村火灾等各类建筑火灾，以及公园火灾、人防工程火灾等其他城市火灾
城市公共基础设施运行安全事故	电力：大面积停电、减供或拉限负荷； 燃气：超压、供气中断； 供热：停热、供应不足； 供水：供应不足、供应中断、水质污染； 排水：大范围严重渍水、坍塌毁损、中毒； 交通：部分车道阻断、交通完全阻断； 通信：专网通信故障、公网通信故障、通信中断； 综合管廊：综合管廊运营中断
核与辐射事故	核丢失事件、核设施破坏事件、核辐射事件等
环境污染和生态破坏事件	水污染事件、大气污染事件、危险废物污染事件、农药与有毒化学品污染事件、放射性污染事件等

8.2.1.2 事故灾难的危害

事故灾难现场的严重性和紊乱性大于一般事故现场。比如爆炸事件常发生在易燃易爆物品的生产、储存和使用场所，往往由爆炸引起燃烧，或由燃烧引起爆炸。而不同的化学品燃烧的温度阈值不同，爆炸现场还可能存在剩余爆炸物不慎被引爆而发生多次爆炸。炸毁的建筑物再次倒塌、爆炸后密闭空间存在毒气、电器设备仍然带电等多种险情。例如，“8 · 12”危化品爆炸事故造成 173 人死亡（8 人失踪）、700 多人受伤，这起特大事故灾难发生于港口的一个储存了 40 多种危险化学品的集装箱储存站，复杂且毒性极高的化学物质（包括氰化物材料）使这些爆炸比任何其他常见的爆炸都要复杂。

事故发生后常常还会导致复合灾难的发生，以地铁和隧道事故为例，地下形式的地铁因属于地下建筑，相对密闭、人员密集，缺乏自然通风，因此地铁及隧道在未发生灾难前就存在物理、化学和生物三类污染物。地铁可能发生的重大事故灾难类型主要包括：火灾，爆炸，核、生物、化学毒剂，大面积停电，地铁车站内发生聚众闹事、骚扰、踩踏等突发事件，以及水灾、地震等自然灾害的侵袭，地铁出轨、隧道崩塌，且以上事故相互之间可以叠加、演变，从而导致比初始事故更为严重的后果。

危险而又复杂的事故灾难现场会给第一时间到达的救援人员带来严重威胁。因此，应对具有演化特征的事故类型时，需要进行科学、动态的灾难发生事态的研判，协调相应的专业救援队伍共同开展救援。

8.2.2 事故灾难的致伤特点

医学救援是事故灾难全生命周期应对中的重要一环，医疗人员需要了解导致事故灾难的风险类型（表 8.2），以便更好掌握伤情特点。例如，按照《企业职工伤亡事故分类》（GB 6441—86），生产安全事故风险可分为以下 20 类：物体打击、车辆伤害、机械伤害、起重伤害、触电、淹溺、灼烫、火灾、高处坠落、坍塌、冒顶片帮、透水、放炮、火药爆炸、瓦斯爆炸、锅炉爆炸、容器爆炸、其他爆炸、中毒和窒息，以及其他伤害。

表 8.2 不同场所公共安全风险类型一览

事故场所	风险源	风险类型
危险化学品企业	危险化工工艺、危险化学品、储存烟花爆竹的仓库	火灾、其他爆炸
	涉及剧毒化学品的场所、设施	中毒和窒息
人员密集场所（商业零售、餐饮、体育运动场馆、文化娱乐场所）	大客流	拥挤踩踏
建筑施工企业建设项目（含轨道交通、市政工程、道路建设及养护）	深基坑工程、拆除作业、暗挖工程、模板工程及支撑体系、起重吊装及起重机械安装拆卸工程	坍塌、高处坠落、火灾、机械伤害、物体打击、坍塌、起重伤害
工业企业	存在粉尘的作业场所	其他爆炸
电力企业	燃料、液氨、制氢系统，架空线、地下电缆、变电站	火灾、其他爆炸、中毒和窒息、其他伤害（大面积停电）
轨道交通运营行业	大客流车站	拥挤踩踏
公园、风景名胜区	大型活动、人行玻璃悬索桥、人行玻璃栈道	拥挤踩踏、高处坠落
燃气行业	储罐、瓶库、气瓶车、调压站	火灾、其他爆炸、其他伤害（导致运营中断）
非煤矿山及尾矿库	水文地质条件复杂的矿井、边坡、排土场、炸药、起爆器材储存场所	透水、坍塌、火药爆炸、火灾

尽管不同风险类型对应着不同的事故灾难，也对应着不同类型的创伤。但总体而言，事故灾难的创伤与常见的外伤有所不同，多为多种致伤因素导致的群体伤、复合伤、多发伤，致伤机制复杂，需要多学科合作救治。比如“8·12”天津滨海新区爆炸事故，某医院统计其收治的 75 名伤者大多为多发伤，具有爆炸冲击伤、烧伤、化学中毒症状。而瓦斯爆炸伤是矿山最严重、破坏性最强的群体伤亡事故，常由两种以上致

伤因素作用于人体引起多个部位和脏器的损伤，除了瓦斯爆炸产生的直接冲击伤，还多伴有继发性打击伤、创伤失血性休克、高温灼伤、一氧化碳中毒等，因此伤口污染严重、伤势严重。

8.2.3 事故灾难的救援策略及技术

针对事故灾难的可能性与后果进行系统识别和科学分析，明确责任主体与防控对策，采取综合应对措施的全周期动态管理活动是实现防灾减灾目标的最好措施。

8.2.3.1 事故灾难的救援策略

事故灾难发生后的现场救援是在指挥部统一领导下，多个行业、专业的联合救援。国家级卫生应急队伍分为传染病控制、医疗救援、中毒处置和核辐射处置四大类，根据事故灾难性质派出专业医疗救援队伍，围绕专业防护、现场救治、重症抢救、卫生防疫等中心任务开展救援。而部署和实施科学有效的医学救援的前提是严格遵循双安全原则，即保护自身和被救援人员的安全，避免在启动救援后发生二次损伤。下文根据事故发生前后时间轴，对医学救援策略进行了梳理。

1. 提前准备应急预案，医疗力量培训演练及物资储备常态化

事故灾难种类繁多、致伤因素差别大，导致伤员伤情也有较大区别，救援难点在于尽早甄别掩盖在突发事件情形下的潜在危险。例如，在液化天然气罐车爆炸事故中，沸腾液体膨胀蒸气爆炸产生的抛射物是主要危害，它们可以被抛射到距离爆炸油罐 100 米左右，此时的应急医疗救援者应与被火焰吞没的油罐保持安全距离。因此，医疗机构应针对不同的事故灾难完善应急医疗救援预案，成立编组灵活、人员充足的医护队伍并定期组织演练。同时，在平时应有计划地对急救设备、化验检查设备等医学救援设备，以及通信、数据传输、图像传输等信息网络系统进行定期维护保养，规范储存、发放和使用的管理制度，始终保持较高的设备完好率。2004 年 2 月 15 日，吉林某商厦发生特大火灾，造成 54 人死亡，调查发现该商厦虽然拥有灭火和紧急疏散的应急预案，但是缺少对从业人员的培训教育及应急疏散演练。因此，强化防灾意识应落实在平时工作中，保持预案完善、人员在位、专业齐全、设备良好。

2. 动态掌握现场情况，快速研判事故原因及伤情特点

事故灾难发生后，事故性质、现场危险因素及伤员情况对医学救援决策的选择尤为重要。紧急指挥部在调动医疗队伍时，除了考虑路途远近、力量大小等因素，更重要的是区分特殊医疗救援队伍和常规医疗救援队伍的专业职责，并对事故灾难的动态演变保持高度警惕。如核辐射事故需要派出核辐射处置医疗救援队伍，危险化学品事故相关的医疗救治需启动中毒处置医疗救援队伍，煤矿事故往往由煤矿医疗救援队伍

承担救援任务，其他不涉及危险气体、物体等事故灾难的救援可以由常规的医疗单位担任紧急医疗救治工作。在危险化学品事故救援时，一定要采取必要的、正规的防护措施，其救治原则为迅速将伤员撤离现场，清除毒物以阻止进一步损伤，加速毒物排出，对症和支持治疗等。对于核与辐射事故，现场医疗救治主要由核设施的医疗卫生机构组织医务人员和安防人员实施，包括医护人员、辐射防护人员和剂量人员。本着快速有效、先重后轻、保护救护人员与被救护人员的原则，将救治对象分为非放射性损伤和放射性损伤人员，对伤员进行分类诊断，并积极治疗危重症伤员。对于非放射性损伤伤员，如创伤、烧伤的救治和常规医疗救护无差别，按通常急救原则进行。对于放射性损伤伤员，先处理危及生命的损伤，然后考虑伤员的受照情况，以便对辐射损伤做出合理的估计。对体表、伤口及体内有辐射污染者，应给予及时检查、诊断和必要的初期治疗。

3. 机动且独立保障，开展多专业、队伍间的现场联合救援

事故灾难医疗救援的特点是救早、救急、救多，尤其是要具备快速到达现场的高机动性，并且可以满足自我生活保障、医疗工作独立开展的要求。急救手段前移是提高抢救成功率的保证，伤后1小时内医疗急救处理的及时与否与好坏，将影响到整个救治过程的成败。因此，在现场早期处理上，需要重视伤员生命体征的维护及危及生命伤情的快速救治，如气道梗阻、张力性气胸、心脏压塞等可导致伤员伤势迅速恶化的情况。医疗救援力量可以接收大批量的伤员，快速检伤并提供紧急救治。从救援队伍内部人员构成来说，除了医疗人员，还可能有结构专家、化学品专家、核专家、毒物专家、信息管理专家、心理学专家、疾病预防控制专家和卫生监督专家等，多专业合作能为具体救援方案的制定或实施过程中遇到的重大技术问题提供最佳解决方案，以保证整个救援过程有序地开展。同时也需要打破纯专业、单支队伍的限制，与现场其他救援队进行紧密合作，将救援效力发挥到最大。例如，对隧道爆炸这一密闭空间内发生的事故进行救援时，解救隧道内伤员所用的通道通常不同（通往地面的阶梯、通道、沿另一方向行车的单独交通隧道的相连点、入口和出口点），因此，需设立多个检伤分类场地。医疗紧急救治区设置要醒目，并积极与现场其他专业救援队沟通，以便尽早给伤员提供现场急救。

4. 前后联动，依靠信息化提高事故灾难医疗救援的效率

现代通信技术和手段在灾难救援中有着极为重要的作用，是决策、指挥、调度和施救得以有序进行的根本保障。事故态势的评估、及时捕捉并传输事故现场情况给决策者、救援力量调配的优化、救援效果的实时评估等多个环节通畅，才能形成灾难救援信息流的环路。2007年8月河南某煤矿发生透水事故，69名矿工在井下被困76小

时后全部生还，这次救援之所以成功，其中一点是因为有一部电话始终与外界保持着联系，这是安定人心、上情下达的救命热线，这充分说明信息、通信工具对灾难救援是非常重要的。同时，应积极使用远程技术，将高级创伤救治设备送到救治现场，加强重症伤员的救治力度。例如，超声专科医师可使用便携超声、口袋超声协助急救人员进行创伤评估和救治，而在专科医师数量不足的情况下，可以借助 5G、6G 通信，现场医务人员操作，后方超声专家同步观察超声影像，即时给出检查结果，可以弥补灾难医疗救援中，常规的 X 线平片、CT、MRI 等放射学检查手段受场地、电源供应、设备便携性、辐射防护等因素的限制无法正常快速使用的检查空白。更重要的是，医疗队伍要完成现场急救、紧急后送的任务，同时要和后方医院建立流畅的伤员输送路径和信息流，避免出现集中送至最近的医疗机构导致救治量过饱和，反而影响了伤员的救治时效。因此，不仅在现场救治中要应用优先原则，后送同样需要迅速合理，一般情况下按照“先救后送、边救边送”的原则，实现无缝隙的救治链。随着信息化、智能化检伤分类工具的发展，在事故灾难现场给伤员配备手环、分类卡等伤员信息贮存介质，能够追踪并收集从现场救治、后送、院内救治到康复的所有信息，在救援和救治结束后进行救治效果反馈，用真实数据促进医疗救援能力的提升，并实现医疗救援全流程管理。

8.2.3.2 事故灾难的救援技术

任何一类事故灾难的发生发展都有阶段性特征，即从隐患发展为事故，进而发展为导致众多伤亡和巨额损失的灾难，最后逐渐恢复。各阶段形成破坏的速度、范围和程度有各自的特点，以形成灾难事件为节点，发生前和发生后的应急处置重点有所不同。

1. 灾难发生前

事故灾难发生前已存在某些征兆，此时破坏性能量正在积聚，如果及时干预，可能能够控制隐患；如果任其发展演化，最终可能导致灾难发生。例如，2013 年 11 月某输油管道原油泄漏进入市政排水暗渠，抢修过程中油气积聚遇火花发生爆炸，共造成 62 人死亡、136 人受伤。从发现原油泄漏到地下空间爆炸，有 8 个多小时的时间，但现场响应人员主要关注海面原油污染，而未能辨识存在于地下密闭空间的危险，最终导致事故的发生。在此阶段，应突出排查隐患、感知风险、预判预警等应急处置。

2. 事故发生后

此时采取正确的应急响应措施，事故规模可以被控制，但如果在该阶段事故释放的破坏性能量未能得到有效控制，周边公众并未得到有效防护（避难或者疏散），就会导致大规模的人员伤亡。如 2003 年“12 · 23”特大井喷事故中，富含硫化氢的天然气猛烈喷射 30 多米高，失控的有毒气体随空气迅速向四周弥漫，事故导致 243 人中毒死亡。事故扩大的直接原因是，未能及时决定并采取放喷管线点火措施，以致大量含有高浓度硫化氢的天然气喷出扩散。在此阶段，应强化应急通知、疏散避难、紧急救治等应急处置，尽可能提高救援效能。

3. 医学救援过程

（1）救治原则

事故灾难现场往往情况复杂充满危险。医疗救援人员应在确保脱离危险环境、防范事故演化风险的前提下，开展现场医学检伤分类、现场稳定性治疗，坚持先抢后救、抢中有救，先救命后治伤、先重伤后轻伤，先分类、后运送的救护原则。

（2）治伤原则

事故致伤因素有撞击、挤压、碾挫、烧伤、烫伤等，这些因素可单独发生在某个伤员身上，也可能几个因素叠加作用于同一个伤员。因此，现场救护需分清主次、轻重、缓急，以先救命、后救伤为原则，治疗应先于诊断，边治疗边诊断。首先判明危及生命的伤情，排除呼吸障碍和心搏骤停；其次判别休克程度，实行动态检伤分类，以实现危重伤员救治和后送优先。

（3）正确进行核、生物、化学毒剂事故的医疗救援

大部分救援人员及很多一线医务人员对核、生物、化学毒剂（nuclear，biological，and chemical weapons，NBC）不熟悉，缺乏与 NBC 相关的洗消和救治的知识，因此，当 NBC 和火灾、爆炸及其他灾害同时发生时，容易被忽视。因防护意识欠缺和防护设备不足很可能导致二次污染，甚至危及救援人员生命。因此，现场医疗救援需遵循以下原则：①自我防护，医务人员在进行现场救治时，要根据实际情况佩戴适当的个体防护装置，在现场严格按照区域划分进行工作，不进入污染区域；②迅速脱离现场，迅速将污染区域内的所有人员转移至毒害源上风向的安全区域，以免毒物的进一步侵入；③快速分类，对 NBC 伤员的现场分类较困难，核污染及生物污染的伤员症状存在潜伏期，而化学毒剂中毒的伤员尽管早期就出现症状，但症状可能会逐渐加重，甚至在转送途中危及生命；④尽早去污，对 NBC 伤员的早期去污很重要，去除衣裤可减少 85% 的污染，同时可减少毒物的再吸收并避免医护人员的二次污染，伤员脱下来的衣裤要合理放置，和伤员的标识物能一一对应；⑤专业洗消，消防及防化部门迅速在相应位置设立洗消站，没有洗消站的也可用水冲洗或湿布迅速擦洗暴露在衣服外的体表部位以及被污染的毛发，冲洗时间应不少于 10～15 分钟，用后的湿布须妥善集中处理。对于吸入有毒气体的患者，应立即送到空气新鲜处，安静休息，保持呼吸道通

畅，必要时给予吸氧。大批人员暴露的化学紧急事故中，大多数受害者可能暴露轻微，可以自行到达医院。因此，医院应提前准备好淋浴洗消设备。

（4）心理救援

由事故灾难带来的创伤及压力会直接或间接影响灾难的幸存者、现场的救援人员、目睹灾难发生的普通民众。而且在抢救大批伤员的现场，预计精神心理受累的人数往往超过躯体受累的人数，比例为（5～16）：1，因此，伤员和救援人员都应得到心理支持。

8.3 社会安全事件

社会安全事件又称社会安全类突发事件，是指发生在社会安全领域并打破社会基本价值架构的，由人为因素引起的，对社会主体自身物质、心理及其生存环境所需重要价值有威胁可能性或现实性伤害的，可能或已经造成人员伤亡、财产损失、秩序破坏的急需政府采取应急处置措施解决的，在其产生发展过程中具有广泛地域和社会影响的突发事件。社会安全事件具有突发性、危害性、难以估测性等共性特点，但同时又具备自身独有的特征，包括事发领域的特定性、事发原因的人为性、事件爆发的预谋性、事件属性的政治性等特征，会给社会公众和国家造成极大的负面影响和动荡。

8.3.1 社会安全事件的类型和危害

8.3.1.1 社会安全事件的类型

根据2006年国务院颁布的《国家突发公共事件总体应急预案》，各类突发公共事件按其性质、严重程度、可控性和影响范围等因素，一般分为四级：特别重大（Ⅰ级）、重大（Ⅱ级）、较大（Ⅲ级）和一般（Ⅳ级）。对应地，社会安全事件也可被划分为四个等级。Ⅰ级社会安全事件是指个人或团体具有一定的政治动机，在行动上走向极端，采取暴力手段，涉及国家重大政治、经济、安全利益并造成全国范围的重大影响。Ⅱ级社会安全事件是指事件性质属于国内群体内部矛盾，没有严重威胁到国家安全和稳定，主要包括大规模非法集会、游行、示威，严重的蓄意破坏和袭击，以及影响严重的刑事案件等。Ⅲ级社会安全事件是指事件性质属于国内群众内部矛盾，没有威胁到国家安全和稳定，但是影响到社会的正常运行，主要包括中、小规模的非法集会、游行、示威，中小型的群体性事件，以及影响较大的刑事案件等。Ⅳ级社会安全事件是指事件性质属于社会群体内部矛盾，仅在局部范围内影响到社会的正常运行，主要包括较小规模的非法集会、游行、示威，突发的小冲突等事件。

对于社会安全事件类型的界定在法律和学术层面尚未形成统一，存在一定的分歧和争议。法律层面上，根据 2006 年国务院颁布的《国家突发公共事件总体应急预案》，社会安全事件类型可划分为：恐怖袭击事件、涉外突发事件、经济安全事件和群体性事件。学术层面上，主要对群体性事件和经济安全事件是否纳入社会安全事件存在争议。综合相关法律规定及学术界观点，判定事件是否纳入社会安全事件应当综合考虑事件属性和实际操作。经济安全事件的风险原因更多是经济秩序混乱、金融泡沫破灭等原因，表现形式为金融危机、债务危机等，需要国家的专门手段来控制，与社会安全事件有明显的不同，现实中也难以操作，因此不应将其归为社会安全事件。群体性事件的发生原因为人民内部矛盾，涉及的是人与人的关系领域，同时威胁的是社会秩序和人民生命财产安全，需要公安机关等部门及时应对处理，与社会安全事件的属性相一致，应当被纳入社会安全事件。

其中恐怖袭击事件最具代表性，恐怖袭击事件往往还是涉外突发事件和群体性事件，故下文重点介绍恐怖袭击事件及其几个亚类的特点和危害。

1. 恐怖袭击的特点

恐怖袭击，是指恐怖组织或个人使用暴力或其他破坏手段制造的危害社会稳定、危及人民群众生命财产安全的一切形式的活动。恐怖袭击事件的目标是通过在社会中制造恐怖气氛，胁迫政府从而达到其政治目的。常见形式有炸弹爆炸袭击、核恐怖袭击、化学恐怖袭击、生物恐怖袭击、人质劫持恐怖袭击等，占所有恐怖活动方式的 95%。典型案例，如 2001 年“9 · 11”恐怖袭击事件、2013 年“6 · 26”新疆鄯善暴力恐怖案、2014 年“5 · 22”新疆乌鲁木齐爆炸案、2019 年“3 · 15”新西兰清真寺枪击案等，造成大量人员伤亡和重大经济损失，严重破坏了有关国家和地区的稳定。

根据全球恐怖主义数据库（global terrorism database，GTD）信息，恐怖袭击事件当前主要呈现以下特点：一是恐怖袭击“本土化”趋势明显，由于各国对恐怖主义的打击和防控日益加强，导致跨地区实施恐怖袭击的难度增加，本土“独狼式”恐怖袭击趋势不断加强；二是恐怖分子境外回流现象严重，IS 遭受重创，中东主战场失利，导致大量恐怖分子通过非法途径回流；三是境内外恐怖组织联合共振趋势明显，国际恐怖势力不断向南美地区、亚洲地区蔓延，并与境内恐怖组织联合，形成新的恐怖态势；四是恐怖主义的形式更加多样，网络恐怖主义等新型恐怖主义形式在不断发展。

2. 恐怖袭击的类型

（1）爆炸恐怖袭击事件

爆炸恐怖袭击即恐怖分子以各类爆炸物爆炸方式进行的恐怖袭击。由于爆炸物最容易获得和制造，易于隐蔽，威力大，成为恐怖袭击中最常见的一种，通常占所有恐怖袭击事件的80%～90%，是当今世界恐怖活动的主要形式。爆炸恐怖袭击的地点通常选择在人群密集地点，如民众集会、购物中心、娱乐场所、办公大楼、住宅楼群及交通工具内等。爆炸恐怖袭击（表8.3）通常采用炸弹爆炸（包括定时爆炸、遥控爆炸和投掷爆炸，如人工或无人机等）、自杀式爆炸（人体炸弹和汽车式炸弹）及其他交通工具爆炸（地铁和飞机）等方式，其中自杀式爆炸恐怖袭击所占比例最大，是最主要的爆炸恐怖袭击手段。

表 8.3　爆炸恐怖袭击的主要方式

爆炸袭击方式	定时爆炸	遥控爆炸	人体炸弹爆炸	汽车式炸弹爆炸
特点	同一或相近时间发生连环爆炸	可控性	炸药量小，携带方便，隐蔽性强，不易被发觉，便于行动	炸药量大，防范难度大，救护困难
杀伤效应	极大	一般	杀伤力小	产生巨大的爆炸效果，破坏严重
预期目标	人群密集区	人群密集区	人群密集区	大型目标（如建筑物等）

定时爆炸通过将爆炸物放置在隐蔽地方于预定时间自行起爆，是一种较多被采用的爆炸方式。2005年7月7日上午，英国伦敦金融街附近的5处地铁站约1分钟内同时发生爆炸，几分钟后一辆双层巴士发生两起爆炸。这一事件被称为伦敦“七七”爆炸案，是一起典型的定时爆炸恐怖袭击案例，其特点是在相近时间内实现连环爆炸，可造成极大的杀伤效应。此次爆炸袭击事件造成56人死亡，700多人受伤。

遥控爆炸是实施者通过遥控装置根据需要在一定距离外引爆爆炸物，其特点是具有可控性。2013年4月15日，美国波士顿马拉松比赛终点线附近发生至少两起爆炸，两枚炸弹均由某种玩具汽车的遥控装置引爆，造成至少2人死亡，近百人受伤，这是“9·11”事件后11年来发生在美国本土的首起恐怖袭击事件。

自杀式袭击是近年恐怖活动的一种常见方式，用自杀的方式袭击锁定的目标，旨在达成某种目的或寻求最大的新闻宣传效果和社会恐慌，它是恐怖袭击活动当中最难防范的，其特点是通常选择具有强烈宗教、民族主义信仰或在恐怖活动中被打死的恐怖分子的遗属（即“黑寡妇”）在预定目标中通过引爆随身携带的烈性爆炸物实施恐怖袭击。2015年11月13日晚，法国巴黎发生恐怖爆炸袭击事件，被称为“史无前例的恐怖袭击”，袭击主要发生在巴塔克兰音乐厅、北部的法兰西体育场和城中心的柬埔寨餐厅，共发生了 6 次爆炸，包括自杀式爆炸袭击和投掷炸药爆炸袭击，造成至少 129 人死亡，352 人受伤。 2021 年 8 月 26 日下午，阿富汗喀布尔国际机场发生一起自杀式炸弹袭击，自杀式炸弹袭击者身穿内部含有尖锐金属片约 11 千克重的炸药背心，在机场入口处引爆了炸弹，造成至少 170 多人死亡，200 多人受伤。 2022 年 3 月 4 日，巴基斯坦开普省首府白沙瓦的一座清真寺发生自杀式炸弹袭击，爆炸袭击事件造成至少 56 人死亡，194 人受伤。

（2）核化生恐怖袭击事件

近年来，世界范围内的恐怖袭击事件频发，造成了生命、财产的重大损失，恐怖袭击的形式愈发多样化，除了枪击、劫持、爆炸等传统方式外，核与辐射、化学、生物等恐怖袭击因其突发性、群体灾害性、隐匿性、快速性和高致命性等特点，也逐渐成为恐怖分子实施恐怖活动的手段。 核化生恐怖袭击除了可以造成重大人员伤亡以外，其对社会稳定、政府公信力和群众心理造成的恐怖影响更为可怕。

核化生恐怖袭击事件是指使用放射性物质、化学毒剂、传染性生物制剂实施的恐怖袭击（表 8.4）。 GTD 中的数据显示，与传统常规的轻武器袭击、爆炸恐怖袭击等形式相比，核化生恐怖袭击活动发生的频率并不高，但是，从发展态势来看，核化生恐怖活动的总量在近年来呈现出了明显的上升态势。 核恐怖袭击中的一些长半衰期元素的影响可长达数十年（如常见的^{137}Cs，半衰期为 30.1 年）甚至数百年，其对空气、水体、土壤的污染将会直接对当地几代人的生活和心理健康产生影响，甚至进而威胁到整个国家。 目前，世界已知的 200 多个恐怖组织中，多数具备制造化学、生物恐怖袭击的能力。 化学恐怖袭击适用于不同恐怖目的和规模，并因其材料易得、效能显著、实施便利、防救困难等特点，成为核化生恐怖活动中使用频率最高的一种。 1995 年 3 月 20 日，奥姆真理教邪教组织人员在日本东京地铁三线共五列列车上释放沙林毒气，共造成了 13 人死亡，死亡人员主要出现呼吸困难、惊厥、肌颤、瞳孔缩小及其他神经症状，短时间内因呼吸衰竭死亡，约 5 510 人中毒，1 036 人住院治疗，这是一起典型的化学恐怖袭击，并造成了巨大的社会影响。 生物恐怖袭击的隐蔽性极强，生产、携带和释放过程是最难探测发现的，生物剂种类繁多、来源广泛、感染途径多样，因此，其发生的可能性也不可低估。 目前进行恐怖袭击活动的主要生物战剂是炭疽杆菌、鼠疫杆菌、肉毒毒素、天花病毒、布鲁氏杆菌及土拉杆菌等。 2001 年美国发生数起邮件携带炭疽杆菌粉末的恐怖事件，导致 5 人死亡，16 人感染，而其引起的社会恐慌给美国邮政业造成了约数亿美元的损失。

表 8.4　核化生恐怖袭击分类及特征			
袭击类型	主要袭击物质	典型袭击方式	核心特征
核恐怖袭击	核武器（原子弹、氢弹、中子弹等）	直接爆炸造成瞬时破坏	瞬时大规模杀伤、长期放射性污染、引发社会恐慌
	放射性武器（贫铀弹等）	军事打击中释放放射性物质	局部放射性污染、长期健康影响
	放射性核素装置（“脏弹”）	常规爆炸扩散放射性物质	心理威慑为主、污染范围可控但处理复杂
化学恐怖袭击	神经性毒剂（沙林、梭曼等）	空气播散水源投毒	作用迅速（分钟级）、高致死率、需专业防护
	糜烂性毒剂（芥子气等）	地面布洒、密闭空间释放	潜伏期数小时、皮肤/呼吸道损伤
	全身中毒性毒剂（氢氰酸等）	通风系统投放	即刻致命、“闪电式”死亡
	失能性毒剂（毕兹等）	食物污染	暂时性精神/躯体功能障碍
	窒息性毒剂（光气等）	工业设施袭击	迟发性肺水肿（4~24 小时）
	刺激性毒剂（邻氯苯亚甲基丙二腈等）	人群密集区释放	即时非致命伤害、驱散人群
生物恐怖袭击	细菌类（炭疽、鼠疫等）	邮件粉末、水源污染	潜伏期 1~6 天、高传染性、高致死率
	病毒类（天花、埃博拉等）	气溶胶播散	人际传播风险高、需特异性防治
	毒素类（肉毒毒素等）	食品投毒	微量致死、无传染性
	立克次体类（Q 热等）	媒介生物释放	诊断困难、慢性病程
	真菌类（镰刀菌毒素等）	农作物污染	长期生态影响、经济破坏

与传统恐怖袭击不同，核化生恐怖袭击具有突发性、隐蔽性、群体性和杀伤力巨大等共同特点。核化生恐怖袭击（无论是人为原因或自然因素影响而引发）的发生都是事前人们无法或难以预料的，无论是国内或国外，几乎无一例外。由于人体染毒到发病之间有一段过程，且初期的症状类同普通流感、发炎等，因而易被误诊忽视，且病毒也已造成一定范围的传播，甚至波及世界上的其他地区。此外，病毒在持续传播的过程中还可能造成其他类似病毒的传播。要准确鉴别出正在使用的化学武器也非常困难，如果放在密闭装置中，更是难以发觉。核化生恐怖袭击也被称为“超级”恐怖主义。从理论上讲，1 pg 的炭疽杆菌孢子就可以造成 100 万人感染。此外，核生化武器在人们印象中具有神秘、恐怖色彩。一旦使用，容易吸引公众注意力，造成大规模社会恐慌，甚至会产生严重的政治、经济后果。而且由于核化生有

毒有害的物品种类多，仅目前已发现的生物病毒、有害细菌、毒素就已达几十种之多，常见常用的有毒有害化学品就达 1 000 多种。每一种类的有毒有害核化生物品都有其特定的物化性质、对人员的伤害机制与伤害途径，必须进行特定的消毒消除、医疗救治、安全防护等针对性的处置方法。因此，当核化生事故发生时，如何在最短的时间内，选择最有针对性的技术措施，将危害缩小到最低限度，其应急处置工作是十分复杂的。

（3）人质劫持恐怖袭击事件

人质劫持恐怖袭击事件是恐怖分子为达到其政治和社会目的（而非单纯获取财物），以强制方式或非法手段劫夺人质或运载工具，并以此为筹码，制造恐怖袭击。人质劫持恐怖袭击事件在恐怖袭击中占第二位，其发生率低于爆炸恐怖袭击。劫持人质的数量少则几人，多则数人或数十人，甚至数百、数千人。早期被劫持的多为知名人士，近年来呈平民化趋势，劫持人质为大量无辜群众。2002 年 10 月 23 日晚 9 时，40 余名车臣恐怖分子携武器、炸药于莫斯科轴承厂文化宫大楼剧院劫持 1 000 余名观众，要求政府从车臣撤军，威胁期限 3 天。双方谈判未果，恐怖分子开始杀死人质。政府于 26 日凌晨 5 时实施解救人质，大部分人质获救，近 200 人死亡。这是一起典型的人质劫持恐怖事件。此外，自 1947 年人类历史上第一起劫机事件以来，劫机恐怖袭击成为恐怖分子的惯用手段，并在全球快速蔓延，造成大量人员伤亡和经济损失。

8.3.1.2 社会安全事件的危害

社会安全事件诸如各类型恐怖袭击会造成严重的人员伤亡。2001 年 9 月 11 日，美国纽约世界贸易中心和国防部所在地五角大楼遭遇重大恐怖袭击，共造成 3 533 人死亡，6 453 人失踪，经济损失高达 1.26 万亿美元。经济与和平研究所（institute for economics & peace，IEP）发布的《全球恐怖主义指数》年度报告指出，2022 年，全球共发生 3 955 起恐怖袭击，比 2021 年减少近 28%。死亡人数也有所下降：6 701 人死亡，比前一年减少 9%。总的来说，2022 年受害人数比 2015 年减少 38%，但与此同时，恐怖袭击的致命性 5 年来首次上升。2021 年每起恐怖袭击的致死率为 1.4，而 2022 年这一系数增至 1.7。

群体性踩踏事件会造成大面积的、严重的人员伤亡。重大活动或集会等人群密集场所，因现场人数众多、秩序容易混乱从而发生包括人群拥挤踩踏、群体性治安事件、人群与周围环境相互作用事件这三种类型的事故，其中拥挤踩踏是引发伤亡的主要原因。例如，2001 年 5 月加纳阿克拉足球赛发生踩踏事故，导致超过 120 人死亡。2022 年 10 月 29 日晚，韩国首尔龙山区梨泰院发生大规模踩踏事故，遇难者人数为

159 人，还有 1 位遇难者在事故中幸存，但因 2 名朋友不幸遇难而受到心理创伤，随后接受心理治疗，但未能疗愈，最终选择轻生。

诸如爆炸恐怖袭击等社会安全事件还会造成大量基础建设被破坏和医疗系统被破坏等危害与后果。在各种类型的爆炸恐怖袭击中，高能爆炸物产生的强大爆震波，会造成建筑物的倒塌或火灾。如 1993 年 3 月 12 日孟买证券交易所和 23 层的印度航空公司总部发生了连环爆炸（炸药为 300 多千克的 RDX 高效塑胶炸弹），在 2 个多小时内发生 14 起爆炸，317 人当场死亡，1 200 多人受伤，30 多辆汽车被炸毁，大楼结构遭到严重破坏，甚至大楼被炸出直径约 10 米的坑洞，直接经济损失达 25 亿美元，这起恐怖袭击爆炸次数之多、地点之广、频度之高，空前罕见。据报道，孟买街头悲痛和恐怖气氛笼罩全城。

8.3.2 社会安全事件的致伤特点

社会安全事件的致伤特点各有不同，诸如踩踏的群体性事件，其致伤因素有撞击、挤压、碾挫等，这些因素可单独发生在某个伤员身上，也可能几个因素叠加作用于同一个伤员。挤压伤、烧伤、烫伤是踩踏事件中最常见的类型。而爆炸恐怖袭击主要造成破片伤（弹片伤）、冲击伤（爆震伤）、烧伤、压砸伤、震动伤、有害气体伤及多发伤、复合伤。核恐怖袭击主要造成直接或间接的冲击伤、烧伤、早期核辐射损伤、放射性沾染、电磁辐射伤等。化学恐怖袭击主要造成神经性毒剂伤、糜烂性毒剂伤、失能性毒剂伤、窒息性毒剂伤等。生物恐怖袭击主要造成细菌性战剂损伤、病毒战剂损伤、衣原体战剂损伤、立克次体战剂损伤、毒素战剂损伤、真菌战剂损伤等。人质劫持恐怖袭击主要造成枪弹伤、爆炸伤、震动伤、烧伤等。恐怖袭击后短时间内出现大批伤员，伤类复杂，复合伤多见，伤情危重，现场死亡率高，加之救援现场各种房屋建筑、交通照明设施及医疗系统被破坏，使现场应急救援更为困难。

8.3.3 社会安全事件的医学救援技术与策略

恐怖袭击事件具有突发性、群体性、隐匿性、快速性和高致命性的特点，在瞬间即可出现大批重伤员，因此，快速的应急处置与正确的医学救援十分重要。随着恐怖主义思潮的不断膨胀，中国面临恐怖袭击威胁的可能性越来越大。为此，我国应认真借鉴其他国家的做法，完善反恐应急指挥系统，提高处置恐怖袭击事件的能力。

1. 建立反恐应急指挥体系与机构

应急医疗救援是反恐行动的重要组成部分，除了救治伤员，还要担负恐怖袭击后的卫生防疫和心理灾难的预防工作，任务异常艰巨，须动员大量卫生资源，涉及装备、通信、运输、防疫、医疗、民防、消防、环保等许多部门，必须建立高效和强有力的指挥机构，统一指挥、协调各单位和部门。指挥机构平时即应预编于卫生行政部门，依托现有的城市医疗急救系统、化学事故救援组织和军队的“三防”救援组织，组成联席会议，减少指挥环节，理顺关系，提高应急反应速度。平时应反复演练，发现问题及时解决，增强协同作战能力。

根据国外经验，我国应尽快完善预防和处置突发事件的相关配套法律，明确各级政府、各个部门在处置突发事件中的责任、义务，做到依法处置；建立和完善我国的反恐应急指挥体系和各种处置预案，重点是针对可能发生在城市公共场所的恐怖爆炸袭击做出详细预案，并尽可能制度化、规范化。做到面对不同类型恐怖袭击事件的应对措施明确；反恐应急指挥领导小组的成员构成明确；武警、公安、交通、消防、卫生等部门的职责分工明确。一旦发生恐怖袭击事件，保证各部门能够迅速有序地开展反恐救援工作。

2. 完善反恐情报信息研判机制

加快情报沟通，提高情报预警性和前瞻性是防范、控制和打击恐怖活动的必经之路。要想挫败恐怖袭击行动，事先必须有情报人员打入恐怖主义组织内部，及时获取最核心的“何时、何地、以何种手段、针对何种目标进行恐怖袭击”的预警性的准确情报。另外，在政府反恐职能部门之间建立顺畅、快捷的反恐情报信息流通渠道，明确情报信息的通报渠道、程序和方法，及时报告可疑情况和发生恐怖袭击事件的信息也是非常重要的。虽然各国政府在情报获取上均无法做到面面俱到，但是如果从以往其他国家遭遇的恐怖袭击事件中吸取教训和总结经验，加快情报的共享和沟通，及时对国际恐怖活动情报信息进行研判，并果断采取控制措施和预警机制，还是可以避免伤亡或将恐怖袭击造成的损失降至最低的。

3. 制订高效的医疗救援应急预案

由于恐怖袭击的发生具有突然性，事先几乎没有任何预兆，事件发生后，更无充分时间进行准备，因此，平时即应针对可能出现的各种恐怖袭击事件建立国家、省（市）相应的反恐救援预案和体制，制订各级医学应急防御计划，建立监测和预警系统，并建立反应迅速、技术精良的专业救援队伍，进行经常性的专业培训和模拟演练；储备与人口密度相适应的反恐救援防护器材、急救和洗消药品；对公众开展反恐医学防护技能培训，提高全民的反恐意识，以及应急、自救、互救的能力；并建立信息情报中心。特别应加强核化生恐怖袭击的医疗救援预案；在救援人员的组成上要包含核化生的救援人员，要根据不同恐怖袭击方式组建相应规模的队伍，根据实际需要完善救援分队装备和药品配置。根据反恐救援中目标的不确定性和行动的动态性，建立集中和分散相结合的救援保障机制，做到救援工作既全面覆盖，又重点突出；同时制定不同情况下医疗救援的行动指南，保证现场急救、伤员转运救治、卫生防疫等能快速、规范、有序地实施。

4. 加强应对恐怖袭击事件的教育和训练

加强对社会行业人员应对恐怖袭击事件的教育和训练，目的是做到群防群控，尽可能地避免恐怖袭击事件的发生或将其造成的损失降到最低限度。一是对行业人员进行反恐形势教育，强化反恐意识；二要组织行业人员学习反恐案例，吸取处置恐怖袭击事件的经验教训，掌握恐怖袭击活动的规律和反恐行动的基本常识，为及时发现和正确处置恐怖袭击事件创造条件；三要加强情况处置训练，特别是要加强现场控制、稳定民众情绪、实施应急救护、引导民众安全有序转移以及识别恐怖犯罪嫌疑人的训练。

8.4 公共卫生事件

突发公共卫生事件指的是突然发生，造成或可能造成社会公众健康严重损害的情况，具有突发性、公共性、严重性、紧迫性、复杂性及综合性的特征。我国自 2003 年非典暴发以来，开始建立全国应急救援体系，2016 年开始进一步提升基层医疗机构能力。尽管我国已经建立起了相对完整的突发公共卫生事件应急救援体系，但在实践中仍存在着许多问题。在未来的发展中，需要继续加强我国突发公共卫生事件救援技术与策略的研究和应用。只有不断创新并适应各种复杂的突发情况，才能更好地保障人民群众的生命安全和身体健康。

8.4.1 突发公共卫生事件的类型与危害

突发公共卫生事件是指突然发生，造成或可能造成社会公众健康严重损害的重大传染病疫情、群体性不明原因疾病，重大食物和职业中毒，以及其他严重影响公众健康的事件。其主要包括传染病疫情、群体性不明原因疾病、食品安全、职业危害、动物疫情，以及其他严重影响公众健康和生命安全的事件。

8.4.1.1 突发公共卫生事件的类型

1. 重大传染病疫情

传染性疾病是由病原微生物导致个体发病，并可在群体中通过各种方式或途径形成传播和流行的疾病。在我国，法律规定的传染病分甲、乙、丙三类，共 41 种，其中，甲类（2种）：鼠疫、霍乱；乙类（28种）：猴痘、新型冠状病毒感染、人感染H7N9禽流感、传染性非典型肺炎、艾滋病、病毒性肝炎、脊髓灰质炎、人感染高致病性禽流感、麻疹、流行性出血热、狂犬病、流行性乙型脑炎、登革热、炭疽、细菌性和阿米巴性痢疾、肺结核、伤寒和副伤寒、流行性脑脊髓膜炎、百日咳、白喉、新生儿破伤风、猩红热、布鲁氏菌病、淋病、梅毒、钩端螺旋体病、血吸虫病、疟疾；丙类（11种）：流行性感冒、流行性腮腺炎、风疹、急性出血性结膜炎、麻风病、流行性和地方性斑疹伤寒、黑热病、包虫病、丝虫病、手足口病以及除霍乱、细菌性和阿米巴性痢疾、伤寒和副伤寒以外的感染性腹泻病。

2. 群体性不明原因疾病

群体性不明原因疾病是指一定时间内（通常是指2周内），在某个相对集中的区域（如同一个医疗机构、自然村、社区、建筑工地、学校等集体单位）内同时或者相继出现3例及以上相同临床表现，经县级及以上医院组织专家会诊，不能诊断或解释病因，有重症病例或死亡病例发生的疾病。

3. 重大食物和职业中毒

食物中毒是指患者所进食物被细菌或细菌毒素污染，或食物含有毒素而引起的急性中毒性疾病。根据病因不同可有不同的临床表现。而职业中毒是指接触工业毒物的工人在劳动过程中吸收工业毒物所引起的中毒，是职业病的一种。

8.4.1.2 突发公共卫生事件的危害

突发公共卫生事件对公众健康的影响表现为直接危害和间接危害两类。直接危害一般为事件直接导致的即时性损害，就是说直接对公众的身体造成损害。间接危害一般为事件的继发性损害或危害，例如，事件引发公众恐惧、焦虑情绪等对社会、政治、经济产生影响。根据突发公共卫生事件的性质、危害程度、涉及范围，突发公共卫生事件分为特别重大突发公共卫生事件（Ⅰ级）、重大突发公共卫生事件（Ⅱ级）、较大突发公共卫生事件（Ⅲ级）、一般突发公共卫生事件（Ⅳ级）四个级别，依次用红色、橙色、黄色和蓝色预警。

1. 特别重大突发公共卫生事件(红色，Ⅰ级)

有下列情形之一的，为特别重大突发公共卫生事件。

（1）肺鼠疫、肺炭疽在大、中城市发生并有扩散趋势，或肺鼠疫、肺炭疽疫情波及2个以上省份，并有进一步扩散趋势。

（2）发生传染性非典型肺炎、人感染高致病性禽流感病例，并有扩散趋势。

（3）涉及多个省份的群体性不明原因疾病，并有扩散趋势。

（4）发生新传染病或我国尚未发现的传染病发生或传入，并有扩散趋势，或发现我国已消灭的传染病重新流行。

（5）发生烈性病菌株、毒株、致病因子等丢失事件。

（6）周边以及与我国通航的国家和地区发生特大传染病疫情，并出现输入性病例，严重危及我国公共卫生安全的事件。

（7）国务院卫生行政部门认定的其他特别重大突发公共卫生事件。

2. 重大突发公共卫生事件（橙色，Ⅱ级）

有下列情形之一的，为重大突发公共卫生事件。

（1）在一个县（市）行政区域内，一个平均潜伏期内（6天）发生5例以上肺鼠疫、肺炭疽病例，或者相关联的疫情波及2个以上的县（市）。

（2）发生传染性非典型肺炎、人感染高致病性禽流感疑似病例。

（3）腺鼠疫发生流行，在一个市（地）行政区域内，一个平均潜伏期内多点连续发病20例以上，或流行范围波及2个以上市（地）。

（4）霍乱在一个市（地）行政区域内流行，1周内发病30例以上，或波及2个以上市（地），有扩散趋势。

（5）乙类、丙类传染病波及2个以上县（市），1周内发病水平超过前5年同期平均发病水平2倍以上。

（6）我国尚未发现的传染病发生或传入，尚未造成扩散。

（7）发生群体性不明原因疾病，扩散到县（市）以外的地区。

（8）发生重大医源性感染事件。

（9）预防接种或群体性预防性服药出现人员死亡。

（10）一次食物中毒人数超过100人并出现死亡病例，或出现10例以上死亡病例。

（11）一次发生急性职业中毒50人以上，或死亡5人以上。

（12）境内外隐匿运输、邮寄烈性生物病原体、生物毒素造成我境内人员感染或死亡的。

（13）省级以上人民政府卫生行政部门认定的其他重大突发公共卫生事件。

3. 较大突发公共卫生事件（黄色，Ⅲ级）

有下列情形之一的，为较大突发公共卫生事件。

（1）发生肺鼠疫、肺炭疽病例，一个平均潜伏期内病例数未超过5例，流行范围在一个县（市）行政区域以内。

（2）腺鼠疫发生流行，在一个县（市）行政区域内，一个平均潜伏期内连续发病10例以上，或波及2个以上县（市）。

（3）霍乱在一个县（市）行政区域内发生，1 周内发病 10～29 例或波及 2 个以上县（市），或市（地）级以上城市的市区首次发生。

（4）一周内在一个县（市）行政区域内，乙、丙类传染病发病水平超过前 5 年同期平均发病水平 1 倍以上。

（5）在一个县（市）行政区域内发现群体性不明原因疾病。

（6）一次食物中毒人数超过 100 人，或出现死亡病例。

（7）预防接种或群体性预防性服药出现群体心因性反应或不良反应。

（8）一次发生急性职业中毒 10～49 人，或死亡 4 人以下。

（9）市（地）级以上人民政府卫生行政部门认定的其他较大突发公共卫生事件。

4. 一般突发公共卫生事件（蓝色，Ⅳ级）

有下列情形之一的，为一般突发公共卫生事件。

（1）腺鼠疫在一个县（市）行政区域内发生，一个平均潜伏期内病例数未超过 10 例。

（2）霍乱在一个县（市）行政区域内发生，1 周内发病 9 例以下。

（3）一次食物中毒人数 30～99 人，未出现死亡病例。

（4）一次发生急性职业中毒 9 人以下，未出现死亡病例。

（5）县级以上人民政府卫生行政部门认定的其他一般突发公共卫生事件。

8.4.2 突发公共卫生事件的特点

突发公共卫生事件常与自然灾害及社会安全事件等多种因素相关，在时间、空间及人群分布上具有差异性，传播比较广泛，主要有以下几个特点。

8.4.2.1 突发性

突发性指事件是突然、紧迫、非预期发生的。突发公共卫生事件的发生往往比较突然，一般只能做一些模糊的预测。对于一个突发公共卫生事件，人们很难以最适合的方法进行准备。在事件发生之前，所需的技术手段、设备、物资和经费都不太可能有完全充分的准备。并且，目前已有的检测手段还不能保证迅速查明所有类型突发公共卫生事件的原因，从而可能使有些突发公共卫生事件难以及时有效地得到处置。

8.4.2.2 公共性

突发公共卫生事件是一种公共事件，在事件发生区域内或影响范围内的所有人，都有可能受到突发公共卫生事件的威胁和损害。如果发生的突发公共卫生事件是传染病暴发，或引起突发公共卫生事件的原因或媒介具有一定普遍性（如食品、疫苗或药物），还可能威胁其他地区甚至其他国家。因此，突发公共卫生事件一旦发生，其影响的绝不仅仅是突发公共卫生事件所在地，在很多情况下，还很容易引起强烈的跨地区影响，由于广泛采取公共卫生措施，又易引起社会的广泛关注。

8.4.2.3 严重性

突发公共卫生事件发生后，轻者可在短时间内造成人群的发病和死亡，使公共卫生和医疗体系面临巨大的压力，致使医疗力量相对短缺、抢救物资相对不足等，甚至冲击医疗卫生体系本身、威胁医务人员自身健康、破坏医疗基础设施；重者可对经济、贸易、金融等产生严重影响，甚至引起一定程度的经济衰退以及对国家安全和社会稳定造成威胁。

8.4.2.4 紧迫性

突发公共卫生事件事发突然、情况紧急、危害严重，如不能迅速采取处置措施，事件的危害将进一步加剧，造成更大范围的影响。所以，事件发生后须在尽可能短的时间内作出决策，采取具有针对性的措施，以将事件的危害控制在最低程度。许多原因不明或特别严重的突发事件发生时，由于事发突然，对所发生的事件认识不清、准备不足，使应对和处理工作更为艰难和迫切。因此，在突发公共卫生事件发生后，全力以赴救治患者，迅速调查事件原因，及时采取有针对性的处置措施，控制事件的进一步扩大，就成为十分紧迫的任务。调查、处理突发公共卫生事件的人员必须争分夺秒，迅速、全面地开展工作，以求在最短时间内控制事件。

8.4.2.5 复杂性

突发公共卫生事件种类繁多，原因复杂。例如引起传染病暴发的微生物就有细菌、病毒等 8 大类，引起中毒事件的物质仅理化类、全球已登记的化学物种类超 4 000 万种，对其毒性认识较深刻的仅数千种；同一种毒物的接触途径、剂量和个体的差异都会带来表现形式的差异。有的事件直接造成人体或财物损害，有的只是潜在的威胁，但可能持续较长时间。有的事件本身还可能是范围更大的突发事件的一部分。同类事件的表现形式千差万别，处理也难用同样的模式来框定，很难预测其蔓延范围、发展速度、趋势和结局。

8.4.2.6 综合性

只有通过综合的治理，才能使公共事件得到很好的治理，治理需要四个方面的结合。一是技术层面和价值层面的结合，不但要有先进的技术，还要有一定的投入；二是直接的任务和间接的任务相结合，这既是直接的愿望也是间接的社会任务；三是责任部门和其他部门的结合；四是国际和国内的结合。在解决治理公共卫生事件时，还要注意解决一些深层次的问题，比如社会体制、机制的问题；工作效能问题以及人群素质的问题，因此要通过综合性的治理来解决公共卫生事件。

8.4.3 公共卫生事件的救援策略

突发公共卫生事件应遵循预防为主、常备不懈的方针。预防为主是我国卫生工作的基本方针，同时也是处理突发公共卫生事件应遵循的有效而经济的基本方针；常备不懈的方针，是人们长期与疾病进行斗争的经验总结，也是处理突发公共卫生事件应建立的长效机制。

制订突发公共卫生事件应急预案，应按照“防治结合、以防为主，平战结合、应急为主，条块结合、以块为主，群专结合、以专为主”的原则，针对可能出现的突发公共卫生事件的严重程度、危害程度、涉及范围和社会反应程度，分别采取不同的控制措施和处置办法。平时的预防主要是做好对突发公共卫生事件的监测和预警；战时的处理主要是做好对突发公共卫生事件的就地处理和控制蔓延。做好对突发公共卫生事件的科学监测，通过各种监测网络收集突发公共卫生事件的相关信息，并运用科学的方法进行分析处理，及时掌握突发公共卫生事件的动态，为预防与应急处理突发公共卫生事件提供科学依据。预警是根据监测网络提供的信息，运用科学预测的方法和技术，对突发公共卫生事件的发展趋势进行推测和判断。它对提高整个社会预防与应急处理突发公共卫生事件的能力，减少突发公共卫生事件造成的危害，最大限度地保护人民生命安全和社会经济生活的正常运行具有重要意义。虽然突发公共卫生事件具有突发性，但是，在事件发生前总有迹象显现，只要我们不断积累经验，注意及时捕捉信息，并对此进行科学分析，就能够做出及时、准确的科学预警。

突发公共卫生事件的应急措施主要包括以下几个方面。

8.4.3.1 预防阶段

突发公共卫生事件应急工作应当遵循“预防为主，常备不懈，统一领导，分级负责，依法规范，措施果断，依靠科学，加强合作”的原则。

1. 预防为主，常备不懈

提高全社会对突发公共卫生事件的防范意识，落实各项防范措施，做好人员、技术、物资和设备的应急储备工作。对各类可能引发突发公共卫生事件的情况要及时进行分析、预警，做到早发现、早报告、早处理。

2. 统一领导，分级负责

根据突发公共卫生事件的性质、范围和危害程度，对突发公共卫生事件实行分级管理。各级人民政府负责突发公共卫生事件应急处理的统一领导和指挥，各有关部门按照预案规定，在各自的职责范围内做好突发公共卫生事件应急处理的有关工作。

3. 依法规范，措施果断

地方各级人民政府和卫生行政部门要按照相关法律、法规和规章的规定，完善突发公共卫生事件应急体系，建立健全系统、规范的突发公共卫生事件应急处理工作制度，对突发公共卫生事件和可能发生的公共卫生事件做出快速反应，及时、有效开展监测、报告和处理工作。

4. 依靠科学，加强合作

突发公共卫生事件应急工作要充分尊重和依靠科学，要重视开展防范和处理突发公共卫生事件的科研和培训，为突发公共卫生事件应急处理提供科技保障。各有关部门和单位要通力合作、资源共享，有效应对突发公共卫生事件。要广泛组织、动员公众参与突发公共卫生事件的应急处理。

8.4.3.2 应对阶段

突发公共卫生事件发生后，国务院设立全国突发事件应急处理指挥部，由国务院有关部门和军队有关部门组成，国务院主管领导担任总指挥，负责对全国突发事件的统一领导、统一指挥，做出处理突发公共卫生事件的重大决策。同时各省级政府也要成立突发事件应急处理指挥部，负责对本行政区域内突发公共卫生事件应急处理的协调和指挥，做出处理本行政区域内突发公共卫生事件的决策，决定要采取的措施。因而从法律上明确突发事件应急工作是政府的职能，而不仅是卫生行政部门的职责，进一步强调了在政府的领导下，各相关部门在各自的职责范围内做好突发事件应急处理的有关工作。政府的职能体现在突发事件应急工作的全过程。

8.4.3.3 建立体系

突发公共卫生事件应急处理应坚持预防为主，平战结合，国务院有关部门、地方各级人民政府和卫生行政部门应加强突发公共卫生事件的组织建设，组织开展突发公共卫生事件的监测和预警工作，加强突发公共卫生事件应急处理的队伍建设和技术研究，建立健全国家统一的突发公共卫生事件预防控制体系，保证突发公共卫生事件应急处理工作的顺利开展。建立突发应急反应体系，承担突发公共卫生事件及相关信息的收集、处理、分析、发布和传递等工作，采取分级负责的方式实施。要在充分利用现有资源的基础上建设医疗救治信息网络，实现卫生行政部门、医疗救治机构与疾病预防控制机构之间的信息共享。

8.4.3.4 锻炼队伍

各级人民政府卫生行政部门按照“平战结合、因地制宜，分类管理、分级负责，统一管理、协调运转”的原则建立突发公共卫生事件应急救治队伍，并加强管理和培训。采取定期和不定期相结合的形式，组织开展突发公共卫生事件的应急演练。提高疾病预防控制人员的业务素质，打造一支适应新形势下突发事件应急的卫生队伍。

8.4.3.5 信息畅通

开展对我国新发传染病流行状况的调查，建立有效的传染病实验室监测系统，及时快速地预警或发现新发传染病暴发或流行的先兆。 加强疾病监测工作的管理，确保疫情报告网络畅通，在疫情或可疑病例出现时能够及时上报，为防治和决策提供准确的信息，便于及时采取措施。

8.4.3.6 国际合作

加强国际交流，充分利用国际先进的技术方法和手段，服务于我国的疾病防治工作。 国家有计划地开展突发公共卫生事件相关的防治科学研究，包括现场流行病学调查方法、实验室病因检测技术、药物治疗、疫苗和应急反应装备、中医药及中西医结合防治等，尤其是开展新发、罕见传染病的快速诊断方法、诊断试剂以及相关的疫苗研究，做到技术上有所储备。 同时，开展应对突发公共卫生事件应急处理技术的国际交流与合作，引进国外的先进技术、装备和方法，提升我国应对突发公共卫生事件的整体水平。

8.4.3.7 加强教育

开展群众性宣传教育工作，提高我国公众应对突发公共卫生事件的能力。 县级以上人民政府要组织有关部门利用广播、影视、报刊、互联网、手册等多种形式对社会公众广泛开展突发公共卫生事件应急知识的普及教育，宣传卫生科普知识，指导群众以科学的行为和方式对待突发公共卫生事件。 要充分发挥有关社会团体在普及卫生应急知识和卫生科普知识方面的作用。 积极开展以除害灭病为中心的爱国卫生运动，促进各项卫生措施的落实。

8.5 远程医学救援

灾难救援具有突发性、危险性、复杂性以及社会性等特点，现场医务人员及救援设施相对匮乏、救援条件恶劣、医疗水平有限，对于现场救治水平和救治能力都有较高要求。 突发性灾难易造成大规模人员伤亡，高效的病情诊断与处置是灾难救援的重中之重。

远程医学在远程会诊、远程监护、专家智能决策、灾情预警预测等方面具有优势，能够大幅提升灾难现场医疗救治、灾难预警预测、灾难应急卫生管理决策的整体水平。 我国幅员辽阔，位于环太平洋地震带与欧亚地震带之间，板块运动活跃、地震频发，尤其是四川、云南等西南地区。 解放军总医院远程医学中心多次组织、参与远程抗震救治工作，积累了丰富的抗震救灾远程救援工作经验。随着互联网及多媒体技术的迅猛发展，我国的远程医学救援体系日趋完备，在近年多次自然灾害救援事件中，远程医学都发挥了重要的战略作用。

8.5.1 案例展示

8.5.1.1 案例 1

2008 年 5 月 12 日，四川省阿坝藏族羌族自治州汶川县发生里氏 8 级地震，是新中国成立以来破坏性最强、波及范围最广、灾害损失最重、救灾难度最大的一次地震。

在汶川特大地震抗震救灾中，总后卫生部派出远程医疗车，利用“军卫网”接受北京军队和地方医学专家点对多点的会诊指导，在极其艰苦的环境条件下抢救伤员。解放军总医院远程医学中心第一时间开通了远程应急绿色通道，向一线公布了远程会诊电话，实行 24 小时值班，随时为灾区提供技术支持，确保各类重伤员在最短的时间内得到最有效的救治。

在此次抗震救灾中，最典型的远程救治实例是对被掩埋 196 小时，患重型颅脑损伤伴全身多发伤的矿工赖某的异地成功救治。赖某为 47 岁男性磷矿矿工，地震发生时在距震中 40 公里的什邡市金花镇矿下作业，当时矿井倒塌，致其头部及全身多处受伤，患者伤后昏迷并被救出，由于发生余震，又在一废旧涵洞中被掩埋近 8 天（196 小时），其间患者未进食水。5 月 20 日 10 时，赖某得到解放军战士的救援，历经 4 个小时以担架抬出至新平镇，给予简单补液后于 20 日 16 时由直升机后送至绵竹解放军 255 医院方舱继续救治。检查发现患者有重型颅脑损伤、挤压综合征以及肾功能衰竭、休克、肺部感染、伤口感染等，迅速给予基础治疗，抗休克的同时，还进行了紧急抢救和生命支持，但进一步的治疗怎么办？总后卫生部组织多家医院联合远程会诊，通过卫星视频连线绵竹地震灾区现场对赖某实施诊断。在经总后远程会诊后，判断伤员脑内有出血，决定用直升机将他接回原成都军区总医院救治。3 小时后，赖某被直升机转送到原成都军区总医院。入院后，迅速行头颅、胸部 CT 扫描、全身肢体 X 线和血液生化等检查，发现其脑内存在巨大血肿，生命垂危。2 小时后，经专家讨论决定为其行手术治疗。100 分钟后，巨大脑内血肿得以清除。接下来，针对肺部感染、肾功能损伤以及其他症状，301 院士专家组及原成都军区总医院专家组多次讨论，精心救治，2 周后，患者转危为安，终于痊愈，创造了被掩埋 196 小时生还的生命奇迹。

5 月 18 日上午，由解放军原总后勤部地震卫勤总指挥部牵头，解放军总医院赴成都军区总医院医疗队、原成都军区总医院、原南京军区总医院、西京医院的肾科、胃肠外科院士及烧伤专家、急诊专家在不同的地点共同对由第四军医大学赴四川安县医疗队救治的一名在地震中被埋 124 小时的 21 岁男性伤员进行远程会诊。通过实时电视屏幕了解伤员病情、查看伤情并进行伤员双下肢功能的检查后，专家们最终提出了治疗方案，使伤员得到了最有效的治疗。

多名伤员的异地成功救治，诠释了远程医疗会诊及直升机后送在抗震救灾中对特重型伤员的极限救治作用，充分展示了远程医疗高新技术独具的科学魅力和独特的地位与作用。

8.5.1.2 案例 2

2012 年 9 月 7 日，云南省昭通市彝良县附近地区分别发生里氏 5.7 级和 5.6 级地震，造成近千人伤亡。灾区医疗条件及医疗设备有限，为了更有效抢救伤员，9 月 10 日，在总后卫生部医疗局主持下，全军远程医疗中心、解放军总医院、解放军昆明总医院、解放军昆明总医院现场救援队开展了四地远程会诊。在远程会诊车上，解放军昆明总医院将地震重灾区患者的实时图像影音资料传到会诊平台，解放军总医院医务部、骨科研究所、肾内科、重症医学科，原成都军区昆明总医院附属骨科医院组成专家组详细听取患者情况汇报，充分肯定了地方医院的初步术后治疗方案，同时提醒主治医生高度关注患者术后抗感染、防血栓问题。专家组还就震后挤压伤救治、地震伤员肾功能损伤、野外条件下抗生素使用、震后防疫洗消等问题进行了耐心详细的指导。各位专家专业、精辟的会诊意见通过远程会诊系统穿越千山万水到达地震灾区一线，对灾区抗震救灾任务起到了积极的指导作用。

8.5.1.3 案例 3

2013 年 4 月 20 日，四川省雅安市芦山县发生里氏 7.0 级地震，受灾人口 152 万人，受灾面积 12 500 平方千米。地震发生后，解放军总医院专家医疗队迅速将无线便携式远程医疗会诊系统送至地震灾区伤员集合点医院，在第一时间组织开通了面向灾区的远程医疗会诊系统，与原成都军区总医院、西南医院、第三十七医院、成都新都区中医院和第 161 医院建立远程联络，与地震救援队救护车远程医疗系统联通，提供 24 小时远程救援服务，涵盖了急诊和危重症医学科、骨科、神经外科、肝胆外科、妇产科等相关科室专家。据不完全统计，此次共为灾区实施远程会诊和手术指导 110 余次，充分发挥了高级专家的指导救治作用。

雅安市宝兴县在地震后因对外道路受阻，成为孤岛。该县一名 12 岁女孩高某在地震发生后被废墟掩埋，她的母亲徒手将她挖出后由亲友抬着步行送往医院，一个多小时后遇到了正在赶来的医疗救助队，之后迅速被转送到芦山县人民医院进行救治。根据诊断，她肋骨骨折，刺伤了肝脏和脾脏，导致了严重的腹腔内出血，需要立刻实施开腹手术。 4 月 21 日凌晨 1：30，解放军总医院急诊科和肝胆外科专家为她进行了远程紧急会诊，诊断为失血性休克和内脏裂伤，并立即远程指导救援队进行抢救和手术，在手术车上及时剖腹探查，切除了受损严重的脾脏并进行了修补，手术成功，高某终于脱离危险，其家人对医护人员十分感激。

与此同时，解放军总医院专家医疗队在 21 日下午即部署到原成都军区第三十七医院的帐篷医院。 医疗队在迅速开展现场救援的同时，及时将无线便携式远程医疗会诊系统发送至包括雅安市人民医院、原成都军区第三十七医院，以及宝兴、芦山县前派分队等在内的地震伤员集合点医院，并与解放军总医院远程会诊中心、急诊科、骨科、呼吸科等相关科室对接，对地震伤员的抢救提出了远程诊断和救治意见。 尽管灾区条件艰苦，医疗专业人员有限，远程医疗系统却可以将国内最优秀的医疗专家“送”到灾区人民身边，为灾区专家医疗队提供了强大后盾，在提高救治效率的同时也增强了所有人的救治信心。

8.5.1.4 案例 4

2013 年 7 月 22 日，甘肃省定西市岷县、漳县交界发生里氏 6.6 级地震，死伤千余人。 解放军总医院远程医学中心急灾区所想，主动作为，及时开通了 24 小时值班的远程地震救援热线。 然而，当时伤员绝大部分安置在岷县人民医院和中医院，当地没有远程医疗设备，无法开展远程会诊。

针对这个特殊情况，为了及时让灾民得到救治，远程医学中心在解放军总医院院长委托下派出技术支持人员，在原兰州军区和抗震指挥部的协助下，携带自主研发的移动远程医疗工作站前往甘肃灾区一线。 25 日将设备赠予解放军第一医院，并开展了移动远程医疗工作站的使用培训，次日经过设备调试对接后，解放军总医院立即组织泌尿外科、骨科、神经外科、神经内科、普外科、妇产科以及急诊科等相关科室专家为前线伤员进行远程会诊，为共计 73 例伤员提供了明确的诊断和治疗方案，并通过远程培训培养远程医疗技术人员 10 人。

另外，远程平台在灾情汇报和士气提升等方面也发挥了重要作用。 解放军总医院领导通过平台慰问前线工作人员，及时了解灾情及救灾需要，从而及时调配资源提供后方援助，并向一线人员表达了关怀和敬意，让大家深受鼓舞，有力地为救灾提供了强大的后方人力及资源支持。

8.5.1.5 案例 5

2014 年 8 月 3 日，云南省昭通市鲁甸县境内发生里氏 6.5 级地震，震源深度 12 千米，余震 1 335 次。 108.84 万人受灾，8.09 万间房屋倒塌，解放军和武警部队近万兵力抗震救灾。

灾情发生后，总后卫生部立即组织开通了面向灾区的远程紧急会诊，由解放军总医院、原南京军区总医院、总后卫生部和昆明军区总医院派往地震灾区的远程卫星车进行多方联合远程会诊。解放军总医院在接到总后卫生部通知指示后，迅速启动远程医学应急救援并进行会诊前准备，4 日中午即与昆明总医院远程卫星车系统联通。解放军总医院、原南京军区总医院专家对地震灾区数名伤员进行远程诊断和手术指导。其中一名伤员在骑摩托车时被倒塌墙体砸伤，当即昏迷 2 分钟，清醒后感头痛，后逐渐感到左下肢麻木无力。经专家会诊，初步诊断为胸腰段脊髓损伤，不排除硬膜外血肿，建议观察损害平面变化，行激素冲击治疗并完善其他辅助检查，如有椎管内血肿行手术治疗。远程医学救援迅速明确了伤员的诊断及治疗方案，减轻了伤员的痛苦并为疾病救治赢得了宝贵时间。

8.5.2 小结与展望

面对重大灾难造成的大批量伤员，远程医学救援力量将发挥越来越重要的作用。探索远程医学救援的形式以及与之相匹配的救援内容，将成为今后灾难医学救援的重要课题之一。随着通信网速率的提升，新一代无线宽带多媒体技术、无线医疗物联网技术和虚拟化手术技术迅速发展，将推动建立和完善远程医学介入下的灾难医学救援模式，提升灾难医学救援的信息化水平，并革新灾难医学装备，使现代灾难医学救援服务内涵不断向广度和深度延伸。具体表现在：①促进灾难医学救援装备的标准化和移动化；②促进灾难医学救治的专科化和业务的全覆盖；③建立国家级灾难医学数据库及数据中心；④提升灾难医学救援的智能化水平。

因此，如何总结和吸取以往灾难救援的经验和教训，着手构建现代化的灾难医疗体系，加强军、地医疗单位的联合，充分发挥远程卫星医疗系统的作用，使医疗卫生、交通和通信系统有机地联合起来，并进一步推动远程医疗系统的实用化、小型化、低成本化、线路简易化发展，是抗震救灾工作中至关重要的战略性问题。此外，在医疗条件较差的边远地区，急救医疗单位应当尽早使用卫星通信系统，建立由陆、海、空综合急救医疗系统组成的卫星通信急救医疗系统。利用这一系统，不但能够在特大自然灾害发生时挽救更多人的生命，还可提高和改善这些地区人民的医疗卫生条件，具有广阔的应用前景。

总之，灾难是人类共同面临的挑战，减少灾难所致的伤残和死亡是全球的共识。远程医学介入的灾难医学救援模式和服务体系的建立，不仅能提高国家抗灾减灾的能力，更好地保障人民群众的生命财产安全；而且可以充分展示我国在世界救援舞台上的大国形象，为我国的经济、社会发展赢得良好的外围环境。

8.6 移动医院救援

移动医院承担着灾难现场紧急医学救援的任务，根据具体承担的任务要求，它能够提供门诊、急救、手术、检验检查、传染病防控、药品供应等功能。 在灾难现场，移动医院可快速制订并实施伤病员救治与转运方案，制订并执行医院感染控制流程，制订并落实护理流程，开展心理危机干预工作，并明确远程医疗支持实施路径。

8.6.1 移动医院的概况

移动医院又称机动医院、流动医院、帐篷医院、方舱医院、汽车医院等，在2008年“5 · 12”汶川地震中，通过接触、感受和媒体介绍，许多人对首次亮相并集中使用的多种移动医院有了初步的印象。

帐篷医院和方舱医院就是移动医院的雏形。 起初的移动医院受工程材料和技术条件的限制，在功能定位、系统集成、设计理念、材料加工、设备配置、附属设施等各方面都相当简陋。 随着人们认识水平的提高和科学技术的发展，移动医院逐渐完善定型，由依靠不同交通工具输送，发展到今天在一定条件或特定条件下自行机动，由运载分体型发展成为车载一体型，自身机动能力和远程投送能力显著提高。 机动能力提高是系统集成一体化的表象，其内涵则是构成移动医院的不同方舱和各种帐篷相互之间的科学组合构成的积木式医院，通过长短不一的连廊把方舱和帐篷连接在一起，形成一个小而全的医疗联合体，在恶劣天气下确保工作人员足不出户就能开展工作。 这种连体不仅仅是为了遮风挡雨，更重要的是为了工作流程和服务流程的程序化和科学化。 不仅如此，就连入口、出口的朝向选择都要根据地理条件和气象条件等自然环境来确定。

移动医院的服务功能多样，其服务能力很大程度取决于医疗方舱的配置与医务人员的配备。 当有重特大自然灾害发生时，奔赴灾区的医疗队大致可分为轻装与重装两类。 前者人员少，装备便携机动，功能单一，自我保障能力有限；后者人员多，装备车载机动，功能多样，自我保障能力完善。 重装医疗队通常都配有大同小异的移动医院，这与初期的移动医院在服务功能上已不可同日而语，由较为单一的简单服务逐步发展到一专多能服务乃至今天的近乎全天候、全方位的多样化医疗服务。 移动医院的系统组合和工作流程虽然没有统一的标准，但大体上相似，通常的基本组合与流程是救护车—检伤分类帐篷—急救方舱—X 线方舱—手术方舱—检验方舱—监护方舱—中央帐篷—指挥车—通信车—留观帐篷—病房帐篷—药品器材帐篷—生活物资帐篷—水电氧方舱—供血车—物资保障车—宿营车。

移动医院具有以下特点。①机动性强、响应速度快。移动医院可满足水陆空运输方式，移动医院模块主要由车辆+方舱组成，整体体积小、质量轻，车辆和方舱可分离。车辆选用越野型底盘，道路通过性能好、机动性强；方舱可通过汽车、铁路、舰船和救援直升机进行运输，响应速度快，可迅速到达灾害现场。②模块化单元，可自由组合。移动医院中的各医疗模块可根据灾情及伤情自由组合，灵活性强，并可减少资源浪费。③模块自我保障，可独立运行。移动医院中各组成模块均有能保证本模块独立运行的水、电、油保障系统，满足灾难救援时的自身需求。④医疗功能完善。移动医院具备二级医院的救援水平，具备术前各项检查功能，手术室内洁净度均达到国家标准，医用器具、药品齐全，可进行外科、骨科等多方面的现场急救。⑤信息化传递。移动医院各模块间可建立一个小型的局域网，实现模块间的通信、信息数据传递、视频图像采集与传递等功能。救援过程中，检查车上各项检查数据均可传输到手术车上，以便急救手术的顺利开展，此外还可与后方医院建立网络连接，实现远程医疗会诊，快速地解决现场手术中出现的各种重大问题。

8.6.2 移动医院的应用

8.6.2.1 灾难救援中的重要作用

2008年“5·12”汶川地震发生后，德国及俄罗斯捐赠的移动医院在救援中发挥了重要的作用，挽救了无数人的生命。与国外先进的技术相比，当时国内移动医院的建设尚未完善。我国作为一个发展中的大国，地域辽阔，自然灾害频发，为保障人民群众生命财产安全，国内的救援体系必须完善，因此移动医院的建设也必须完善。2013年“4·20”芦山地震中，我国自主研发的移动医院在救援中得到了极大程度的应用，国家救援队、武警部队以及各省市救援队均携带移动医院抵达救灾现场，分区分批地对伤员进行救治，提高了救援效率，挽回了无数生命。由此可见，移动医院是必不可少的，它的作用也是不可替代的。

8.6.2.2 边远地区巡回医疗活动

移动医院建设采用“平急结合”的建设理念，除用于灾难紧急救援，在平时还可用于医疗下乡，到边远地方进行巡回医疗，这也符合国家构建和谐社会的宗旨，具有巨大的社会效益。

8.6.3 移动医院的衍生

顾名思义，移动医院与其他医院的最大区别在于“移动”，除了陆路开进、道路运输和铁路运输外，能够移动的医院或类似的医疗联合体还有卫生列车、医疗船舶和飞行医院等，具体如下。

8.6.3.1 帐篷移动医院

帐篷移动医院包括普通帐篷、网架式帐篷、充气式帐篷 3 种形式。 中国国际救援队于 2004 年研制并投入印度海啸救援的帐篷移动医院，在国内外灾害救援中发挥了重要作用。 帐篷移动医院具有的功能包括：①设备“小、少、精”；②适合民航搬运；③能迅速展开和收回；④能适应国内外不同环境、种类的灾害事件救援。 同时，帐篷移动医院展开后面积大、药品装备齐全，可达到二级医院的检查与手术救治水平。 但其需要车载、筹备物资，机动性相对差。

8.6.3.2 医疗船舶

军事上应用医疗船已有许多年的历史，此类船舶受《海牙公约》和《日内瓦公约》的保护，船体上都标有醒目的非战斗船只标识和红十字符号。 马尔维纳斯群岛战争期间，交战双方均在南大西洋部署了医疗船，用于伤员救护。 在和平时期，医疗船常常用于出访巡诊、抢险救灾等人道主义救援活动，以此来扩大国际影响力，提高国际地位。

通常情况下，陆地上的移动医院在装备水平和救治能力上大多相当于一个二级甲等综合性医院，而大型医疗船的装备水平和救治能力往往相当于三级甲等综合性医院。 这种比喻不是指空间规模和床位数量，仅指装备水平和救治能力，特别是创伤救治的日均手术量和抢救量。 需要说明的是，陆地上的移动医院主要是为了应对以创伤为主的突发事件，服务功能相对单一，服务能力相对有限，像 CT、MRI、DSA 等大型检查一般都因条件所限无法开展或难以进行，而大型医疗船则服务功能齐全，服务能力较强，正常医院所能开展的各种辅助检查在医疗船上基本都能进行。 而美军装备的 7 万吨级超大型医疗船“仁慈号”和“舒适号”，远非一般的综合性医院能比，相当于流动在海洋上的医疗城。

8.6.3.3 空中医疗

比陆地和海洋更宽广的是天空，因此，飞行医院是移动医院家族中不可缺少的重要成员。 由于空间有限，严格地讲，无论是用直升机还是固定翼飞机改装的医用飞机，大多还都不能称为“飞行医院”，而只能称为医用飞机。 虽然飞机的空间有限，飞行又受气象、海拔、场地、航站等因素和条件的限制，但空中飞行的优越性是陆路行进、铁路运输和海上航行无法比拟的。 其最大的优点是速度快、飞得远，尤其是直升机对起降场地要求不高，甚至可以随地起降或悬停，更是解决“最后 10 公里”无路可走或险途通行的唯一有效手段。 正因如此，航空救援是国家整体救援不可缺少的重要力量和手段，而航空医疗救援是航空救援体系的重要组成，是立体救援、快速救援、综合救援、异地救援、现代救援的重要方式。航空医疗的优越性显而易见。因此，医用飞机主要用于卫生应急救援，尤其是边远地区危重病患者的空中长途转运。越南战争期间，美军已经广泛使用直升机后送伤员，平均35分钟内便将伤员送到后方医院，大大降低了战伤的死亡率。在西方发达国家，医疗飞行在通用飞行中占有相当大的比例，美国、德国、澳大利亚等国家已常态化开展以直升机为主体的应急救援和院前急救。以德国为例，自1970年装备第一架医用直升机，到1980年，已基本形成覆盖全国领空90%的空中急救网，建立了30个救护直升机急救站，急救半径缩短到50千米，急救时间平均为10分钟，成为世界上空中急救力量最发达的国家之一。而在我国，航空医疗的常态化尚处于起步阶段。需要说明的是，与救护车服务相比，医用直升机或固定翼飞机的购置成本、维护成本、运行成本和服务成本等要高得多，没有强大的物质基础、财力保障和行业支撑很难普及推广。

8.6.3.4 车载移动医院（重型/轻型）

既适用于最前线的装甲运输，也可在局部战争和维和行动中作为医疗后送车辆使用。

1. 重型车载移动医院

配备于部分军队的车载移动医院是在运输货车基础上改造而成的移动手术车，可进行抗休克、各类外伤急救手术等救治，提高了军队作战的卫勤保障能力，在汶川特大地震灾害救援的医疗救治中也发挥了重要作用。其优点是空间大、储备物资多，但机动性差、速度慢、适应性差，不适合在泥泞道路、城市间及狭窄地域展开工作。部分急救中心，如中国急救中心研制的“巨无霸”急救车，是一台集物资供应与急救手术于一身的大型医疗物资供应车。各种医疗物资都装备在车厢的前半部分，包括充气帐篷、折叠病床、药品、医疗器械等。车底部还有2个大水箱，一次可储备400升水，供医疗急救时使用。车厢后半部分可进行开放性伤口清创、伤口缝合、气管切开、胸腔闭式引流等手术。手术舱内还配备有医疗器械和药品。手术台可根据要求调节高度，床头装有呼吸机、监护除颤仪、吸引器等设备，舱顶安装了可调式无影灯，可随时供应冷热水。

2. 轻型车载移动医院

21世纪以来，境内外敌对势力在我国制造的严重暴力犯罪和恐怖事件不断升级，重特大自然灾害、安全事故频繁发生，武警部队面临着繁重的处突反恐任务，传统的帐篷式移动医院很难为一线部队提供及时的卫生保障。为了解决卫勤准备时间仓促、保障难度大、伤员后送困难、现场医疗需求紧急等保障难点，武警总医院的研究人员提出设想并成功研制了轻型车载移动医院。轻型车载移动医院由卫勤指挥车、外科手术车、综合急救车、医技检查车、武警运兵车、医疗保障车、生活保障车共7个部分组成。卫勤指挥车：具有音频传输、视频传输（事发现场—指挥车前指—总医院基指作战中心）功能，主要包括对讲机机群、卫星转播、3G海事卫星；配有车外视频监控装置，可24小时不间断监控车外情况；配备有办公会议系统，包括计算机、投影，可进行多方远程会议；另外还可进行场地照明。外科手术车：主要实施紧急救命手术，如大血管修补术、气管切开、开放性创伤（头颅、胸、腹）紧急手术、清创术等。综合急救车：集成度高，配备有车载急救装备，器械、药品配备齐全、配比合理，受命后3～5分钟即可直接奔赴目的地，可实施外科常见急救手术、内科抗休克治疗、心肺复苏、心电监护等紧急措施，适合武警部队卫勤保障任务需要。车内配有电除颤仪、呼吸机等急救器材。可进行抗休克治疗，如失血性多发伤所致的休克及心肺复苏，还可给予紧急输液、吸氧、药物治疗等治疗。医技检查车：主要对伤员进行初步辅助检查，以明确诊断及治疗，可以进行心电图、B超、X线检查、血尿便常规、肝肾功能等生化17项、肝炎6项、HIV和血气分析等检验。轻型车载移动医院不受人员集结、物资准备、出动速度等制约，机动性强、速度快、适应性强、技术集成多，适合在各种路面、城市及空间狭小的地域展开救治，但其急救药品、器械储备有限，不适宜在野外长期展开工作。这种新型车载移动医院将成为一支反应快速、救治高效的院前应急保障力量，是未来实施有效救护、降低伤残率和死亡率的重要保证，也是平时应对自然灾害等现场救护的重要力量。

8.6.3.5 卫生列车

卫生列车最初是为在特定情况下运送伤员设计的，把普通列车改装成为卫生专列来承担临时性的医疗运输任务。由于缺少配套的专用医疗设施和医疗设备，随行的医护人员在车上只能对运载的伤员进行简单的对症处理，无法在车上尤其是行进间开展手术治疗等重大抢救，以运输伤员和缓解性、稳定性治疗为主。在唐山大地震救援中，曾使用159次列车转运了7.2万名伤员。随着轨道运输和机车车辆制造技术的发展，现代化的卫生列车已今非昔比，研制时不仅要依据铁道客车国标、铁标等技术标准和行业规范，还要遵循医疗卫生领域的相关技术协议和行业标准，工艺复杂，兼容性强，科技含量高，配置水平高，既能运输伤员又能在车上开展各种抢救，无论平时抢险救灾或战时救死扶伤都能有效执行卫生应急救援任务。

8.6.3.6 方舱移动医院

方舱是由医疗功能单元、病房单元、技术保障单元3部分构成的模块化移动装备。其特点是利用通道方舱为中心，三面为方舱，一侧为通道口，形成一环形密闭结构，该系统由医疗方舱、卫生帐篷、发电挂车构成。技术保障单元可为医疗需求提供医用氧气、负压气体、冷暖空调、工作用水及照明、动力用电等。其具有伤员分类后送、紧急手术、早期外科处置、早期专科治疗、危重急救护理、移动 X 线诊断、移动临床检验、卫生器材灭菌、急救药品供应、卫勤作业指挥、远程会诊等功能。在野外条件下，方舱移动医院以其适应性好、快速反应强、机动性能好等优点，在不同的时间都能发挥重要作用。同时，方舱医院即使没有外部电源，也可自行发电，能正常开展伤员的抢救工作；密封性好，可随时迁移，能够满足突发事件的应急保障。方舱移动医院同时全面快速展开受陌生的环境地域影响，需要一定的区域面积、充足的水源、方便的交通条件，主要适用于移动条件下伤员的救治、地震、抗洪抢险、反恐等特殊情况下对伤员的紧急救治。

参考文献

[1] 中华人民共和国卫生部. 群体性不明原因疾病应急处置方案（试行）[EB/OL].（2007-01-16）[2024-11-09]. http：//www. nhc. gov. cn/yzygj/s3588/200909/doc6097. pdf.

[2] 中华人民共和国国务院. 突发公共卫生事件应急条例 [EB/OL].（2003-05-09）[2024-11-09]. https：//www. gov. cn/zwgk/2005-05/20/content_145. htm.

[3] 中华人民共和国国务院. 国家突发公共事件总体应急预案 [EB/OL].（2006-01-08）[2024-11-09]. https：//www. gov. cn/zhuanti/2006-01/08/content_2614770. htm.

[4] Coates S J，Weymouth W. Emergency medical services response to earthquakes：a review [J]. Am J Disaster Med，2011，6（6）：367-380.

[5] Bissonnette D，Scarfone R，Foltin G，et al. Pediatric disaster triage：multiple-casualty incident triage tools in pediatric patients [J]. Pediatrics，2016，137（4）：e20154273.

[6] The Sphere Project. The Sphere Handbook：Humanitarian Charter and Minimum Standards in Humanitarian Response [M]. The Sphere Project，2018.

[7] Hirose T，Watanabe M，Nishida T，et al. Lessons learned from a medical response to the Great East Japan earthquake：toward sustainable medical disaster support [J]. Disaster Med Public Health Prep，2018，12（1）：99-106.

[8] Lai P C，Mak K L，Ho W Y，et al. An analysis of medical relief teams after the 2018 Taiwan Hualien earthquake [J]. Int J Environ Res Public Health，2019，16（4）：569.

[9] Djalali A，Ingrassia P L，Della Corte F，et al. Identifying deficiencies in national and foreign medical team responses through expert opinion surveys：implications for education and training [J]. Disaster Med Public Health Prep，2019，13（1）：87-94.

[10] 杨丽君. 我国突发公共卫生事件应急救援体系建设研究 [J]. 中国工程科学，2021，23（5）：9-17.

[11] 曹康泰. 突发公共卫生事件应急条例释义 [M]. 北京：中国法制出版社，2003.

[12] 卫生部卫生监督中心卫生标准处. 传染病诊断标准及相关法规汇编 [M]. 北京：中国标准出版社，2003.

[13] 马光辉. 突发公共卫生事件的特性及处置 [J]. 灾害学，2008，23（9）：36-39

[14] 姜伟. 突发公共卫生事件的预防与处理 [J]. 中国现代药物应用，2011，5（1）：246-247.

[15] 袁健. 突发公共卫生事件管理的政策保障：基于公共政策制定层面的分析 [J]. 中共银川市委党校学报，2011，3（4）：83-85.

[16] 冯毅. 社会安全突发事件概念的界定 [J]. 法制与社会，2010（25）：279-280.

[17] 武西峰，张玉亮. 社会安全事件应急管理概论 [M]. 北京：清华大学出版社，2013.

[18] 田一鸣. 基于模糊贝叶斯网络的社会安全事件风险评估研究 [D]. 北京：中国人民公安大学，2019.

[19] 胡啸峰，王卓明. 加强“韧性城市建设”降低公共安全风险 [J]. 宏观经济管理，2017（2）：35-37.
[20] 王任. 地铁化学恐怖袭击应急处置探究 [J]. 铁道警察学院学报，2021，31（4）：25-28.
[21] 陈振锋，张磊，王心，等. 化学恐怖袭击的医学救援策略 [J]. 中国急救复苏与灾害医学杂志，2008（10）：620-622.

第 9 章
城市灾难逃生与自救方法

9.1 紧急呼救

我国地域辽阔、人口众多，是世界上灾难风险最高的国家之一，不但灾难类型多、强度大、频度高，而且灾后环境恶劣复杂，对社会功能、生活秩序、环境资源等造成巨大的破坏，严重威胁人民群众的生命和财产安全。灾难发生后，受灾受困群众除了积极开展自救和互救外，往往需要灾难现场外的专业救援机构的帮助和救助，因此紧急呼救显得尤为重要，及时、高效的呼救有助于救援人员了解灾情，合理分配救援力量，有助于制定周详的救援方案。

9.1.1 紧急呼救的方法

在我国，紧急呼救最常用的方法是电话呼救。医疗急救电话为 120，报警电话为 110，火警电话为 119，交通事故电话为 122。电话呼救时必须要用最精炼、准确、清楚的语言说明以下几点：①现场联系电话与姓名（包括报告人与伤员），以及伤员性别、年龄；②现场确切地点，尽可能指出附近街道的交汇处、其他显著标志或高速公路距某服务区距离；③伤员目前最危重的情况，如昏倒、呼吸困难、大出血、骨折等；④简述发生急症的情况或突发事件等；⑤发生灾害事故时，需要说明伤害性质、严重程度、伤员的人数；⑥现场所采取的救护措施。

9.1.2 灾难现场存在的通信问题

灾难救援第一时间的通信至关重要，然而严重灾难现场通信公众网络（固定电话、移动电话、移动网络等）通常遭受不同程度破坏，短期内难以修复，不仅影响受灾群众的紧急呼救，同时制约着紧急救援行动的开展。其主要存在以下几个问题。

1. 通信线路中断

严重自然灾害发生时，通信基站、地下光缆等基础设施遭受破坏，维修难度大、时间长，导致灾区群众紧急求救信号无法及时传出，救援人员亦无法向外界汇报救援现场信息。

2. 信号传递堵塞

灾难发生后，在生命财产安全受到威胁时，人民群众首先会拨打 110、119、120 等求助电话，短时间内通信流量蹿升，造成通信通道阻塞，甚至"瘫痪"，导致求救信息无法及时传出。

3. 电力中断

洪水、地震、台风等自然灾害往往会破坏电力设施，造成供电中断，导致通信设施无法正常供电，引起通信网络瘫痪，从而影响救援信息的传递。

9.1.3 应急通信网络的建立

灾难发生后，各级救灾指挥机构应当组织邮电、交通、建设和其他有关部门及单位采取措施，抢修、抢通遭受破坏的生命线系统，包括通信传输系统、交通运输系统、供排水系统、能源供应系统等。通信传输系统是其中重要的一环，在通信公众网络遭受破坏或不堪重负的情况下，必须尽快建立高效、可靠的应急通信网络系统。目前我国常用的应急通信网络有以下几种。

1. 卫星通信系统

卫星通信技术在我国发展得已经相对成熟，属于天基应急通信手段。卫星通信有突出的应用优势，支持远距离交流、覆盖范围广，并且效率高、线路可靠、通信质量优、灵活度高，能够在较短的时间内恢复通信状态，是灾难救援中不可或缺的通信方式。

2. 短波电台通信

在构建应急通信网络时，短波电台通信可以作为备用通信方法。通过架设中继的方式，全面覆盖救援现场。这种通信方式运行机制相对简单，在重特大灾难现场不易受到干扰，而且能够保障通信质量，使用成本低。

3. 宽带网络

如果灾害现场发现地面有线网络尚未被破坏，也可以使用宽带网络进行应急通信。这种通信方式具有信号传输速度快、传输能力强、稳定性高等突出优势，能够实现对文字、语音、影像等的传输。

4. 其他应急通信手段

包括应急通信车、系留无人机、系留气球等陆基应急通信手段，以及无人机、高空气球等空基应急通信手段，这些手段都在灾难现场的应急通信中发挥了重要的作用。

9.1.4 灾难现场的紧急呼救

面对突如其来的灾难，受灾受困人员务必保持清醒头脑，注意观察自身所处的环境，根据灾难发生的类型和程度，在最佳的时机，选择最合适的方法向外界发出紧急求救信号。

1. 呼救前自救互救

要树立“三分救援，七分自救”的意识，在救援力量到来之前，受灾人员要争分夺秒展开自救行动，迅速脱离危险环境，转移至相对安全区域。灾害发生后的自救和互救能够为抢救伤员赢得有效时间，节约救援时间，降低死亡率。切忌一味等待外援而贻误自救时机。

2. 紧急呼救

在转移至相对安全环境后，立即想方设法使用有效的通信工具进行紧急呼救，包括固定电话、移动电话、移动网络、宽带网络、卫星电话、短波电台等。迅速向公安机关、消防系统、急救中心、应急救援队等部门求助。紧急呼救时需说明灾难发生的类型、时间、详细地址、险情程度、伤亡情况、被困人数等内容，同时留下联系方式，方便救援人员后续联系。

3. 特殊呼救

若被困灾难现场又缺乏有效通信工具，应当及时释放简易求救信号进行紧急呼救。

（1）“SOS”求救信号

英文字母“SOS”组合是国际通用的呼救标志，在野外空旷地带或大型船只海上遇险时，可以用树枝、石块、衣物等物品在空地上堆出“SOS”或其他求救字样，每字至少长 6 米，向高空飞行器发出求救信号。

（2）声响求救信号

地震、塌方、矿难发生后，如果受灾人员被压或被困在倒塌的废墟内，但又无法脱险，应注意保持体力，不要盲目大声呼救，在确定救援人员就在附近时方可大声求救。可间断吹响应急哨，击打管道、脸盆等金属物品或墙壁，通过声音向外求救。

（3）闪光求救信号

白天可以用镜子反射太阳光或用手电筒闪光向外求救。6 次/分，停顿 1 分钟后，重复同样信号，向前方发出求救信号。遭遇火灾，无法脱离现场时，切忌高声呼救，避免吸入有毒气体导致中毒、窒息，应用多层湿毛巾捂住口鼻，做好个人防护，同时向外发出光线求救信号。

（4）烟火求救信号

在野外遭遇灾难时，白天可燃烧新鲜树枝、青草等植物发出烟雾求救信号；晚上可点燃干柴，发出明亮闪耀的红色火光，向周围发出求救信号。

（5）抛掷软物求救信号

在高楼遇到危难时，可以抛掷软物，如枕头、塑料空瓶等，向地面发出求救信号。

（6）其他

随着卫星定位系统、通信工程、无人机、智能机器人、大数据等先进技术不断发展，未来的灾难救援、灾区通信将更加高效和便捷；随着紧急医学救援基地与医学救援队的建设与健全，呼救、接警工作会不断趋于完善。当然，专业人员的培训、防灾救灾的演练、灾难自救知识的科普也是今后一段时间内政府、医疗机构和医学院校的重要工作之一。

9.2 逃生撤离

灾难离我们并不遥远，它常在人们最意想不到的时候发生，做好准备是我们最好的选择。逃生避险知识与技术的普及，对于提高灾难发生时有效逃生的比例，降低人员伤亡率有着至关重要的意义和作用。下面结合灾难性事件的突发性特点，谈一谈逃生与撤离的基本原则、典型灾难事件的逃生技巧和撤离的注意事项。

9.2.1 逃生与撤离的基本原则

逃生与撤离是每个人身处灾害环境时必须面对的问题，如何在危急关头顺利、安全地逃离灾难现场，有以下一些原则可以借鉴。

9.2.1.1 服从指挥、有序撤离

遇到灾难时，若有事先预报（如洪水、滑坡等），这时一定要听从政府及工作人员的统一指挥，有序撤离到安全地带。

9.2.1.2　沉着冷静、伏而待定

遇突发灾难性事件，首先要保持冷静、注意观察，伏而待定。一定要记住“避险逃生”的逻辑关系，即只有有效地规避风险，才有全身而退的可能。因此，撤离的过程中一定要注意逃生路线的判定与选择。

9.2.1.3　挣脱险境、莫贪财物

身处险境，应尽快撤离，不要因害羞或顾及贵重物品和财物，而把宝贵的逃生时间浪费在穿衣或寻找、搬拿贵重物品上；同样，已脱离险境的人员，切记“要命不要财”，切莫重返险境。

9.2.1.4　保护自己、再顾别人

保护好自己，再去帮助别人。这不是自私，更不能理解为没有人道主义精神。在灾难现场只有保全好自己的生命，才可能去救助他人。当然，在事关生死的关头，我们赞美把生的希望让给战友和同志，把死的危险留给自己的英雄主义精神。

9.2.1.5　不盲从、防踩踏

特别是发生大地震或在人员密集区发生火灾时，不能盲目追从人流慌乱逃窜。因为盲目逃生中有可能发生踩踏事件或其他危及自身和他人生命安全的事件，导致更加严重的恶果。

9.2.2　典型灾难事件的逃生技巧和撤离的注意事项

9.2.2.1　家庭火灾的逃生与撤离

（1）在家中若刚起火冒烟，保持镇静。如为电器火灾，应拔下电源插头或拉下总闸。如只发现点火装置冒烟，断电后，火即自行熄灭。

（2）若火势蔓延，大声向四周邻居求救，并拨打火警电话，同时积极灭火。家庭应备有干粉灭火器，可使用干粉或二氧化碳灭火器灭火。没有灭火器时，应立即将干燥的棉衣、棉被盖住火焰，隔绝空气流通。若是电器火灾，在电源尚未切断时，不可直接泼水或其他液体灭火，避免触电。家用电器处于高温状态下，突然浇水冷却，会使电器爆炸伤人。火灭后，应立即打开门窗，排出有毒烟雾，防止中毒。

（3）若火势太大，要及时离开，千万不可贪恋财物，生命最重要。立刻披上浸湿的衣物、被褥等，向安全出口方向冲出去。遇火灾不可乘坐电梯，要向安全出口方向逃生。穿过浓烟逃生时，要尽量使身体贴近地面，并用折叠 8 层的湿毛巾捂住口鼻，弯腰低头，避开处于空气上方的毒烟。若身上着火，千万不要奔跑，可就地打滚或用厚重衣服压灭火苗。

（4）若被困火场，要立即退回室内，可在阳台等处向外呼喊、挥动醒目布条等发

出求救信号，等待救援。千万不要盲目跳楼，可利用绳子或用床单、被罩等结成绳子，一端拴在门、窗、暖气管上，沿绳子爬下。如有雨水管、电线杆等，可顺着下滑，或下到未着火的楼层脱离险境。

9.2.2.2 洪水灾害的逃生与撤离

（1）及时转移：受到洪水威胁，如果时间充裕，应按照预定路线，有组织地向上坡、高地等处转移；若已经被洪水包围，在条件允许的情况下，可利用船只、木排，或者利用门板、木床制作木筏，拖把、扫把用作划桨等，从水上转移（务必先检查木筏能否漂浮）。

（2）来不及撤离：洪水来得太快，已经来不及转移时，要立即爬上屋顶、楼房高层、大树、高墙，暂时避险，等待援救。可用绳子将身体与固定物相连，以防被洪水卷走。仔细检查暂避处是否有经过洪水浸泡而坍塌、破坏的可能。如可能出现危险，应尽快向安全处转移。利用通信工具，及时向救援部门报告自己的位置和险情。利用燃火、放烟、呼喊及挥动鲜艳衣物等求救方法，获得援助。切记不可孤身游水转移。

（3）不幸落水：当许多人同时落水，可以手拉手，用牵制力共同抵御洪水（注意：1人落水的情况下，岸上人不可手牵手下水救人）。落入水中时，要及时脱掉鞋子，减少阻力，将头露出水面，调整呼吸。当离岸较远，浪高水急时，不要盲目游动，尽可能节省体力。及时躲避旋涡及水中夹带的石块等可能危及身体的重物。发现并抓住漂浮的木板、桌椅、木床、塑料盆和大件泡沫塑料等作为自救物品。发现树木、坝坎、岸沿等高地要想方设法靠上去。

（4）在山区，如果连降大雨，容易暴发山洪。溪、河水位迅速上涨时，避免涉水，不要沿着河谷跑，应向河谷两岸高处跑。注意防止被山洪冲走，还要注意防止山体滑坡、滚石、泥石流的伤害。

（5）在城市，如果连降大雨，应当注意防止城市内涝造成的车库等低洼地带积水。行人行走或车辆出行时，应避开危墙等危险区域，注意人身、车辆安全。发现附近有高压线铁塔倾倒、电线低垂或断折，要远离避险，不可触摸或接近，防止触电。

9.2.2.3 地震灾害的逃生与撤离

（1）正确躲/跑：地震发生时，不应慌张，平房或者低层住户应尽量离开建筑物，用软物（如枕头、坐垫等）护头，跑到空旷的地方，小心坠物。高层住户不要急于跳窗逃生，应当立即低位抱头，躲避在由坚固不易倾倒的家具（如大床、桌子、沙发、衣柜）构成的安全三角区，或者开间小、有支撑的地方。

（2）创造逃生条件：有手机者，拨打 110、120 等求救。观察周边环境，条件允许时，寻找通道，或试着排除障碍，开辟通道，向有光亮、更安全宽敞的地方移动，尽量设法脱离险境。如果找不到脱离险境的通道，尽量保存体力，仔细听周围是否有人，听到人声时，用石块敲击能发出声响的物体（如铁管、墙壁），或者适当大声呼叫，向外界发出求救信号。在夜晚，可利用手电筒或手机灯光向废墟外发射一亮一灭的求救信号；如近处有阳光或月光，可利用镜片、玻璃片或能反射光线的金属饰品，制造光亮，引起营救者注意。

9.2.2.4 滑坡灾害的逃生与撤离

（1）遭遇山体滑坡时，务必要保持沉着冷静，避免慌乱。迅速环顾四周，向较安全的避灾场地撤离，避灾场地应选择在易滑坡两侧边界外围，远离滑坡体的位置。

（2）处于滑坡体上部，感到地面有变动时，要用最快的速度向山坡两侧稳定地区逃离，向滑坡体上方或下方跑都是危险的。

（3）处于滑坡体中部无法逃离时，可迅速抱住身边的树木等固定物体，可躲避在结实的障碍物下，或蹲在地坎、地沟里。也可找一块坡度较缓的开阔地停留，但一定不要和房屋、围墙、电线杆等靠太近。同时，应注意保护好头部，可利用身边的衣物裹住头部。

（4）处于滑坡体坡脚时，只能迅速向两边逃生，别无选择。

（5）滑坡停止后，不应立刻回家检查情况。因为滑坡会连续发生，贸然回家，容易遭到第二次滑坡的侵害。只有当滑坡已经过去，并且自家的房屋远离滑坡体，确认安全后，方可进入。

9.2.2.5 泥石流灾害的自救知识与技能

（1）遭遇泥石流时，要保持冷静。立即观察好地形和泥石流的走向，选择与泥石流前进方向相垂直的方向撤离，向沟谷两侧山坡或高地跑。切记不要顺泥石流前进的方向跑，或者往坡下跑。

（2）不要在泥石流流经的建筑物内躲避，不要在树上躲避，不要在低洼处停留，不要在土质松软、土体不稳定的斜坡停留，不要躲在有巨石和大量堆积物的陡峭山坡下面，应避开河沟弯曲的凹岸或地方狭小、高度不足的凸地，因泥石流具有很强的侵蚀冲刷作用。应待在基底稳固的高处。

（3）有时泥石流会间歇发生，因此即使泥石流停止，也一定要远离现场，避免遭到二次泥石流的伤害。

（4）当处于非泥石流区时，应立刻通过 110 等联系并警告泥石流下游受影响区域。

9.2.2.6　雷电灾害的自救互救知识与技能

（1）遭遇雷电时，应尽量远离山顶、高大的树木和四周没有任何东西的砾石，远离孤立的大树、高塔、电线杆、广告牌。 立即停止室外游泳、划船、钓鱼等水上活动。 可向干燥的洞穴、低处、车内移动。 在低处，当感到雷电的击打迫近时，应马上蹲下，先用手触地，再弯腰抱膝抵胸，双手抱头并按住耳朵，双脚并拢，摘除金属材质的发卡、眼镜、饰品等物品，降低遭雷击的风险。

（2）被雷电击中后，如果衣服着火，要立刻躺下，就地打滚，或者爬到有水的洼地和水池中，不可惊慌奔跑，奔跑只会使火焰越烧越旺。 迅速躺下滚动灭火，同时伤员应用手护住脸部，以免火焰袭面，导致呼吸道烧伤而窒息死亡。 灭火后，烧伤部位要利用冷疗法处理，立即用冷水冲洗，然后用洁净的布包扎。

9.2.2.7　危险化学品事故的逃生与撤离

1. 危险化学品泄漏

危险化学品泄漏后，不仅污染环境，对人体造成伤害，如遇可燃物质，还有引发火灾发生爆炸的可能，因此，对泄漏事故应及时、正确处理，防止事故扩大。

（1）有风环境下，优选上风方向逃生。 当发生有毒气体泄漏时，应避开泄漏源，沿着与风向垂直的方向，或者向上风方向疏散、撤离；若有毒气体密度大于空气，不要滞留在低洼处，应避开低洼处；若有毒气体密度小于空气，考虑到有毒气体主要在高位，尽量采取弯腰或者爬行等姿势逃离。 尽量用防毒面具或者湿毛巾掩住口鼻，尽快离开现场。

（2）无风环境下，如果遇到的是甲烷、一氧化碳、乙烯、乙炔等比空气轻的气体，选择下坡方向逃生。 如果是苯、氯气、光气等比空气重的气体，选择上坡方向逃生。

（3）不少危险品遇水后会发生反应，产生其他危险。 在雨天或路面湿滑的情况下，应向高处转移，不要接触地面水体。

（4）不要在事发地点周围逗留，不开灯，不要动电器，以免产生火花导致爆炸；熄灭火种，关阀断气，以防发生火灾或爆炸。

（5）在逃离至安全地带后，应立即拨打 110、120 以及 119 报警并联系救援。

2. 危险化学品爆炸

如果不幸遇到爆炸，应采取正确躲避方式并及时撤离。

（1）爆炸时，应迅速背对冲击波传来的方向卧倒，脸朝下，头放低，用手臂隔开胸腔和地面距离，避免身体直贴地面，以减轻沿地面传导的冲击。

（2）如果爆炸的位置在上风口，尤其要注意，爆炸后，人一般会下意识朝背对爆炸点的方向跑，如果爆炸后的气体有毒，这样始终处在毒气的前进线路上。 所以，正确的方式应该是绕开爆炸点，快速向上风口撤离。

（3）如果距离爆炸地点很近或来不及逃跑，不要停留在窗户、玻璃门前或其他有潜在危害的区域，可钻到结实的掩体底下迅速趴下，保持身体伏低，注意保护头部，避免被爆炸震落物品砸伤。

（4）如遇身上着火，撕掉着火衣服，远离火源；若衣服无法脱下，就地打滚灭火。 注意切勿奔跑，这会让火烧得更旺。

（5）在确认二次爆炸不会发生后，背向爆炸中心迅速向上风方向转移，避免吸入过多有毒烟雾。

（6）如果不幸接触到危险化学品，应迅速脱去衣服，立即用大量清水冲洗创伤部位。 完成冲洗后，应根据受伤情况及时就医，由医生进行适当处理。 如果更严重，就要及时清创止血后去医院接受进一步治疗。 如果条件允许尽量去远一点的医院，因为就近的医院往往人满为患。

9.3 止血包扎

急性创伤性大出血是灾难发生后伤员早期死亡的主要原因之一。 创伤失血性休克从发病到死亡的中位时间仅为 2 小时，因此，及时、有效的止血在灾难现场急救中极其重要，尤其是对于危及生命的出血需要立即进行干预。 目前，常用的止血方法有很多，下文仅对灾难现场常用的止血和包扎方法进行阐述。

9.3.1 止血

止血（hemostasis）是灾难现场急救的最重要的救命措施之一。 在止血之前应该先确定损伤的位置和出血的类型：动脉出血通常呈鲜红色，血液会从伤口喷出或泵出，大动脉出血在 3 分钟内就可能危及生命；静脉出血通常呈暗红色，血液从伤口流出速度较慢，但大静脉受损出血也可能危及生命；第三种类型的出血是毛细血管出血，损伤部位可以看到暗红色血液渗出。

灾难现场最常用的止血方法包括物理止血和药物止血。

9.3.1.1 物理止血

创伤发生后，通常最先采用物理止血方法止血，常用的物理止血方法包括指压止血、加压包扎止血、加垫屈肢止血、止血带止血、钳夹止血和交界止血带止血。

1. 指压止血

该方法是一种短暂应急的止血方法，适用于头面部及四肢浅表部位的动脉出血。

其中，头面部皮肤组织菲薄且血运丰富，容易发生损伤且伤后出血量大，抢救不及时或院前急救处理不当可导致失血性休克，甚至死亡。 用手指压迫在出血处近心端，将出血部位的主要动脉按压至骨面或附近的骨骼即可阻断血流，达到迅速止血的目的。

需根据不同出血部位，选择不同按压位置：①于耳屏前（耳前 1 cm 处）压迫颞动脉，可止住头部及颞部的出血；②于咬肌前缘（双侧下颌角前 1 cm 凹陷处）压迫面动脉，可止住颜面部的出血；③于手腕掌面同时压迫桡动脉和尺动脉，可止住腕部及手出血；④于上臂中段内侧压迫肱动脉，可止住单侧手、前臂及上臂下部的出血；⑤于锁骨上窝处，沿胸锁乳突肌锁骨端外侧缘向第 1 肋方向压迫锁骨下动脉，可止住肩或上臂的出血；⑥于腹股沟韧带中点向耻骨上支压迫股动脉，可止住大腿或小腿处的出血；⑦压迫足背动脉和胫后动脉，可止住足部的出血。

2. 加压包扎止血

该方法是目前院前急救最常用的止血方法，该止血办法简单易行，且不会对周围血管神经造成二次损伤，适用于头颈、四肢及躯干体表血管损伤出血。

具体操作方法为：使用无菌纱布或洁净敷料覆盖伤口，对于较深部位或较大的出血伤口则需要用无菌纱布填塞伤口直至出血停止，随后再用绷带进行加压包扎，伤口包扎的力度以能止血而肢体远端仍有血液循环为宜。

3. 加垫屈肢止血

该方法适用于四肢非骨折性创伤，是一种临时的自体压迫止血方法。

当发生前臂、手、小腿、足出血且不伴有骨折时，可用纱布或毛巾、棉花等物卷起塞在肘窝或腘窝，屈肘或屈膝，并用三角巾或绷带紧紧固定屈曲的肢体。 存在骨折或怀疑骨折、存在关节损伤时禁用此法，以避免引起剧烈疼痛或造成医源性损伤。 使用该方法时，需注意肢体远端血液循环情况，如血液循环被完全阻断需要每隔 1 小时左右放松包扎部位一次，放松时采取指压止血法止血，观察 3～5 分钟，防止肢端缺血坏死。

4. 止血带止血

该方法适用于肱动脉或腘动脉损伤引起的大出血。

在灾难现场急救中，可选用卡带式止血带（图 9.1），该止血带具有快速自动锁紧和解脱的功能，操作方便，但同时具有压力较弱、对皮肤的保护不足等缺点；而在急诊室和院内急救中，多选用充气式止血带，其压迫面积广、压力均匀，并且可以通过连接的压力表随时调节压力，安全性更高；在紧急情况下，也可以使用橡皮管、三角巾或绷带代替，但应在此类止血带下放好衬垫物，以避免皮肤损伤和坏死；禁止应用细绳索或电线等充当止血带。

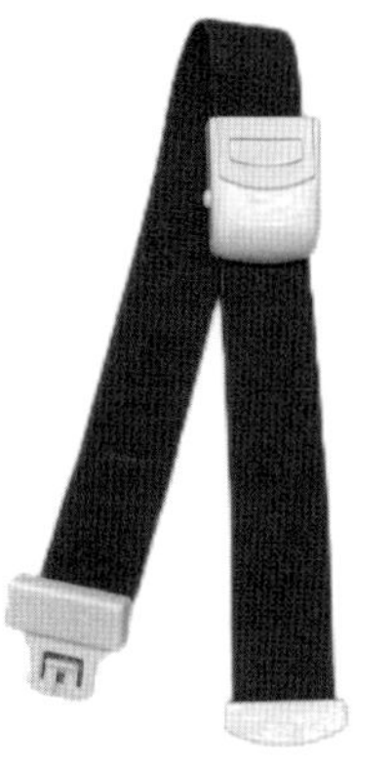

图 9.1　卡带式止血带

出血部位不同，止血带压迫部位也不相同：对于上臂大出血的伤员，止血带应扎在上臂上 1/3 处；对于膝以下部位大出血伤员，止血带应扎在股骨中下 1/3 交界处。

当需要进行截肢术时，在做好下肢动脉多普勒超声和血管造影的基础上决定安全的截肢平面，控制气囊止血带的压力在 60 kPa，在止血带下行截肢术可明显缩短手术时间，并且术中术野清晰，创缘出血少，降低了患者发生失血性休克的风险。

止血带止血可以有效地控制肢体出血，在挽救伤员的同时又存在一定的风险，如缠绕时间过长、止血带压力过大等可能会引起肢端缺血坏死、肾衰竭等。因此，在止血过程中要注意：①在患者伤口近端留有足够的空间包扎止血带；②止血带下应该垫纱布或者是棉垫，避免勒伤皮肤，造成损伤或坏死；③注意止血带包扎的松紧，以刚达到远端动脉搏动消失、阻断动脉出血为宜，上肢应用充气式止血带的压力为 250～300 mmHg（1 mmHg＝0.133 kPa），下肢为 400～500 mmHg；④对于所有进行止血带止血的患者均要做好显著标志并准确记录扎止血带的时间，在采取替代止血方法的前提下，每 1 小时左右放松一次，观察 3～5 分钟，以避免止血带过紧导致患者出现肢体坏死等医源性损伤等；⑤如无替代止血方法或无法到医院救治，则在得到正规救援前不建议解除止血带，以避免因大出血导致死亡。

5. 钳夹止血

如在伤口内可见活动性出血的损伤血管，则可以直接应用止血钳夹住出血的血管断端，并连止血钳一起包扎在伤口内，直至进一步处理。需要注意的是，不可盲目钳夹，避免损伤邻近血管或神经，影响后续的治疗修复。在口腔颌面部的损伤中，一般选用蚊式血管钳对出血点进行迅速和准确的钳夹；对于微小血管的出血，简单钳夹即可止血；对于较大的出血点，则需要后续用丝线进行结扎或缝扎。

6. 交界止血带止血

交界部位指的是腹股沟、臀部、腋窝、颈等肢体与躯干交界部位，交界部位出血属于可压迫性出血，但常规的加压包扎、止血带通常无法有效止血，因此推荐使用交界止血带，包括 SAM® 腹股沟止血带（SAM® junctional tourniquet，SJT）、交界部位紧急救治装置（junctional emergency treatment tool，JETT）、战备夹具（combat ready clamp，CRoC）以及腹主动脉和交界部位止血带（abdominal aortic and junctional tourniquet，AAJT）。

9.3.1.2 药物止血

在急救过程中，止血药物的使用也是必不可少的，药物能够加速止血、缩短病程、降低死亡率和并发症的发生。受灾难现场条件的限制，急救中使用的止血药物多为局部应用，具体包括可吸收型和不可吸收型药物。

1. 可吸收型止血药物

该类药物种类繁多，其中常用的是巴曲酶类和抗纤维蛋白溶解药物。

巴曲酶类药物的作用原理是促进血浆中的纤维蛋白原转化为纤维蛋白从而使血液凝固，具有凝血和止血的双重作用。局部使用可以直接作用于血管破损处，缩短其起效时间，促进止血。目前该类药物常用剂型为冻干粉剂，使用时将药物直接撒在出血创面上即可，为避免药物被流动性出血冲掉，可与其他止血剂合用。

抗纤维蛋白溶解药物，如氨甲环酸，局部喷洒应用或浸润棉球压迫创面均有良好的止血效果。同时，胫骨高位截骨术或膝关节创伤后可能伴随髓腔破坏，出现隐性失血，局部注射氨甲环酸可有效减少伤员隐性失血量，有研究表明，关节腔局部注射止血药物的止血效果较全身应用效果更佳，对全身抗凝系统的干扰更小。另外，合用低分子肝素钠可预防严重血栓并发症的发生。

2. 不可吸收型止血药物

目前，临床上最常用的不可吸收型止血药物有纤维蛋白胶、吸收性明胶海绵等。纤维蛋白胶干敷料和纤维蛋白胶止血绷带在动脉出血中有较好的止血效果；明胶海绵的作用机制主要依靠其多孔结构，在吸收血液后破坏血小板，促进凝血块的形成，与凝血酶合用效果更佳。

近年来，天然活性物质在院前止血急救中也有出色的表现，常用的有沸石类矿物质、壳聚糖类、海藻酸类等。沸石类材料常被用于止血敷料的制备，其止血机制在于可以短时间内吸干出血伤口中的水分，同时吸水产热增强血小板的凝血能力，从而实现快速止血。壳聚糖类物质不仅能够通过活化凝血因子和血小板促进凝血，而且具有一定的抗菌抑菌能力。在止血绷带中加入壳聚糖类物质可以极大程度地提升其止血能力。另外，将聚丙烯酸钠接枝到壳聚糖上制成的新型材料，具有很强的局部凝血功能和吸水能力，对动静脉大出血的止血效果显著。海藻酸盐则可通过与血液中的钠发生反应，形成海藻酸钠凝胶覆盖于伤口表面，同时其中的钙离子又可以激活内源性凝血途径，从而在创面处凝结成血块封堵破损血管，完成止血。

9.3.2 包扎

包扎也是灾难现场最常用的急救措施之一，除可与止血技术联合用于创伤止血外，还可用于保护伤口不受二次伤害，防止损伤扩大，减少污染，固定骨折等。

9.3.2.1 灾难现场包扎的注意事项

包扎前需评估损伤肢体的远端功能、离断程度及骨折情况，确定包扎和固定时以正确的体位进行，避免在包扎或搬运过程中加重伤情。

在包扎前应除去包扎部位的物品，包括眼镜、饰品等，粘在伤口上的衣物不能强行撕下，可用剪刀剪去。 充分暴露伤口，并寻找比较隐蔽的损伤，避免遗漏。

评估伤口内部情况，包括异物、坏死、出血等，判断是否进一步探查伤口再行包扎。 灾难现场通常比较混乱、情况复杂，伤口容易存留沙土、木屑、玻璃、金属等异物；伤员自救时可能因没有医用敷料，而用卫生纸、污染布料等进行临时包扎，导致异物残留。 包扎前应仔细将残留异物去除，再用无菌敷料或清洁布料进行包扎；如果异物数量多或与组织粘连，清除十分困难，可允许有少量残留。 如果是锋利物体存留的伤口，如刀具、钉子、弹珠等，不可盲目将其去除，需要专业医护人员在有急救设备的前提下取出异物，除非异物的继续存在会立即造成生命危险，或影响了其他必要的抢救措施；如果异物是固定在受伤现场的，或异物过长、过大，无法随患者一起搬运的，如建筑工地的钢筋，应用木锯或气焊将异物切断，切断过程中注意将其固定，并用衣物或木板等将切割器械与患者隔离开，用湿毛巾包裹异物，洒冷水降温，切割过程中时刻注意防止电击伤、热烧伤，并防止震动加重伤员的伤情。

如果在现场有清水，应先对伤口进行冲洗，清除凝血块、异物、坏死组织，尤其是对烧烫伤、化学伤等，可以预防损伤的进一步扩大、加深。 应避免在受伤现场直接使用消毒剂，以免加重刺激，损害重要组织、外露骨骼，影响伤口、骨折的愈合。 不要在创面上涂抹带有颜色的外用药物，以免在正式治疗时影响医护人员对创面的评估，影响创面清创，还可能导致创面愈合后局部色素沉积。

包扎时，须用敷料覆盖及保护伤口，敷料应超出伤口边缘 5 ~ 10 cm，包扎不能过紧或过松，不能将结打在骨折或伤口处。 在敷料上标记包扎地点、日期、时间、主要操作、实施者和下一步计划。

包扎完成后每 10 分钟检查一次远端脉搏跳动，触摸手脚是否发凉；四肢末端的包扎也可观察指/趾尖的血液循环情况。 提示血液循环不良的现象包括：①远端脉搏微弱或消失；②患肢末端皮肤温度降低，肤色变白、变灰，或肤温升高，皮肤充血、变红甚至黑红；③患肢刺痛感或麻痹；④患肢活动困难；⑤毛细血管再充血时间延长。

9.3.2.2　常用的包扎材料及方法

最常用的包扎材料有绷带、三角巾，如果没有上述物品，则可就地取材，选用干净的毛巾、手绢、衣物等。 依据包扎材料的不同，可分为以下几种包扎方法。

1. 绷带

包括弹性绷带和纱布绷带。 弹性绷带用于关节部位的损伤，或须加压包扎的部位。 绷带应避免在伤口或肿胀畸形处打结或固定。 紧急情况下没有绷带可用时，可使用布条作为临时绷带。包扎完成后均需检查肢体的血运情况。

（1）螺旋形包扎：最常见，多用于手腕、肢体、胸、腹等部位的包扎。将绷带从内向外，由下至上，从远至近作环形重叠缠绕，每圈缠绕的绷带须遮盖前一圈绷带的 1/2～2/3，开始和结束时均要重复缠绕一圈以固定。最后用胶带、固定针固定，或直接打结。打结、扣针固定应在肢体的近端、外侧。

（2）人字形包扎：适用于关节伤口的止血包扎，如肘关节、膝关节。包扎时肘部、膝关节屈曲成 90°，先在关节中央由内向外缠绕 2 圈以固定敷料，将绷带往上绕 1 圈，再向下绕 1 圈，每一圈都遮盖同方向前一圈的 1/2～2/3。最后在肢体的近端、外侧缠绕两圈后固定或打结（图 9.2）。

（3）“8”字形包扎：“8”字形包扎法常用于需要跨关节部位的包扎，少量的关节处出血可以使用棉垫和普通绷带简单包扎，活动性失血则需要使用弹力绷带进行加压包扎。以手背受伤为例，需同时包住腕关节和掌指关节，先将绷带在掌指关节位置缠绕两圈（不包住拇指），斜向上方、对侧绕腕关节，再转向斜下。如此反复在腕关节和掌指关节进行包绕，每圈都在手背形成交叉，并压住前一同方向圈的 1/2～2/3，最后在近端缠绕两圈再进行固定（图 9.3）。

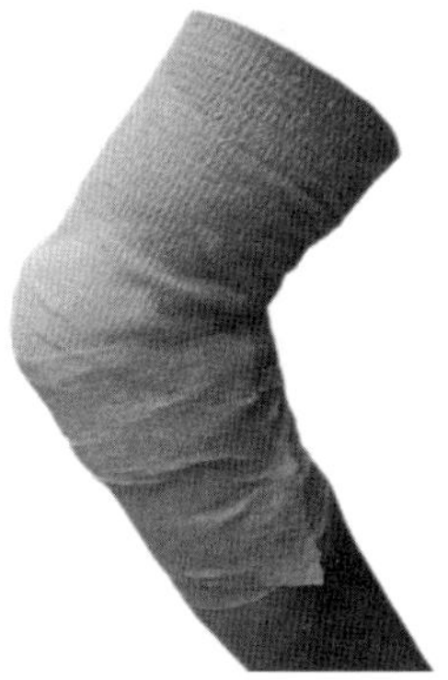

图 9.2　肘关节的人字形包扎

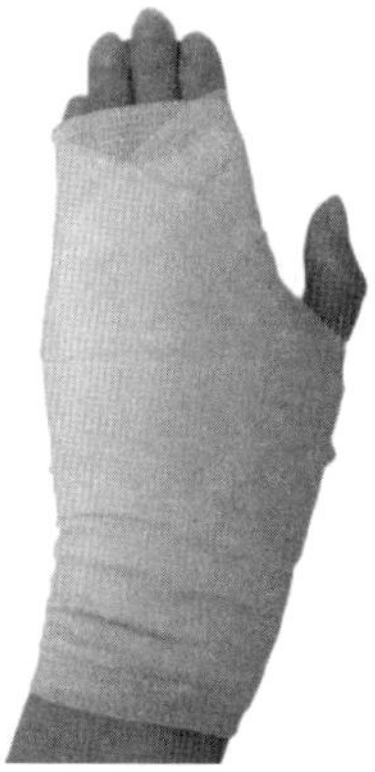

图 9.3　手部“8”字形包扎

2. 三角巾

三角巾主要用于固定敷料，或固定、悬吊受伤肢体，尤其是肘关节、肩关节等关节的脱位或骨折，紧急情况下没有三角巾时，也可用领巾、大手帕来代替。三角巾包扎时可有以下几种形式：①三角巾全巾，三角巾全幅打开；②三角巾宽带，将三角巾顶角折向底边，然后对折一次；③三角巾窄带，将三角巾宽带再对折一次。

应用三角巾包扎的方法如下。

（1）头面部包扎：①头巾式包扎：将三角巾底边内折起数厘米，中点放在眉间上部，顶角盖住头顶垂向枕后，底边经左右耳上向后包绕并压住枕角，在枕部交叉，绕回额部拉紧打结，顶角可折入带内或用胶布固定（图 9.4A、B）；②下颌、颞部包扎：将三角巾折成横带状，经耳前绕顶部及下颌一圈，在一侧耳前交叉，两端向相反方向绕额部一圈，到对侧耳部打结（图 9.4C、D）。

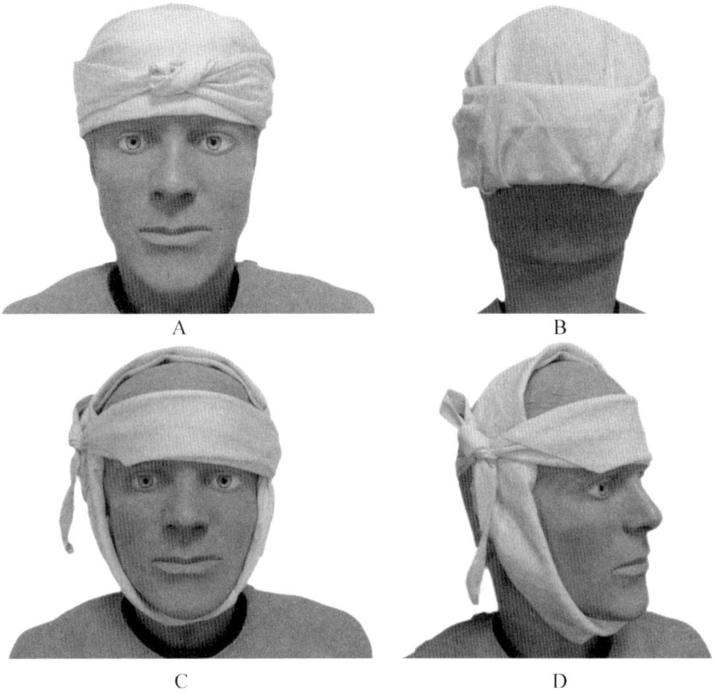

注：A. 头巾式包扎（正面）；B. 头巾式包扎（背面）；C. 下颌、颞部包扎（正面）；D. 下颌、颞部包扎（侧面）

图 9.4　头面部包扎

（2）面具式包扎：将三角巾的顶部打结后套在下颌部，两底角向上罩住面部及头部，在枕后交叉拉紧，在额部打结，口、鼻、眼部剪孔。

（3）眼部包扎：①单眼包扎：以左眼受伤为例，救护者立于伤员对面，将三角巾折成四指宽的窄带，三角巾中点处盖住左眼，左手将一端按在伤者健侧头顶部，另一端斜向左下方经左耳下→枕部→右耳上→额部，压住左手按住的一端，继续绕至健侧颞部；另一端反折，经右耳上→枕部→健侧颞部，两端打结（图 9.5A）；②双眼包扎：将三角巾折成四指宽的窄带，窄带中心置于枕后，两端经过两侧耳上向前方盖住双眼，在两眼间交叉后分别经两侧耳下回到枕部，在枕后打结（图 9.5B）。

（4）肩胸背部包扎：①单肩包扎：将三角巾交叉折叠成 90°燕尾式覆盖在肩上，夹角对准伤员耳下，小片在前，大片在后，大片压住小片，两个角拉至对侧腋后打结，拉紧肩部的三角巾折边，两个角在上臂根部打结（图 9.6A、B）；②双肩包扎：将

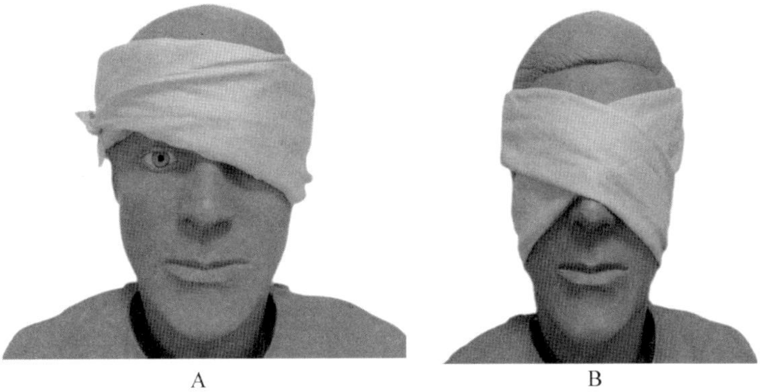

注：A. 单眼包扎（正面）；B. 双眼包扎（正面）

图 9.5 眼部包扎

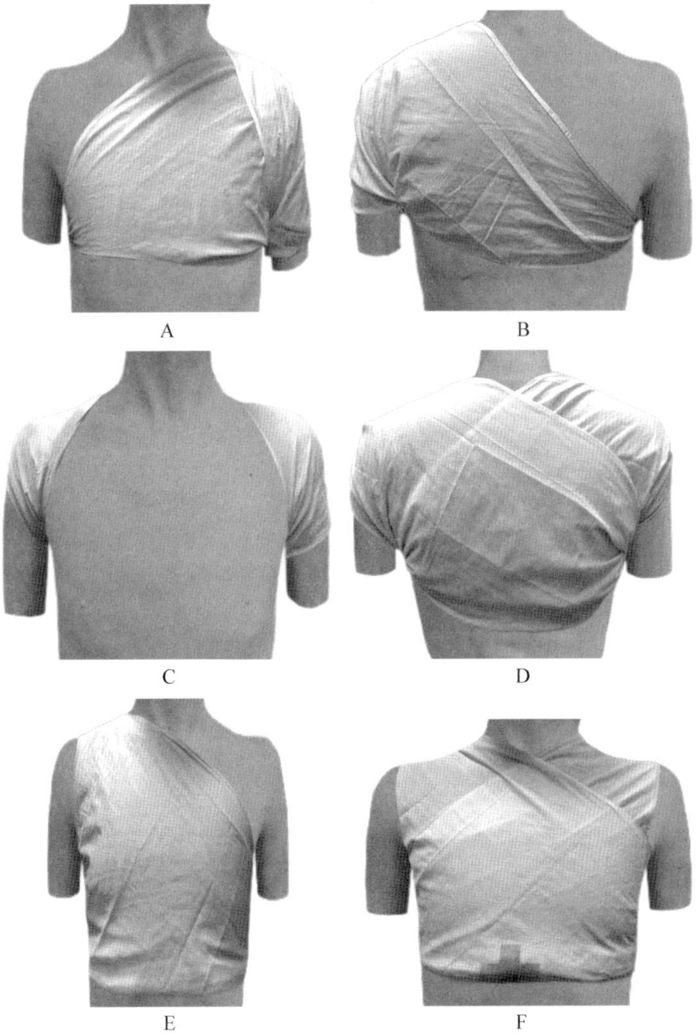

注：A. 单肩包扎（正面）；B. 单肩包扎（背面）；C. 双肩包扎（正面）；D. 双肩包扎（背面）；
E. 单侧胸部包扎（正面）；F. 双侧胸部包扎（正面）

图 9.6 肩胸背部包扎

三角巾交叉折叠成90°燕尾式，重叠部分置于背部，大片压住小片，燕尾夹角朝向颈部，两侧底角包住肩部，分别与燕尾折边的两角在上臂根部或腋后打结，顶角的系带可缠绕在一起塞入重叠部分之间（图9.6C、D）；③单侧胸部包扎：以包扎右胸部为例，将三角巾的顶角放在右肩，左右底角从两腋下绕至背后，在右背部打结，把顶角拉过肩部与双底角结系在一起（图9.6E），左背部或右背部包扎方式也如此，但应在胸前打结；④双侧胸部包扎：将三角巾交叉折叠成90°燕尾式，重叠部分置于胸前，大片压住小片，燕尾夹角朝向颈部，两底角搭在双肩，顶角的系带绕胸部一圈，与底边中点在一侧背部打结，两底角越过肩部，和顶角的系带在背后打结（图9.6F）。

（5）大悬臂带：适用于前臂、肘关节的包扎、固定、悬吊。患侧上肢屈曲，手及手腕高于肘部，角度为80°～85°。将三角巾张开置于前臂与胸部之间，顶角朝向患侧肘部。下面的底角提起覆盖手和前臂，从患侧肩部绕到颈后，上面的底角从健侧肩部绕到颈后，两底角在颈后打结，打结处可用棉垫作衬垫；顶角缠绕拧紧掖入肘部三角巾，或将系带从背后绕至健侧，在腋前线与底边打结（图9.7A）。注意底边要超过掌指关节，但要暴露指尖，以便观察血运情况。

（6）小悬臂带：该方法适用于上臂、锁骨骨折及肩关节脱位时的包扎、固定与悬吊。患侧上肢屈曲，手及手腕高于肘部，角度为80°～85°。将三角巾折成四指宽的窄带，窄带中点放在患侧腕部与胸壁之间，窄带远端的边要超过腕掌关节，下端提起覆盖腕部，从患侧肩部绕到颈后，上端从健侧肩部绕到颈后，两端在颈后打结（图9.7B）。完成后检查腕部桡动脉搏动。

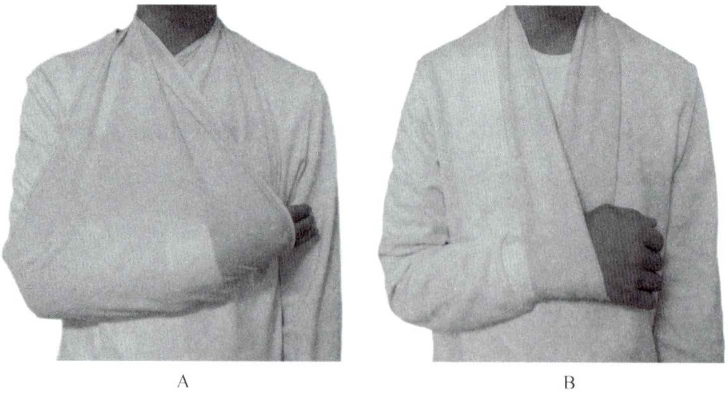

注：A.大悬臂带；B.小悬臂带

图9.7 悬臂带

（7）腹部包扎：三角巾横放在腹部，顶角朝下、底边置于脐部，两底角绕到腰后打结，顶角经会阴向后拉至臀部上方，与两底角打结。用于包扎臀部时，则将三角巾横放于背部，在腹部打结。

（8）膝关节包扎：将三角巾折成能包住膝部的宽带，在前方向内倾斜约 15°盖住膝关节，上端绕膝关节一圈，压住膝前宽带的上缘；下端绕膝关节一圈半，压住膝前宽带的下缘，最后在膝关节外侧打结。

（9）手足包扎：以手部为例，包扎前除了用无菌敷料盖住伤口外，最好在各指间夹垫纱布，用棉垫先包住手，再将三角巾对折成双层，底边位于手腕，中指向顶角，顶角向上翻盖住手背，两底角在手背交叉，再绕腕关节一圈在背侧打结（图 9.8）。

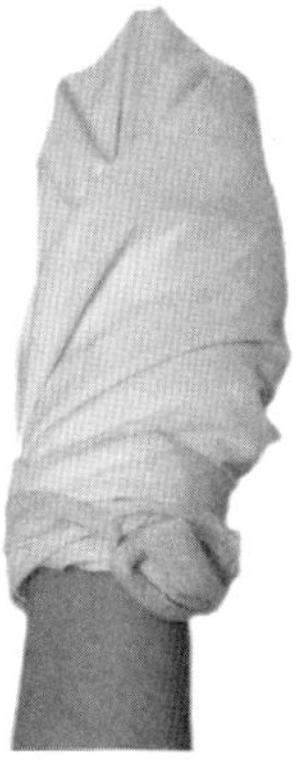

图 9.8　手部三角巾包扎

9.3.2.3　特殊创面的包扎要点

1. 烧伤

脱去烧伤部位的衣物，要注意动作轻柔，避免因衣物粘连皮肤导致疱皮撕破，可用冷水冲淋后剪去衣物。用大量流动清水冲洗创面，也可到附近干净的河流或池塘浸泡创面进行降温，还可稀释化学烧伤创面残留的物质。包扎前，不要在创面涂抹药物，以免转运到医院进行治疗前影响医护对伤口深度的判断，并为正式清创增加了难度。应先用无菌敷料或清洁衣物、床单等简单保护创面，松弛包裹即可，贴附创面的力度要小，以免加重创面疼痛、擦落疱皮。

2. 截肢创面

身体断面需使用无菌敷料、绷带或者干净布料行包扎，减少创面污染并止血。如果伴有大血管出血，应用止血带或宽布条等在患肢近端捆扎止血。将离断肢体用干净布料或塑料袋包好，低温保存，随伤员一起送至医院。注意肢体不能直接接触冰袋/冰块，避免冻伤。

3. 腹腔脏器脱出

如果伤员有腹腔脏器脱出，不得将其还纳回腹腔，应用干净的碗或者干净的湿纱布予以保护，并避免脱出的内脏受到挤压。

9.4　骨折固定

9.4.1　骨折概论

9.4.1.1　骨折的概念

骨折，是指骨或软骨组织遭受暴力作用时，发生的骨组织或软骨组织的完整性或连续性部分或全部中断，畸形、功能障碍、反常活动是本病的典型症状。在我们的日常生活中，骨折的分类有很多，其中最常见的就是创伤性骨折，它是外力通过震动、传导、杠杆等作用，使受伤的部位发生直接或间接的骨破坏。而本节所要讲述的骨折临时固定技术，都是基于创伤性骨折。

9.4.1.2 骨折的分类

1. 依据骨折是否和外界相通分类

（1）开放性骨折：骨折附近的皮肤和黏膜破裂，骨折处与外界相通。因此类骨折与外界相通，所以骨折的伤口或断端容易受到污染。如耻骨骨折引起的膀胱或尿道破裂、尾骨骨折引起的直肠破裂。

（2）闭合性骨折：骨折处皮肤或黏膜完整。因此类骨折不与外界相通，所以此类骨折没有污染。

2. 依据骨折的稳定程度分类

（1）稳定性骨折：骨折复位后经适当的外固定不易发生再移位者称稳定性骨折。如裂缝骨折、青枝骨折、嵌插骨折、长骨横形骨折等。

（2）不稳定性骨折：骨折复位后易于发生再移位者称不稳定性骨折，如斜形骨折、螺旋骨折、股骨干骨折、粉碎性骨折等。

3. 依据骨折的程度分类

（1）完全性骨折：骨的完整性或连续性全部中断。管状骨骨折后形成两个或两个以上的骨折段，横形、斜形、螺旋形及粉碎性骨折均属完全性骨折。

（2）不完全性骨折：骨的完整性或连续性仅有部分中断。颅骨、肩胛骨及长骨的裂缝骨折，儿童的青枝骨折等均属不完全性骨折。

4. 依据骨折断端的形态分类

（1）线性骨折：横形、斜形及螺旋形的骨折，被称为线性骨折。

（2）粉碎性骨折：骨碎裂成两块以上的骨折，被称为粉碎性骨折。

（3）压缩性骨折：松质骨因压缩而变形的骨折，被称为压缩性骨折。

（4）星状骨折：暴力直接着力于骨面所致的骨折，被称为星状骨折。

（5）凹陷性骨折：颅骨因外力发生部分凹陷的骨折，被称为凹陷性骨折。

（6）嵌入骨折：长管骨干骺端的皮质骨嵌插入松质骨内的骨折，被称为嵌入骨折。

（7）裂纹骨折：骨伤后可有骨折线，但未通过全部骨质，被称为裂纹骨折。

（8）骨骺分离：骨骺的断面可带有数量不等的骨组织，被称为骨骺分离。

（9）T/Y 形骨折：骨折线呈 T 形或 Y 形时，被称为 T 形骨折或 Y 形骨折。

（10）青枝骨折：儿童的骨骼中含有较多的有机物，具有很好的弹性和韧性，发生骨折时，骨膜及部分骨质未断的情况，被称为青枝骨折。

9.4.2 骨折的诊断

9.4.2.1 骨折的临床表现

大多数骨折一般只引起疼痛、肿胀、功能障碍等局部症状，严重的骨折或多发性骨折也有可能导致休克、发热等全身反应。部分患者有畸形、异常活动、骨擦音或骨擦感等骨折特有的体征。

9.4.2.2 灾难事故中骨折的初步诊断

准确的诊断是正确处理骨折的基础，一般情况下，判断骨折需要四个要点，分别是外伤史、临床表现、体征和影像学检查。而灾难事故不同于日常生活，往往由于现场环境的限制，我们需要利用事故现场有限的人力、物力，对大量伤员进行及时有效的处置，挽救尽可能多的生命，最大限度减轻伤员的伤残程度，这就导致我们根本无法详细地去和伤员沟通，去询问他的体征及外伤史，也无法进行影像学检查。正是有了这些条件的限制，所以就要求我们必须掌握快速判断的能力，快速准确地判断有无骨折的存在，再进一步明确骨折的部位、类型和移位情况，从而做出切合实际的处理。

1. 骨折特有的临床表现

如果有以下几种骨折特有的临床表现和体征，就可以高度怀疑伤员发生骨折。

（1）畸形

骨折段移位可使患肢外形发生改变，主要表现为短缩、成角或旋转畸形。

（2）异常活动

由于骨的连续性和完整性发生中断，丧失了骨的支撑作用，因此在骨折部位自然会出现假关节活动，也就是反常活动，即正常情况下肢体不能活动的部位出现了活动。骨折的骨干部位会呈现非常明显的假关节活动。

（3）骨擦音或骨擦感

骨折后两骨折端相互摩擦，可产生骨擦音或骨擦感。

其中要注意的是，未见上述三种体征时，也可能存在骨折，比如青枝骨折、嵌插骨折、裂缝骨折。骨折端间有软组织嵌入时，可以没有骨擦音或骨擦感。

其中异常活动及骨擦音、骨擦感的检查有可能加重骨折的继发损伤，检查时需要慎重，动作不能过大。

2. 骨折部位的定位

在现场急救时，我们可以通过一些的特殊临床表现来更好地定位骨折的部位。

（1）颅骨

颅盖骨骨折：如果凹陷深度超过 1 厘米，有可能会引起癫痫或出血。

颅底骨折：①颅前窝骨折会引起眼睑肿胀青紫，眼结膜充血，被称为“熊猫眼”；②颅中窝骨折会引起脑脊液经鼻孔或耳朵流出，被称为鼻漏、耳漏；③颅后窝骨折会引起耳后、颈部及枕下皮肤出现瘀血斑。

（2）脊柱

脊柱骨折主要表现以局部、活动受限等症状为主，但严重的脊柱骨折会造成神经损伤，从而导致一些特殊的症状，比如：①感觉障碍，损伤节段以下的痛觉、温度觉、触觉及本体觉减弱或消失；②运动障碍，损伤节段以下的反射减弱或消失；③括约肌功能障碍，主要表现为尿潴留和尿失禁，也可以出现便秘和大便失禁的情况。

（3）肋骨

肋骨骨折主要表现为疼痛，但如果骨折比较严重，影响到胸廓，患者会出现呼吸困难，甚至会形成连枷胸。连枷胸是指多根多处肋骨骨折后，局部胸壁因失去肋骨的支撑而软化，出现吸气时软化区的胸壁内陷而不随其余胸廓向外扩展，呼气时软化区向外鼓出的反常呼吸模式。

（4）骨盆

骨盆骨折主要表现为瘀斑及骨盆分离试验阳性。骨盆骨折出血较多，常合并出血性休克，严重的骨盆骨折可以合并其他盆腔脏器损伤，会出现相应临床表现，例如骨盆骨折合并直肠损伤，进行直肠指检时可能会出现染血表现，合并膀胱或尿道损伤，可能会出现血尿等临床表现。

（5）四肢

四肢骨折主要表现为畸形、异常活动、骨擦音或骨擦感，而严重的四肢骨折可以出现肢体短缩或旋转，如果损伤到相应的神经，则会出现相对应的肢体运动感觉障碍。例如肱骨骨折可损伤桡神经，造成手腕不能上抬、拇指不能上翘、手背发生麻木等症状；股骨骨折可损伤坐骨神经，造成下肢，特别是小腿以下的感觉和运动完全性丧失。

9.4.3 骨折的临时固定

9.4.3.1 临时固定的目的

骨折的临时固定分为包扎和固定两个部分，尽管它们的操作方法不同，但它们的目的是相同的，主要有以下几点。

（1）因为骨折端附近有重要的神经血管通过，如果不固定骨折端，在活动患肢后，骨折端可能会损伤周围的神经或血管。 如果损伤神经，可能会导致肢体日后的感觉或功能障碍。 如果损伤血管，可能会造成活动性出血甚至出现失血性休克。

（2）临时固定可以扶托受伤的肢体，固定敷料和夹板的位置，可以维持骨折的复位，预防骨折移位进一步加重，减少痛苦。 创造了一个相对稳定的环境，便于移动患者和后期救治工作的顺利进行。

（3）伤口包扎的目的是使创口免受污染，同时对伤口施加压力，以起到止血作用，从而为骨折的进一步救治创造有利的条件。

9.4.3.2 临时固定需要遵循的原则

首先，临时固定往往发生在那些出现意外的伤员身上，所以我们首先要注意的是，不论面对单名伤员还是多名伤员，也不论现场环境如何复杂多变，急救人员、伤员及周围人员的安全是最重要的。 作为院前急救团队的一名成员，在实施救援的同时将团队成员置身险境是极不明智的行为。 因此，不论何时、何地、何种情况，只有在确保自身生命安全的前提下，才有可能进行下一步的救援。 现场评估这一环节或许并不需要多么深厚的医疗理论基础和高超的专业技能，但任何一名具有专业素养和丰富经验的院前工作人员都不会忽视其重要的地位。

其次，临时固定并不等同于我们正常的骨折处理，其中最大的差别就是，临时固定时，如疑有骨折，均应按骨折处理。

最后，一些无菌观念、爱伤观念等原则，也是需要我们注意的。

（1）凡是骨与关节损伤，广泛的软组织损伤，大血管、神经和骨髓损伤，均需在处理休克、预防感染的同时，先止血，再包扎伤口，最后固定。

（2）固定的目的是制动而不是整复，因此，对变形的肢体只需进行大体复位，以便于固定。 无需对骨折断端试行反复的准确复位。

（3）固定必须牢固可靠，夹板长度要超过骨折部的上下两个关节。 除固定骨折上下两端外，必须把上下两个关节固定住。 患肢应固定在功能位。

（4）固定松紧要适宜，夹板与皮肤之间应加衬垫，尤其是夹板两端、骨的突出部位，以防局部受压而引起组织缺血坏死。 固定四肢时，要暴露指（趾）端，以便观察血液循环情况。 如发现指（趾）端发生苍白、麻木、疼痛、肿胀和青紫等情况，应松开重新固定。

（5）固定绷带的方法，可用缚结、安全别针或胶布，但不可将缚结或安全别针固定在伤口外、发炎部位、骨隆凸上、四肢的内侧面或伤员坐卧时容易受压及摩擦的部位。

（6）对于大腿、小腿及脊柱等骨折的固定，在固定前不要无故移动伤肢和伤员。

为了暴露伤口可以剪开衣服，以免增加伤员痛苦和加重病情。 如果发现有异物刺入伤员体内，需要将外露异物加以包扎固定，避免移动时对伤员造成二次伤害。

（7）包扎开放性伤口时，不要把外露的骨折断端送回伤口内，以免增加污染，应直接将敷料盖在伤口上，不可由旁边滑动到伤口处。

（8）在包扎的过程中，如果发现绷带或敷料掉落，要重新更换；如果发现敷料渗血，不可拆掉原来的敷料，须在原来敷料的外面盖上新的敷料，以免引起更多的出血。

（9）包扎时，每圈的压力须均匀，不能包得太紧，但也不要太松，开始和结束包扎时必须环形固定两圈，以免绷带或敷料脱落。 固定后，做好标记，迅速将伤员送往医院，并注意防暑和保暖。

9.4.3.3 常见的骨折临时固定材料

由于创伤骨折固定均属临时固定的性质，因此，必须根据当时的条件，灵活机动地选择一切就便器材充当固定和包扎的材料。

1. 固定

在紧急条件下，除应用制式夹板外，还可以灵活地采用木板、铁棍、粗树枝、竹竿、消防铁锹、十字镐等器材，在无就便器材可以利用时，伤员的躯干、健肢，也能起固定伤肢的作用。

2. 包扎

在紧急条件下，除应用三角巾外，还可以采用绷带、手帕、腰带、鞋带、电线等进行临时包扎，也可以将衣服、袋子、毛巾等物品卷成条带状使用。

3. 衬垫

在紧急条件下，除应用无菌敷料外，还可以用棉花、纱布、衣裤、毛巾等物品，将夹板与伤肢之间的皮肤突出部分垫好。

9.4.3.4 常见的临时处理方法

因为灾难事故的突发性和地域的限制，救援力量可能没有那么快到达灾难现场，这就需要在场人员对伤员进行一些紧急的处理。 下文罗列了几种简单有效的包扎和固定的方法。

1. 包扎

1）基础的包扎方法

基础的包扎方法大致分为 6 种。 身体各部分的包扎大多是由以下 6 种基础包扎法结合变化而成的。

（1）环形包扎法：此法多用在额部、颈部及腕部等粗细均匀的部位。 方法为将绷带做环形重叠缠绕，每圈盖住前一圈。

（2）蛇形包扎法：此法用于固定敷料，扶托夹板。以环形包扎法起始，绷带宽度为间隔，斜行向上，每圈之间保持一定距离而不相重叠。

（3）螺旋形包扎法：用于包扎上下周径近似的部位如上臂、大腿、指或躯干等。以环形包扎法起始，再稍微倾斜螺旋向上缠绕，环绕时，每圈遮盖前圈的 1/3～1/2。

（4）螺旋折转包扎法：用于包扎肢体周径悬殊不均的部分如前臂、小腿等。方法与螺旋形包扎法相同，但每圈必须向下反折。反折时，以左手拇指按住绷带上的折转处，右手将绷带向下反折，然后围绕肢体拉紧，每圈盖过前圈的 1/2～1/3；反折部应位于同一轴线并避开伤口或骨突处。

（5）“8”字形包扎法：此法多用于固定关节（如肘、腕、膝、踝等关节）。方法为在伤处上下，将绷带自下而上，再自上而下，重复做“8”字形旋转缠绕，每圈在正面与前圈交叉，并叠盖前圈 1/3～1/2。

（6）回返式包扎法：此法多用于肢体末端、头部或截肢部。方法为在包扎部位先作环形固定，然后从中线开始，做一系列的前后、左右来回返折包扎；每次回到出发点，直至整个伤处全部被包住为止。

2）头面部包扎法

（1）帽式包扎法：将三角巾底边折叠约 2 指宽，正中放于伤员前额齐眉处，将顶角拉至枕后，左右两底角沿两耳上方往后，拉至枕外隆凸下方交叉，并压紧顶角；然后绕至前额打结，顶角拉紧，并向上反折，将顶角塞进两底角交叉处。

（2）风帽式包扎法：将三角巾顶角和底边中央各打一结，形似风帽；顶角结放于前额，底边结置于枕外隆凸下方，风帽包住全头，两底角向下拉紧，底边向外反折，包绕下颌，拉至枕后结上打结固定；或两底角不拉向枕后，就在颌下部打结亦可。

（3）就便器材包扎法（以毛巾为例）：将毛巾横放于头顶，拉紧毛巾两边，并包住前额；再把两个前角拉至枕后打结；然后把毛巾的两个后角折成带状，并扎一小带，左右交叉绕至前额打结。

（4）航空帽式包扎法：将三角巾中央底边打结，放于前额正中，将两底角向颌下拉紧，反折向上 3～4 指再将顶角反折至前额，固定于底边结上。

（5）面具式包扎法：将三角巾顶角打一结，套住下颌和罩住头面部；两底角拉紧，在枕外隆凸处交叉，于前额眉弓处打结。包好后，根据需要在眼、鼻、口部位，将布提起，小心剪洞，使眼、鼻、口外露。

（6）就便器材面具式包扎法（以毛巾为例）：将毛巾横放，盖住面部，将毛巾两端向后拉紧，在健侧耳前，上下角交叉打结；在眼、鼻、口部位分别剪孔，使眼、鼻、口外露。

（7）侧面部包扎法：将三角巾的底边中央至顶角折成一小三角巾（或剪开）；将底边斜盖于伤侧面部；用一底角与顶角在健侧颞部打结；然后拉紧另一底角，包绕下颌，在健侧耳前上方打结。

（8）单眼或双眼带式包扎法：把三角巾折叠成约 4 指宽的带形，将 2/3 向下斜放于伤侧眼部，从耳下绕至枕后，经健侧耳上至前额，压住上端绕头一周打结。 如包扎双眼，可将上端反折向下，压住另一伤眼，再在耳下至对侧耳上打结，成“8”字形。

（9）单眼就便器材包扎法（以毛巾为例）：将毛巾折成 4 指宽的条带；毛巾的一端接一系带，毛巾的中部斜放于伤眼上，条带的下端经伤侧耳下绕至枕后，经健侧耳上至前额，压住上端毛巾，并绕头而行；毛巾上端向外反折，经健侧耳上向后绕与系带相遇打结。 如包扎双眼，则将毛巾沿对角线折成 4 横指宽的条带，中间部分盖住双眼，两端拉向枕后，在一侧打结。

（10）单耳或双耳带式包扎法：把三角巾折成带形，宽约 5 横指，从枕后斜向前上绕行，把伤耳包住。 另一侧角经前额至健侧耳上，两侧交叉于头的一侧打结固定。如包双耳，则将三角巾条带中部放于枕后，两角斜向前上绕行，将两耳包住，在前额交叉，以相反方向环绕头部，两侧角相遇，打结固定。

（11）下颌带式包扎法：将三角巾叠成 4 横指宽，取 1/3 处抵住下颌；长端经耳前绕过头顶至对侧耳前上方，与另一端交叉，然后分别绕至前额及枕后，于对侧打结固定。

（12）下颌部就便器材包扎法（以毛巾为例）：将毛巾折叠成约 4 横指宽的带形，一端系一短带，用毛巾的中间部分包扎下颌，两端上提，系带经头顶到对侧耳前上方；与毛巾交叉后转向前额环绕头部，与毛巾另一端打结固定。

3）肩部包扎法

（1）单肩燕尾式包扎法：将三角巾折叠成燕尾式（夹角成 80°左右），向后的角要稍大于前角，后角压在前角上面，放于伤侧，角对准颈侧面；燕尾底边两角包绕上臂上 1/3，在腋前（后）打结。

（2）衣袖包扎法：沿腋下衣缝剪开伤侧长袖至肩峰下约 8 cm 处，用一小带束臂打结，然后将衣袖向肩部反折袖口结带，经对侧腋下绕至胸前打结。

（3）肩部就便器材包扎法（以毛巾为例）：将毛巾斜对折，中间穿过一根短带，毛巾覆盖伤部，短带把毛巾扎在上臂上部，然后在上片毛巾的前角和下片毛巾的后角各栓一带；上片毛巾的后角向内折入，经胸前拉至对侧腋下；下片毛巾的前角同样向内折入并向上折转，从背部往腋下拉紧，在对侧腋下与上片毛巾带打结固定。

（4）双肩燕尾式包扎法：将三角巾折成燕尾式，夹角成 130°，放于颈后部，两燕尾角分别包绕肩部，经腋下和两底角打结。

4）胸（背）部包扎法

（1）胸（背）部一般包扎法：三角巾底边横放在胸部，顶角从伤侧越过肩上折向背部；三角巾的中部盖在胸部的伤处，两底角拉向背部打结；顶角结带也和这两底角结打在一起。背部包扎则和胸部相反，即两底角于胸部打结固定。

（2）胸（背）部燕尾式包扎法：先将三角巾折成燕尾式，置于胸前，两燕尾底角分别结上系带于背后打结，然后将两燕尾角分别放于两肩上并拉向背后，与前结余头打结固定。背部包扎与胸部相反，即两底角边角在胸部打结。

（3）侧胸燕尾式包扎法：将三角巾折成燕尾式放于伤侧。两底边角带在季肋部打结，然后拉紧两燕尾角，于对侧肩部打结。

（4）腋窝三角巾包扎法：将三角巾一腰边距顶角 1/3 处放于腋下，一底角绕胸前与顶角打结；然后把另一腰边和底边拉向锁骨上窝，再取另一底角绕肩及上臂 1/3 处经腋窝拉向锁骨上窝打纽扣结。

（5）胸（背）部双三角巾包扎法：先将三角巾放于前胸，顶角置于腋中线季肋下，取一底角围腹与顶角打结，再用另一三角巾放于背部，按上述方法在对侧包绕打结；然后分别拉紧两条三角巾的另一底角，绕肩与其相对应的底边打纽扣结。

5）腹部包扎法

（1）腹部兜式包扎法：将三角巾顶角朝下，底边横放于上腹部，两底角拉紧于腰部打结；顶角结一小带，经会阴拉至后面，同两侧的余头打结。

（2）腹部燕尾式包扎法：先在燕尾底边的一角系带，夹角对准大腿外侧正中线，底边两角绕腹于腰背打结；然后两燕尾角包绕大腿并相遇打结。其中要注意的是，燕尾夹角成 90°左右，向前的燕尾角要大，并压住向后的燕尾角。

（3）腹股沟与臀部包扎法：把三角巾顶角放在腹股沟下方，取一底角绕大腿一周，与顶角打结，然后将另一底角围腰，与底边打纽扣结。

6）臀部包扎法

（1）单侧臀部三角巾包扎法：将三角巾斜放在内侧臀部，顶角接近臀裂下方，一底角向上放在对侧髂嵴处，另一底角朝下并偏向两腿之间，用顶角的带子在大腿根部绕一圈并结扎好；然后把朝下的底角反折向上，从后面拉至对侧髂嵴上方，与另一底角打结。

（2）双侧臀部蝴蝶式包扎法：把两条三角巾的顶角打结连接，连接处置于腰部正中，然后将两三角巾的各一底角围腰打结；再取另两底角分别绕过大腿内侧与相对的边打纽扣结。

（3）臀骶部燕尾式包扎法：将三角巾折成燕尾状，两底边角系一小带，围腰在腹部打结；两燕尾角系一条小带，分别顺腹股沟绕大腿与对边打纽扣结，燕尾角约成130°，两燕尾角等长。

7）躯干包扎法

用两条大三角巾的底边顺着身长分别交叉置于左右，平放于躯干前后，用两条三角巾的顶角围腰与各自的底边打纽扣结，放于躯干上部的左右角绕肩与对应边打纽扣结；躯干下部的左右角分别包绕大腿与各自的底边打纽扣结。

8）四肢包扎法

（1）手（足）三角巾包扎法：将手（足）放在三角巾上，手指或脚趾对准三角巾顶角，将顶角折回盖在手背或足背上，折叠手（足）两侧三角巾使之符合手（足）的外形，然后将两底角绕腕（踝）部打结。

（2）手（足）“8”字包扎法：将三角巾折成条带状横放于手背或足背（手掌、足跖）处，在手背或足背（手掌、足跖）行“8”字交叉，绕腕（踝）打结。

（3）手（足）毛巾包扎法：将毛巾放平，指（趾）尖对毛巾的一角，将此角反折盖住手（足）背。同端另一角也反折盖住手（足）背并压于掌（跖）下，然后提起毛巾的另一端，围绕手（足）包裹，最后于腕（踝）部打结固定。

（4）膝（肘）部三角巾包扎法：根据伤情将三角巾折成宽度适当的条状带，将条状带的中段斜放于膝（肘）部。取带的两端分别压住上下两边，包绕肢体一周打结。此法也适用于四肢各部位包扎。

（5）残肢风帽式包扎法：分别将三角巾底边中央和顶角打结，成风帽状，然后将残肢伤端套入“风帽”内，再拉紧两底角，于近心端互相反折打结固定。

（6）前臂（小腿）就便器材包扎法（以毛巾为例）：将毛巾一角向内折，压在前臂（小腿）下部，从前臂（小腿）下端向上做螺旋包扎，最后用小带固定。

9）上肢悬吊法

（1）大悬臂带法：将三角巾底边的一端置于健侧肩部，屈曲伤侧肘80°左右，将前臂放在三角巾上，然后将三角巾反向上折，使底边另一端到伤侧肩部，在颈后与另一端打结，将三角巾顶角折平打结或用安全别针固定。

（2）小悬臂带法：用于锁骨和肱骨骨折，肩关节和上臂伤。将三角巾折成宽度合适的带状，将条带中央的部分放在伤员的腕部，吊起前臂（不要托肘），其余方法同大悬臂带法。

2. 固定

（1）脊柱骨折的临时固定及搬运

脊柱是人体的关键部位，颈椎发生严重损伤或者损伤后搬运不当，可能会引起伤员呼吸或心跳停止；如果伴随胸、腰椎的损伤，伤员可能会出现腿部疼痛、麻木、无力的情况，甚至可能会出现损伤节段以下完全性瘫痪。 因此若发生脊柱损伤，临时固定时要记住脊柱损伤搬运的原则，即整个脊柱不能弯曲、旋转，要保持脊柱的轴线。如果遇到脊柱骨折，我们可采取以下几种方法来避免伤员脊柱发生活动，以方便搬运或等待进一步救援。

① 头锁：伤员仰卧位，救助者跪在伤员头顶位置，并与伤员身体成一条直线，先将自己双手手肘放在大腿上或地上加以固定，双掌放在伤员头两侧，拇指按额，食指和中指固定伤员面颊，无名指及小指放在耳下，不可盖住耳朵，避免伤员颈部弯曲、旋转。

② 胸背锁：救助者位于伤员身体一侧，一手肘部及前臂放在伤员胸骨上，拇指及食指分别固定于面颊上，另一只手臂放在背部脊柱上，手指锁紧枕骨，双手调整好位置后同时用力。 救助者手掌不可遮盖伤员口鼻。

③ 胸锁：伤员仰卧位，救助者跪于伤员头肩位置，救助者的正中线对准伤员的脖子，一手肘及前臂紧贴伤员胸骨之上，手掌固定伤员面颊，另一手肘固定在大腿或地面上，手掌固定伤员前额。

④ 斜方肌挤压法：伤员仰卧位，救助者位于伤员头顶部，与伤员身体成一条直线，先将自己双手手肘放在大腿上或地上加以固定，双手在伤员颈部两侧，拇指和四指分开伸展至斜方肌，掌心向上，手指指向脚部，锁紧斜方肌，双手前臂紧贴伤员头部使其固定。

⑤ 器械固定法：在现场医疗器材充足的情况下，我们可以选择颈托、脊柱板、头部固定器等对伤员颈部加以固定。

⑥ 协同搬运法：搬运时一般由3～4人一起搬动。 由一人专管伤者头部牵引固定（双手抱住伤员头部两侧）使伤员颈椎和胸椎轴线保持一致。 严禁脊椎前屈、扭转或过屈过伸，应保持脊柱伸直，然后一人托肩，一人托腰臀部，一人托住下肢，动作一致，将伤员轻轻放在硬质担架或硬板上，颈部两侧各放一小垫，使头部与身体成一直线，头部两侧用沙袋固定或用颈托。 肩部略垫高，防止伤员头部左右扭转和前屈、后伸，确保颈椎在运送过程中处于稳定状态。 搬运过程中注意保持呼吸道通畅，严禁坐位搬运。

（2）锁骨骨折的临时固定

① “T”形夹板固定法：取木板两块，制作成“T”形夹板加垫，用绷带缠好，然

后放在伤员背部，用三角巾或绷带固定。

② 三角巾固定法：将两条三角巾分别折成 5 横指宽的条带。固定时，腋窝加棉垫垫好，分别用两条三角巾条带环绕两侧腋部一周，在腋后打结；然后把左右打结的三角巾一角拉紧并在背后打结，使左右肩关节后伸，使锁骨骨折得到固定。

（3）肱骨骨折的临时固定

① 夹板固定法：可用 1~3 块夹板固定。用 1 块夹板时，夹板放在上臂外侧；用 2 块夹板时，则放在上臂的内外两侧；用 3 块夹板时，则在上臂的前、后和外侧各放 1 块。然后用两条折叠成带状的三角巾或绷带，在骨折上下端扎紧，肘关节屈曲 90°，前臂用腰带或三角巾悬吊于胸前。必要时，再用绷带将上臂固定于躯干上，以加强固定。

② 三角巾固定法：将三角巾折叠成宽 10~15 cm 的条带，将肱骨固定在躯干上。屈肘 90°，再用三角巾将前臂悬吊于胸前。

（4）前臂骨折的临时固定

① 夹板固定法：在前臂掌背侧各放一块夹板，用绷带或三角巾固定前臂于中立位，屈肘 90°，用三角巾悬吊于胸前。

② 三角巾固定法：先用三角巾将臂悬吊后，再用一条三角巾折成条带或一条绷带将伤臂固定于胸前。

③ 衣襟躯干固定法：将伤肢的衣襟反折兜起伤臂，将患侧衣襟下角的纽扣扣于对侧衣服上角的第一个纽扣上，然后拴紧腰带或用三角巾打结固定。

（5）股骨骨折的临时固定

① 夹板固定法：用一块长木板，放在伤肢的外侧，木板的长度必须上至腋下、下至足跟。在骨突出部、关节处和空隙部位须加衬垫，然后用三角巾或绷带、腰带等分别在骨折上下端、腋下、腰部、髋部和踝部等处打结固定。

② 三角巾健肢固定法：在两腿间的骨突出部（如膝、踝关节部）和空隙部位加垫，然后用 5~6 条三角巾条带（或用绷带和腰带等用品）将伤肢固定在对侧健肢上，在踝关节和足部作“8”字固定。

（6）小腿骨折的临时固定

① 夹板固定法：用两块相当于大腿中部到足跟长的木板，分别放在小腿的内、外侧（如只有一块木板，放在小腿外侧），骨突出部加垫，用三角巾分别在骨折的上下端、大腿中部膝下和踝关节处打结固定。足部用三角巾条带作“8”字形固定，使脚掌与小腿成直角。

② 三角巾固定法：将三角巾折成条带，用条带三角巾在骨折上下端、膝关节、踝关节和足部分别将伤肢与健肢固定在一起。

9.5 传染病自我隔离与防护

历史上发生的自然灾害难以计数，近20年的自然灾害就导致数百万人死亡，至少有10亿人受累，并导致民众健康、社会和经济的重大损失。尽管民间有大灾之后必有大疫的俗语，但既往的文献报道没有足够的证据表明传染性疾病的流行与自然灾害直接相关，一些不会引起大量人口转移和安置的自然灾害罕见疫情报道，例如山崩、雪崩、火山爆发等。

需特别指出，自然灾害本身并不会带来传染病，但是，灾害导致的很多后续效应加大了传染性疾病出现和传播的概率，包括人口移动（含灾区内和灾区内、外之间的人口移动）、无计划和过于拥挤的安置点、水源污染、卫生条件差、传播媒介（蝇、蚊、鼠等）繁殖增多、免疫接种率低、治疗中断和不规范医疗措施等后续效应改变了传染源、传播媒介和环境，以及易感人群。只要上述后续效应存在，传染性疾病就可能流行或暴发。灾后传染病传播的危险性主要与人群流动的规模和特点，尤其是附近的安全水和使用的厕所、流动人群的营养状况，对疫苗可预防疾病（如麻疹等）的免疫水平和卫生保健服务的可及性等有关。不同灾害可能会引起不同的传染病，如表9.1所示。

表9.1 历年来不同自然灾害带来的传染病统计

自然灾害类型		国家	年份	疾病名称
气象灾害	洪灾	中国	1998	血吸虫病，钩端螺旋体病
		印度	2000	钩端螺旋体病
		莫桑比克	2000	疟疾，伤寒，霍乱
		泰国	2000	钩端螺旋体病
		印度尼西亚	2001—2003	腹泻
		孟加拉国	2004	腹泻
		多米尼加共和国	2004	疟疾
		巴西	2008	登革热
		科特迪瓦	2010	登革热
	热带旋风（台风、飓风）、龙卷风等	中国	2001	钩端螺旋体病
		美国	2001	腹泻
		美国	2005	腹泻，结核病
		美国	2011	皮肤毛霉菌感染

续表

自然灾害类型		国家	年份	疾病名称
地质灾害	地震	萨尔瓦多	2001	腹泻，急性呼吸道感染
		伊朗	2003	腹泻，急性呼吸道感染
		巴基斯坦	2005	腹泻，戊肝，急性呼吸道感染，麻疹，脑膜炎，破伤风
		海地	2010	霍乱，疟疾，登革热
		日本	2011	腹泻（诺如病毒），流感
海洋灾害	海啸	泰国	2004	腹泻
		印度尼西亚	2004	腹泻，甲肝，戊肝，急性呼吸道感染，麻疹，脑膜炎，破伤风

9.5.1 自然灾害后传染病流行的危险因素

9.5.1.1 环境污染

灾民多居住在帐篷或简陋的窝棚中，大部分灾民帐篷面积为 12 平方米，帐篷间距最小仅 1 米左右。 人口集中，拥挤，通风差，人员之间接触频繁，周围大量建筑倒塌，垃圾成堆，还有来不及清运的腐烂尸体，加之夏季气温升高，蚊蝇孳生，极易引发传染病的流行。

9.5.1.2 水源污染

灾后饮用水系统被严重破坏，供水中断，大量堆积的粪便、垃圾、污物，以及腐烂的尸体等污染水源，生活用水被污染的概率大大增加。

9.5.1.3 食品污染

地震、洪涝等灾害破坏性大，涉及面广，灾区卫生设施有限，食品不便保存，易被苍蝇、鼠、污水等污染，而洪涝过后常伴随阴雨天气，食品更易腐败、霉变。

9.5.1.4 人员免疫力下降

由于过度惊吓、悲伤，精神紧张、心理压抑和失去亲人的痛苦，受灾群众很容易出现心理疾病，甚至创伤后应激障碍，导致免疫水平下降。 救援人员来自全国各地，长途跋涉，居住及饮食条件相对较差，部分人员可能对灾区流行的传染病无免疫力或出现水土不服，加之经常性的高负荷救援工作使体力严重透支，抵抗力下降，对传染病易感性增强。

9.5.1.5 媒介生物孳生

灾后，人畜尸体、垃圾、粪便等来不及清理及掩埋，高温气候下会很快腐败；地面滞留的生活污水、多雨天气形成大量的积水坑，加之灾后废墟中遗留的大量食物等，为蚊蝇、鼠等媒介生物的繁殖提供了适宜环境。

9.5.1.6 接触传播

自然灾害发生后可导致房屋倒塌、地面裂缝、山体坍塌、江河污染等，对于有外伤的人员，易引起破伤风、钩端螺旋体病和经土壤传播的疾病。

9.5.1.7 公共卫生服务中断

灾后当地医疗卫生、疾病控制专业机构遭到破坏。专业人员伤亡或失散，对传染病失去早期发现和控制的能力。传染病报告和监测网络处于瘫痪状态；防治传染病及消毒杀虫的药品、器材、疫苗短缺，计划免疫工作难以正常进行，人群的无序流动也使部分儿童漏种疫苗。

其中，灾后出现的大量人口流动最易传播传染病。灾后，流动人口造成传染病传播的危险因素包括拥挤和营养不良等。

9.5.2 自然灾害后不同阶段与传染病的关系

自然灾害后通常分为3个阶段：冲击期（0～4天）、冲击后期（4天～4周）和恢复期（>4周）。冲击期通常没有传染性疾病的流行或暴发（可见伤口感染），冲击后期容易发生经空气、食物、水传播的传染性疾病，恢复期时一些潜伏期长的疾病或潜伏性感染可出现临床症状。

灾后流行的传染性疾病主要分为四大类：肠道感染、呼吸道感染、虫媒传播性疾病、人畜共患病、皮肤破损相关的感染性疾病。

9.5.3 隔离与防护

突发性自然灾害发生后可能导致大量人员和牲畜死亡，这不仅导致生态环境和自然环境的严重破坏，产生环境污染，还可引起传染病暴发，对人类健康乃至社会经济发展产生重大影响。因此，灾后的隔离与防护工作十分重要。

9.5.3.1 隔离

一旦发现传染病患者或病原携带者，需要立即将他们妥善地安排在指定的隔离单位，暂时与人群隔离，积极进行治疗、护理，同时对其具有传染性的分泌物、排泄物和用具等进行必要的消毒处理，以防止病原体向外扩散。常见的传染病隔离方法有以下7种。

（1）严密隔离：对传染性强、病死率高的传染病，应将患者或病原携带者安排在单人房间，实施严密隔离。

（2）呼吸道隔离：对经呼吸道传播的疾病，应该利用口罩、防护服、负压病房、空气消毒等进行呼吸道隔离。

（3）消化道隔离：对经排泄物直接或间接污染食物、餐具而传播的传染病，最好在一个房间收治同一病种，对可疑食物、餐具消毒，并对患者或病原携带者实施床边隔离。

（4）血液-体液隔离：对于直接或间接接触感染的血液及体液而传播的传染病，在一个病房中只安排入住由同种病原体感染的患者，医护护理患者全过程中注意防止皮肤、黏膜破损。

（5）接触隔离：对病原体由体表或感染部位排出，经他人直接或间接与破损皮肤或黏膜接触传播的传染病，应该进行接触隔离。

（6）昆虫隔离：对以昆虫作为媒介传播的传染病，应进行昆虫隔离，病房和居住地应有纱窗、纱门，做到防蚊、防蝇、防螨、防虱和防蚤等。

（7）保护性隔离：对免疫力特别低的易感者（如长期大量应用免疫制剂者、严重烧伤患者等），应该进行保护性隔离。在诊断、治疗和护理中，尤其要注意避免医源性感染。

9.5.3.2 消毒防护

1. 饮水消毒防护

（1）集中式供水的处理

饮用水消毒一般使用含氯消毒剂，使用方法和用量根据产品说明书，接触时间≥30 分钟。

（2）分散式供水的处理

① 井水。先将水井清淘干净，再加 25～50 毫克/升的含氯消毒剂，浸泡 12～24 小时后，抽出井水，待自然渗出水到正常水位时，按正常消毒方法进行消毒。一般每天 2～3 次。为避免频繁加氯，可采取持续消毒法。使用竹筒、无毒塑料袋等，钻 4～6 个直径为 0.2～0.5 厘米的小孔；将漂白粉倒入竹筒或塑料袋中（一般竹筒装 250～300 克，塑料袋装 250～500 克），封口后用浮筒悬在井水中。一次加药后可维持 1 周左右，定期测定水中余氯。

② 缸水（桶水）。当水浊度高于 3 度时，应先经洁净处理（混凝沉淀、过滤）后再进行消毒。消毒时，可使用含氯消毒剂，其用量随水污染程度而定，一般为 4～8 毫克/升，作用 30 分钟。消毒后，测量余氯，不低于 0.5 毫克/升。

（3）被尸体污染水的处理

为防止饮用水被尸碱污染，应尽快清除水源周围的尸体，同时使用含氯消毒剂对局部环境进行彻底消毒处理。另外，用砂滤、炭末或明矾混凝过滤、吸附等，可除去水中的尸碱和细菌毒素。

2. 饮食卫生防护

注重营养搭配，保证蔬菜水果的摄入，防止营养缺乏，保持个人卫生。

不吃腐败变质的食品，不吃死亡的家禽、家畜；不生食动物性食品，严禁食用未经煮熟的肉类。食用方便食品、饮用瓶装水前，要先查看是否为合格产品，开瓶的水尽快喝完，食品应当加工后当餐食用，不得存放，尽量不留剩菜剩饭。过夜的开瓶水尽量不要喝，在尽可能按时就餐的同时，特别注意做好“三先”，即先洗手、先检查食物是否变质、先吃热食。

3. 环境卫生防护

（1）临时安置场所卫生要求

受灾群众安置点、救灾人员居住点等临时居住场所，应远离加油站（>50 米）、河岸下游、地势低洼、易发生山体滑坡等次生灾害的地点。尽可能选择地势高、平缓、通风好的地段作为临时居住场所。

居住帐篷或活动板房应有窗、有照明，居住区周围设置排水沟。

设置垃圾收集点和临时厕所，禁止随地大、小便，禁止饲养畜禽。

帐篷、板房等住室，每天通风应不少于 2 小时；天气晴朗时，每天晒被褥不少于 2 小时。

临时厕所及粪污处理：厕所应远离水源，至少 30 米；粪便必须及时清出；传染病患者的粪便应单独收集，按等量比例加入生石灰或其他消毒剂，搅拌处理 30 分钟后集中掩埋。对垃圾收容场所，每天至少喷洒 1 次杀虫剂；对于传染性垃圾、废弃衣服等，喷洒有效氯 1 000 毫克/升的含氯消毒剂等作用 30 分钟后，进行掩埋或焚烧处理。

加强对居住地病媒生物的防治，加强对居住区蚊、蝇、蚤的处理。

（2）环境消毒

① 室内空气消毒。每天 1 次，使用气溶胶喷雾器，喷洒 1.5%过氧化氢，20 毫升/立方米，作用 30～60 分钟；室内无人时，也可喷洒 0.05%过氧乙酸，20 毫升/立方米，作用 30 分钟，或使用 15%过氧乙酸溶液置于瓷或玻璃器皿中加热蒸发，7 毫升/立方米，熏蒸 2 小时。

② 室内物体表面消毒。可喷洒 500 毫克/升浓度的含氯消毒剂或 0.2%过氧乙酸溶液，至表面湿润；对垃圾桶及垃圾，可喷洒 2 000 毫克/升浓度的含氯消毒剂；对厕所，可喷洒 1 000～2 000 毫克/升浓度的含氯消毒剂，主要喷洒门把手、门框、路面、

蹲坑等处，至表面湿润；对有明显尸臭的倒塌废墟，在确定下面没有生还者的情况下，可喷洒500毫克/升浓度的含氯消毒剂。

4. 保护措施

保护措施包括改善营养、锻炼身体和提高生活质量等，在灾区传染病流行期间应该保护好易感人群，避免与患者接触。对有职业性感染可能的高危人群（如医护人员、军警人员等），可采取预防性保护措施，一旦发生职业暴露，立即进行有效预防接种或服药。

特异性保护措施是指采取有重点有计划的预防接种，提高灾区人群的特异性免疫水平。人工自动免疫是有计划地对易感者进行疫苗、菌苗、类毒素的接种，使人体在1～4周内主动产生免疫力，维持数月至数年，免疫次数1～3次，主要用于预防传染病。

5. 灾区防疫注意事项

科学防疫，需要避免盲目恐慌和防疫过度。对于传染病接触者、病原携带者，采取医学观察，必要时进行药物预防或预防接种，但是灾区不是疫区，对防疫需要理性对待、尊重科学。灾害发生后，尤其是初期，人们对来自灾区特别是重灾区的人或物品，存在畏惧心理，担心其携带病原体传播疾病，可能在很多地区实施大面积过度消毒，不但对过往的车辆及受灾群众、现场施救人员和卫生防疫人员的人体进行消毒，也对花草、广场、公路进行大面积、高频率喷洒消毒药物，这样不仅影响人体健康和植物生长，破坏生态平衡，还可能对周边环境和水源构成威胁，造成二次污染。对于普通尸体的处置，可按平时的方法进行。对于腐败的尸体，不要避如瘟疫，不要夸大尸碱的危害，那样会造成处置人员的心理恐慌，按要求做好防护即可。

参考文献

[1] 林才经，黄毅敏. 现场救护［M］. 福州：福建科学技术出版社，2008.

[2] 程史靓. 灾害救援应急通信系统方案设计［D］. 西安：西安电子科技大学，2014.

[3] 孟晖，宋俊海. 卫星通信在应急通信中的应用及发展［J］. 科技导报，2018，36（6）：40-46.

[4] 佚名. 应急通信的手段［J］. 科技导报，2018，36（6）：2，121.

[5] 张以健. 关于重特大灾害消防应急通信技术的研究［J］. 消防技术，2022（16）：69-71.

[6] 沈洪，刘中民. 急诊与灾难医学［M］. 3版. 北京：人民卫生出版社，2018.

[7] 沈洪. 急诊医学［M］. 北京：人民卫生出版社，2008.

[8] 贾群林. 图说灾难逃生自救丛书：地震［M］. 北京：人民卫生出版社，2013.

[9] 高建国，贾群林，李文君. 中国家庭应急手册［M］. 北京：人民卫生出版社，2010.

[10] 贾群林. 突发公共事件的应急指挥与协调［M］. 北京：当代世界出版社，2010.

[11] Pikoulis E，Doucet J. Emergency Medicine，Trauma and Disaster Management：From Prehospital to Hospital Care and Beyond［M］. Berlin：Springer International Publishing，2021.

[12] 中国医师协会急诊医师分会，中国人民解放军急救医学专业委员会，中国医师协会急诊医师分会急诊外科专业委员会. 止血带的急诊应用专家共识［J］. 中华急诊医学杂志，2020，29（6）：773-779.

[13] 姚晓，杨庭义. 美军2021版战术战伤救治指南更新要点解读及启示［J］. 中华灾害救援医学，2022，10（5）：268-272，297.

[14] 柴家科，郭希民，沈显贵.一种适用于战创伤致命性大出血止血材料的研发［J］.中华损伤与修复杂志（电子版），2019，14（6）：479-480.
[15] 赵一璠，赵京禹，付小兵.战创伤用局部快速止血材料的研究进展［J］.中华创伤杂志，2018，34（6）：534-539.
[16] 张连阳，郭庆山.重视灾害中创伤紧急救治技术的规范性［J］.灾害医学与救援（电子版），2015，4（1）：2-4.
[17] 周伟梁，苏磊，钱洪津，等.四肢开放性大血管损伤的院前急救［J］.中国急救医学，2002，22（8）：486-487.
[18] 刘中民，田军章，周荣斌，等.灾难医学［M］.2版.北京：人民卫生出版社，2021.

第 10 章
城市灾难心理救援与支持

10.1 灾难心理危机与预防教育

灾难的不确定性、破坏性、长期性、社会性等特征决定了灾难往往会给人们带来严重的心理创伤，造成一系列心理危机。世界卫生组织的调查显示，在重大突发公共事件发生 1 年之内，约有 20% 的人可能出现严重的心理疾病，且心理创伤具有长期性。本章主要从灾难心理危机的发生发展、机制、预防教育等方面进行探讨。

10.1.1 灾难心理危机

10.1.1.1 危机的定义

危机有两个含义。一是指出乎人们意料的重大突发事件，如战争、疾病暴发、地震等；二是指面临重大突发事件时，人们因无法应对而引起情绪、思维、行为等失衡的一种紧急状态。

10.1.1.2 灾难心理危机的定义

灾难心理危机是指人们面临灾难事件时，其惯常处理问题的方式及支持系统不足以应对困境而产生暂时性的心理失衡状态。从个体层面讲，常见的灾难心理危机主要包括急性应激障碍、创伤后应激障碍、焦虑障碍、抑郁障碍、睡眠障碍及自主神经功能紊乱引起的各种躯体不适，往往出现生理、情绪、认知功能、行为等多方面的身心反应，一般会维持 6～8 周；从群体和社会层面来讲，灾难心理危机主要有群体骚动、社会恐慌等。

10.1.1.3 灾难心理危机的生物学变化

灾难心理危机的生物学变化主要体现在分子学、神经细胞学、大脑影像学等方面的改变，包括下丘脑－垂体－肾上腺轴，以及促炎细胞因子、神经递质、神经营养因子等水平的改变；大脑局部血流量改变；大脑前额叶皮质、前扣带回皮质、杏仁核、海马等部位神经元异常活动和突触凋亡。这些生物学的变化可直接影响人们的呼吸、心跳、血压、食欲、情绪、记忆力、注意力、行为等。

10.1.1.4 灾难心理危机的发展过程与后果

巴甫洛夫学派、Kaplan 分别阐述了心理危机的发展和结果。巴甫洛夫学派认为灾难可导致中枢神经系统兴奋、抑制和灵活性的过度紧张及相互冲突，中枢神经系统为了避免持续损伤往往产生保护性的超限抑制，在此过程中一些低级部位的功能就会被释放出来，导致皮质与皮质下相互作用异常。在临床上可表现为精神运动性兴奋或精神运动性抑制、不受意识控制的情绪障碍、零乱的动作等。Kaplan 把灾难应激反应的后果分为 3 期：第 1 期为冲击期，当个体经历应激后处于一种“茫然”休克状态，表现为一定程度的定向力障碍和注意分散，一般持续数分钟到数小时；第 2 期以明显的混乱、模棱两可及变化不定为特点，并伴有情绪障碍，如焦虑、抑郁、躁狂等；第 3 期为长期的重建和再度平衡。

10.1.1.5 灾难心理危机需要关注的人群

受灾难影响产生心理危机的人不仅包括灾难亲历者及其亲属，而且包括灾难的救援者、处理灾难事件的决策者。

1. 灾难亲历者及其亲属

研究发现，从灾难中劫后余生，或者当亲人突然在灾难中死亡后，当事人在心理上承受着超乎想象的沉重压力。尤其对于弱势群体，即老、幼、贫、寡、病、残者来说，既往的创伤加上灾难，使他们的处境雪上加霜，这部分群体出现心理危机的概率更大，持续时间更长。

2. 灾难救援者

灾难救援者包括一线救援的军队、警察、消防队员、医务工作者、记者等。灾难救援者在执行救援任务时，会因看到很多灾难的场面，加上因救灾带来的疲劳，产生压力感、焦虑、失眠、自责、内疚和噩梦等现象。一位参与了“5·12”汶川大地震救援的志愿者从灾区回到家中后，总是感觉心情焦虑、心烦。这是一种比较典型的灾后心理反应，需要及时进行心理疏导。

3. 灾难中的决策者

面对灾难突发事件，决策者无疑也会产生一些心理问题，因为他们所处理的问题都是非常规、非程序化的，做出决策所需要的信息都是不完整的，而且时间紧迫、任务重大，这些都会给决策者带来沉重的压力，甚至会使他们感到焦虑、失眠、压抑、躯体不适等，而这些心理问题常常会导致决策失误。

4. 灾难心理危机产生的影响因素

个体对灾难的反应参差不齐，相同的灾难刺激引发的个体反应严重程度可能不同，个体反应的严重程度与灾难的强度不一定成正比。灾难心理危机的影响因素主要分为内因和外因，总结如下：内因包括个体易感性、个性特点、心理防御机制、主观幸福感和生活满意度、抗逆力、适应能力、既往的创伤经历、个人的健康状况、对灾难的风险认知等；外因包括灾难信息的获得渠道和可信度、灾难的可预期性和可控性、社会支持、政府策略、所处环境等。

10.1.2 灾难心理危机的预防教育

预防教育的目的是防患未然，避免心理危机产生或持续时间过久，提早科普，使心理危机知识广泛传播。一旦灾难出现，心理危机状态下的个人能够早期识别自己的状态，并采取有效措施，积极战胜危机，重新适应生活。“凡事预则立，不预则废”，预防是基于一种理念，即灾难发生总有因，根据因果关系，探索灾难发生的原因和规律，就能采取有效的对策。

1. 灾难预防需要遵循的原则

（1）偶然性与复杂性的原则：灾难发生的后果（人员伤亡、健康损害、物质损失等），以及后果如何，都是随机的，是难以完全预测的。由于其偶然性决定了损失无法完全预测，但是，预测的准确性是可以提高的。因此，在进行预防工作时，我们一定要重视各类灾害、灾难的发生规律的研究，这样才能真正地减少损失。另外，灾难具有复杂性，应重视生态环境被破坏、突发公共卫生事件、食品安全、粮食危机、生产安全、金融危机、人口老龄化等问题，以避免可预期的灾难。

（2）因果关系的原则：因果关系是指事物之间存在着先因后果、引起和被引起的关系，揭示客观世界中普遍联系着的事物具有前后相继、彼此制约的一对范畴。辩证唯物主义认为，客观事物之间联系的多样性决定了因果关系的复杂性。灾难是许多因素互为因果连续发生的最终结果，这决定了灾难发生的必然性。掌握灾难发生的因果关系，砍断因素环链，就有可能防止灾难的发生。比如，许多灾难的发生源于人为因素或人与自然的不和谐相处，人们在生活和生产过程中为满足各种欲望，以破坏大自然为代价，导致水污染、大气污染、植被严重破坏、物种灭绝等，打破了大自然的生态平衡，引发与全球气候变暖相关的系列灾难。 这就要求人们从我做起，深刻反省和剖析，并行动起来调整现状，为预防灾难做力所能及的事情。 当然，这需要各国的共同努力。

（3）利用工程技术、教育与执法来应对的原则：针对灾难事件，首先，要强调运用工程技术、高新技术改善人类生产环境条件，完善防护与报警装置，减少灾难风险因素或隐患；其次，提供各种层次的、各种形式和内容的教育和调练，使人们牢固掌握灾难中生存所必需的知识和技能；最后，利用法律法规、标准等必要的强制手段约束人们的行为，从而避免人为因素引发的灾难。

2. 预防教育途径

可通过公益讲座、科普小册子针对家庭、学校、工作单位、社区进行社会层面全面科普。 借助新闻媒体的力量鼓舞全民学习科普知识，可把科普知识纳入“学习强国”APP 中；线上通过广播媒体、社交媒体（直播、微信公众号、微视频、心理科普栏目、腾讯云、电视剧或影片）等方式开展科普教育、案例分享；通过开设心理热线、留言评论区等及时交流分享心理状况。 对医护工作者、一线救援人员等要建立专门的单位内部心理危机救援团队。 应加强社区的心理健康服务体系，因为社区能在第一时间掌握居民的情况。

3. 预防教育的主要内容

恢复心理平衡与动力的教育应基于预防自伤自杀、满足灾难时民众的心理需求及危机干预策略等内容展开。

（1）提高抗灾能力和心理防御机制：预防教育主要内容不仅只限于心理危机的预防教育，更多需要涉及防灾自救知识。 国内外研究表明，平日的灾难知识培训、防灾演习，从儿童抓起防灾自救知识和能力储备，可以提高民众的灾难应对能力和心理防御机制，从而缓解民众应灾时的惊慌度和紧张感，使其对未来充满信心。 下文简单归纳我国常见的自然灾害、公共卫生事件、食品安全与危机等灾难的民众心理危机预防策略。

① 地震：首先，提高国民防灾意识及防震自救技能、制订应急预案，以防患于未然；发展抗震救灾物资产业；临震前应备好急救物资，包括食品、水、医药、生活用品等；各地政府就地组织抢险队伍、将救援车辆撤离车库，做好救人、医疗、供水、供电、通信等工作的全面安排；设立避难场所和伤员急救中心，划定疏散路线，组织人员撤离至安全地点；确保机要部门安全，防止国有资产损失和机密泄露。 其次，个人防震方面，民众平时必备抗震书包，里面储备水、压缩饼干、手电筒、蜡烛、口哨、锤

子、绷带、防寒衣物、防尘口罩等求生必备物品；掌握地震自救求生技能。最后，预防次生灾害也非常重要，因为强烈地震往往引起山体崩塌、泥石流、水灾、传染病暴发、管道毒气泄漏、火灾等次生灾害，由于其速度快、强度大、持续时间长，对民众的危害更大。

② 火灾：针对火灾，可通过开展火灾逃生演练、各部门必备消防栓、场所安全出口通道严格规范布置等方面的内容进行预防教育；平时注重预案制定；及时处理火灾隐患。

③ 水灾：针对水灾，加强气象、水文、海洋等各部门的联合监测、会商及预报；平日精心防范，做好预案工作；各地政府抗旱防汛部门通过多种渠道进行灾难信息的预警和发布。

④ 公共卫生事件：针对公共卫生事件，尤其是传染病大暴发，应结合四季自然规律和病原微生物流行病学特点，提前预警和储备医疗物资，建立健全预警系统，包括风险信息系统、预警评价指标体系、预警评价与推断系统、报警系统、预警防范措施等。并应注重通过日常锻炼等方法提高全民的身体素质和免疫力。

⑤ 食品安全与危机：食品危机是指食品因其数量或质量问题对人群、组织、社会、国家产生重大危害的事件。常见的食品危机分为三类，第一类是食源性疾病，其中致病微生物引起的食源性疾病占首位；第二类是食品加工过程中出现的问题，主要指违规加入添加剂、有毒物质超标、卫生条件不过关等引起的食物中毒等；第三类是食品流通环节出现的问题，指食品仓储、运输过程中因条件不达标而引起食品变质、受污染，一些商家直接售卖或再加工售卖变质食品。针对食品安全及危机，政府应构建一套行之有效的食品安全管理体制，及时发布与食品安全相关的知识，避免民众受非权威知识的误导而引起恐慌、从众、逆反等不良的社会心理。此外，近年来全球生态破坏严重，能源日益匮乏，全球气候变暖、水污染、重金属超标等问题应引起重视，避免引起粮食危机。

（2）灾难中常见的民众心理需求：灾难发生后，民众会畏惧和怨恨灾难威胁个人和家人的生命安全，为财产损失、家园被破坏而悲痛，容易受激惹，出现失眠、躯体不适等症状。积极满足民众物质需求的同时，需引导民众以客观的眼光面对灾难，以平和的心态面对物质损失，依靠时间和接纳的心态平复心理的创伤。另外，灾难中往往遇到积极求救、不轻言放弃，但灾后面对家人丧生或自己身体残疾而出现自杀念头和行为的遇难者，这就要求我们诱导其说出自杀的想法，释放负面能量。

（3）灾难心理危机干预策略：根据心理危机的种类、严重程度、人群特点，开展科普教育、自我识别及干预、团体心理治疗、系统脱敏治疗、认知行为干预、正念疗法、专注冥想、辩证行为治疗，还有中医情志疗法、五音疗法，必要时进行药物和心理治疗联合干预。

10.2 灾难医学的心理救援技术

心理诊断是使用心理学的方法对个体的心理功能和状态进行鉴定，其主要目的是对个体有无心理障碍及其性质、程度进行判断。

10.2.1 心理诊断与测量技术

1. 心理访谈

心理访谈是评估者与评估对象通过有目的的口头交谈的方式，收集评估对象的心理行为资料的一种方法。访谈是心理评估常用的简便而重要的方法之一，访谈对象可以是个人，也可以集体进行（灾后 24～48 小时内实施访谈是最理想的时间）。通过心理访谈，心理救助人员能够对受灾者的心理变化有比较客观、详细的了解，并做出合理的诊断，进一步有目的地帮助受灾者。

访谈是评估者与评估对象面对面的沟通过程，是收集评估对象信息资料的重要方法，它可以独立使用，也可以与其他评估方法结合使用。例如访谈之后，评估者可以确定评估对象是否需要进一步使用心理测验进行评估，而心理测验的结果也常常需要参照访谈收集到的资料加以解释和验证。

（1）检查现场是否安全，有哪些危险存在，比如进行中的冲突、毁坏的公路、危险的建筑物、火灾或洪水；你的出现是否会导致自己或其他人发生危险。如果不能确认环境的安全就不要去现场。尽力帮助需要帮助的人们，但在和情感痛苦的人交流时需要保持安全距离。筛查出急需基本需求的受助者以及出现严重精神困扰反应的人。

（2）接近需要支援的人们，通过观察、倾听、询问等方式，了解他们的需求和担忧，帮助他们平复心绪，常见的紧急支援包括：①给予受助者基本生活保障，比如庇护所、食物、水和卫生设施等；②利用已有的医疗资源，给予伤者或对慢性病患者健康服务；③帮助受助者获得关于事件、亲人和服务的正确且在情感上容易接受的消息；④帮助受助者获得来自亲人、朋友和其他社会支持；⑤提供符合受助者文化、宗教或习俗的特别帮助；⑥帮助受助者参与重要决定并提供咨询服务。

2. 问卷调查

问卷调查是针对特定范围的特定人群，按照测试者的需求，有目的地编制的一种问卷表格，用于测量人的态度、行为等特征。问卷调查适用于其特定范围，比如重大灾难心理救援中的集体访谈过程，获得个体或者共性特质的需求的情形。

3. 心理测量技术

心理测量技术也是心理测验，是测量一个行为样本的系统程序，就是依据心理学理论，使用一定的操作程序，通过观察人的少数有代表性的行为，对于贯穿人的全部行为活动的心理特点做出数量化分析的一种方法。

心理测验借助标准化的测量工具将人的心理品质或状态进行测量得到量化的资料，在心理评估中起着非常重要的作用。

人的心理品质和状态的内隐性决定了心理测验的间接性。心理测验直接观测的是人的行为样本，通过对行为样本的测量推断其内在的心理品质。另外，心理测验的结果是相对的。在对人的行为作比较时，没有绝对的标准。个体在心理测验上被测得的结果都是与其所属团体的大多数人的行为或某种人为确定的标准相比较而言的。

在临床心理学的实践中，常常需要依据一定的程序和语义定义对个体的心理和行为进行观察并予以量化，这个过程称为评定。评定所使用的工具叫评定量表。评定也是一种常用的心理评估方法，一般来说，评定量表内容比较集中，包含的条目较少而且简单，评定者对条目进行分等级评定，结果分析简便易行，所以广泛应用于病理现象的筛查、症状程度的描述、心理障碍的辅助诊断、疗效评估和追踪等临床实践和研究中。评定量表和心理测验都能提供量化的评估结果，二者在性质上越来越接近，之间没有绝对的界限。

临床评定量表按其内容可以分为很多种，以下 4 种比较常用。

（1）90 项症状清单（symptom checklist-90，SCL-90），又名症状自评量表（self-reporting inventory），作者是 Derogatis（美国著名心理学家）。该量表设定了包含感觉、情感、思维、意识、行为、生活习惯、人际关系、睡眠状况、饮食等方面的 90 个项目，采用 10 个因子分别反映 10 个方面的心理症状。该量表内容丰富，反映的信息量大，能够准确刻画出受试者自觉症状的特点。适用于综合判断 16 岁以上人员心理症状的严重程度，但不适用于有精神躁狂和精神分裂的患者。

（2）抑郁自评量表（self-rating depression scale，SDS）（表 10.1），由美国 Duke 大学华裔教授 William W. K. Zung 于 1965 年编制，量表中含有 20 个项目，分为 4 级评分，特点是使用简便，能够比较直观地反映抑郁患者的主观感受。适用于患有抑郁症状的成年人，适用于门诊及住院患者，但对于严重迟缓症状的抑郁情形评定有困难，对于文化程度较低或智力水平稍差的人使用效果欠佳。

表 10.1　抑郁自评量表

项目	没有或偶尔	有时这样	经常这样	总是如此
1. 我觉得闷闷不乐，情绪低沉	1	2	3	4
2. 我觉得一天之中早晨最好	4	3	2	1
3. 我一阵阵哭出来或想哭	1	2	3	4
4. 我晚上睡眠不好	1	2	3	4
5. 我吃得和平时一样多	4	3	2	1
6. 我与异性接触时和以往一样感到愉快	4	3	2	1
7. 我发觉我的体重在下降	1	2	3	4
8. 我有便秘的苦恼	1	2	3	4
9. 我心跳比平时快	1	2	3	4
10. 我无缘无故感到疲乏	1	2	3	4
11. 我的头脑跟平常一样清楚	4	3	2	1
12. 我觉得经常做的事并不困难	4	3	2	1
13. 我觉得不安而平静不下来	1	2	3	4
14. 我对将来抱有希望	4	3	2	1
15. 我比平常容易生气激动	1	2	3	4
16. 我觉得做出决定是容易的	4	3	2	1
17. 我觉得自己是个有用的人，有人需要我	4	3	2	1
18. 我的生活过得很有意思	4	3	2	1
19. 我认为如果我死了别人会生活得更好	1	2	3	4
20. 平常感兴趣的事我仍然感兴趣	4	3	2	1

（3）焦虑自评量表（self-rating anxiety scale，SAS）（表 10.2），该量表也是由美国 Duke 大学华裔教授 William W. K. Zung 于 1971 年编制。从量表结构的形式到具体评定方法，该量表都与抑郁自评量表十分相似，用于评定患者焦虑的主观感受及其在治疗中的变化，适用于患有焦虑症状的成年人。

表 10.2　焦虑自评量表

项目	没有或偶尔	有时这样	经常这样	总是如此
1. 我觉得比平时容易紧张和着急	1	2	3	4
2. 我无缘无故地感到害怕	1	2	3	4
3. 我容易心里烦乱或觉得惊恐	1	2	3	4
4. 我觉得我可能将要发疯	1	2	3	4
5. 我觉得一切都很好，也不会发生什么不幸	4	3	2	1
6. 我手脚发抖、打颤	1	2	3	4

续表

项目	没有或偶尔	有时这样	经常这样	总是如此
7. 我因为头痛、颈痛和背痛而苦恼	1	2	3	4
8. 我感觉容易衰弱和疲乏	1	2	3	4
9. 我觉得心平气和，并且容易安静坐着	4	3	2	1
10. 我觉得心跳得快	1	2	3	4
11. 我因为一阵阵头晕而苦恼	1	2	3	4
12. 我有晕倒发作，或觉得要晕倒似的	1	2	3	4
13. 我呼气、吸气都感到很容易	4	3	2	1
14. 我手脚麻木和刺痛	1	2	3	4
15. 我因胃痛和消化不良而苦恼	1	2	3	4
16. 我常常要小便	1	2	3	4
17. 我的手常常是干燥温暖的	4	3	2	1
18. 我脸红发热	1	2	3	4
19. 我容易入睡并且一夜睡得很好	4	3	2	1
20. 我做恶梦	1	2	3	4

（4）汉密尔顿抑郁量表（Hamilton Depression scale，HAMD）（表 10. 3）由 Hamilton 于 1960 年编制，是评定抑郁状态应用最普遍的心理测试量表，方便实用，评定方法简便，标准明确，便于掌握，可用于抑郁症、躁郁症、神经症等多种疾病的抑郁症状评定，尤其适用于抑郁症。 该量表的使用需由经过培训的两名评定者对患者进行联合检查，采用交谈与观察的方式进行，当检查结束后，两名评定者进行背对背评分，因此可以比较客观地评价病情的严重程度及治疗效果。

表 10.3 汉密尔顿抑郁量表

焦虑心境		担心、担忧，感到有最坏的事情将要发生，容易被激惹
紧张		紧张感、易疲劳、不能放松，情绪反应，易哭、颤抖、感到不安
害怕		害怕黑暗、陌生人、一人独处、动物、乘车或旅行及人多的场合
失眠		难以入睡、易醒、睡得不深、多梦、梦魇、夜惊、睡醒后感到疲倦
认知功能（或称记忆力、注意力）障碍		注意力不能集中，记忆力差
抑郁心境		丧失兴趣、对以往爱好的事务缺乏快感、忧郁、早醒、昼重夜轻
躯体性焦虑	肌肉系统症状	肌肉酸痛、活动不灵活、肌肉经常抽动、肢体抽动、牙齿打颤、声音发抖
	感觉系统症状	视物模糊、发冷发热、软弱无力感、浑身刺痛
心血管系统症状		心动过速、心悸、胸痛、血管跳动感、昏倒感、心脏漏搏

续表

呼吸系统症状		时常感到胸闷、窒息感、叹息、呼吸困难
胃肠消化道症状		吞咽困难、嗳气、食欲不佳、消化不良（进食后腹痛、胃部烧灼痛、腹胀、恶心、胃部饱胀感）、肠鸣、腹泻、体重减轻、便秘
生殖、泌尿系统症状		尿意频繁、尿急、停经、性冷淡、过早射精、勃起不能、阳痿
自主神经系统症状		口干、潮红、苍白、易出汗、易起“鸡皮疙瘩”、紧张性头痛、毛发竖起
与人谈话时的行为表现	一般表现	紧张、不能松弛、忐忑不安、咬手指、紧握拳、摸弄手帕、面肌抽动、不停顿足、手发抖、皱眉、表情僵硬、肌张力高、叹息样呼吸、面色苍白
	生理表现	吞咽、频繁呃逆、安静时心率加快、呼吸加快（20 次/min 以上）、腱反射亢进、震颤、瞳孔放大、眼睑跳动、易出汗、眼球突出

（5）创伤后应激障碍自评量表（post-traumatic stress disorder self-rating scale, PTSD-SS），PTSD-SS（表 10.4）由 24 个条目构成，理论上分为对创伤事件的主观评定（条目 1）、反复重现体验（条目 2、3、4、5、17、18、19）、回避症状（条目 6、8、9、10、16、21、22）、警觉性增高（条目 7、11、12、15、20、23）和社会功能受损（条目 14、24）5 个部分。 每个条目按照创伤事件发生后的心理感受分为 5 个等级评定，累计 24 个条目得分为 PTSD-SS 总分，得分越高表明应激障碍越严重。

表 10.4　创伤后应激障碍自评量表

序号	项目	得分				
1	灾害对精神的打击	1	2	3	4	5
2	想起灾害恐惧害怕	1	2	3	4	5
3	脑子里无法摆脱灾害发生时的情景	1	2	3	4	5
4	反复考虑与灾害有关的事情	1	2	3	4	5
5	做噩梦，梦见有关灾害的事情	1	2	3	4	5
6	灾后兴趣减少了	1	2	3	4	5
7	看到或听到与灾害有关的事情担心灾害再度发生	1	2	3	4	5
8	变得与亲人感情疏远	1	2	3	4	5
9	努力控制与灾害有关的想法	1	2	3	4	5
10	对同事（同学）、朋友变得冷漠	1	2	3	4	5
11	紧张过度或易受惊吓	1	2	3	4	5
12	睡眠障碍	1	2	3	4	5
13	内疚或有罪感	1	2	3	4	5
14	学习或工作受影响	1	2	3	4	5
15	注意力不集中	1	2	3	4	5
16	回避灾害发生时的情景或活动	1	2	3	4	5
17	烦躁不安	1	2	3	4	5

续表

序号	项目	得分				
18	出现虚幻感觉，似灾难再度发生	1	2	3	4	5
19	心悸、出汗、胸闷等不适	1	2	3	4	5
20	无原因的攻击冲动行为	1	2	3	4	5
21	悲观失望	1	2	3	4	5
22	遗忘某些情节	1	2	3	4	5
23	易激惹，好发脾气	1	2	3	4	5
24	记忆力下降	1	2	3	4	5

（6）创伤后压力综合征评估表（表 10.5），该评估表包括 18 个问题，每个问题 2 个选项，分别为有（1 分）或者没有（0 分），计算总分值。 得分 1 ~ 3 分，表明受试者症状值得关注，应注意休息；得分 4 ~ 10 分，表明受试者需要专业心理帮助；得分 11 ~ 18 分，表明受试者急需帮助，需由专业医生诊断和帮助。

表 10.5　创伤后压力综合征评估表

最近 7 天的问题	没有	有
1. 睡眠困难（入睡困难和/或易醒）	0	1
2. 经常做关于地震的噩梦	0	1
3. 过度警觉、易受惊	0	1
4. 食欲异常（过多，或过少）	0	1
5. 良心不安、自我责备或罪恶感	0	1
6. 记忆力受损	0	1
7. 注意力集中困难	0	1
8. 无法规划未来	0	1
9. 感觉灾难再次发生，如再度经历或是有灾难的错觉	0	1
10. 失去对事物或环境的兴趣	0	1
11. 有回避与人交往的倾向	0	1
12. 无法相信周围的人或事	0	1
13. 对周遭环境丧失控制感	0	1
14. 无法投入工作和学习	0	1
15. 心情非常沮丧，无法摆脱这种情绪	0	1
16. 心情经常起伏不定（容易动怒）	0	1
17. 对可能会引发回忆地震事件的情境感到害怕	0	1
18. 情感麻木，无法去爱、感到快乐或是维持亲密关系	0	1

10.2.2 投射技术

投射技术（projective technique）也称投射测验，方法是给被测试者提供各种模糊图形，这些图形表达的意义通常较模糊，测试者根据自己的体验表达看到了什么，以此影射受试者的心理状况。常用的方法包括墨迹技术、主题统觉测验、句子完成测验、字词联想测验、画人测验。投射技术通常适用于临床心理诊断。

10.2.3 心理治疗与干预技术

心理救援是救援人员应用心理学的原理和方法，有计划地实施心理治疗技术对受灾者实施心理干预，帮助受灾者重拾生活信心，使他们从重大灾难事件中恢复过来的帮助。大多数的心理治疗技术均可应用于心理救援。

10.2.3.1 心理治疗

1. 倾听与共情

倾听是以接纳的态度，积极、认真、关注地听取受灾者讲述“心声”，并且适度参与，深入对方的内心，理解、接纳、体验对方的心境。共情是以受灾者的视角，用他的方法去看、听、感觉世界，所谓“穿着对方的鞋子”。

积极倾听、共情、接纳受灾者就是应用心理学的知识引导受灾者“抒发”与“宣泄”，是取得受灾者信任、引导受灾者回归客观、接受现实、理性思考、重振信心，进入正常生活的方法。

倾听时要专注，倾听语言的同时要关注其行为，实时予以引导与鼓励，避免说教、规劝、批评、指责、批判、贴标签。

2. 帮助

帮助是对受灾者表达的需求提供相关的服务以及帮助他们应对问题，为他们提供信息、联系亲人和解决其他社会方面的问题。

（1）保障受灾者的基本需求：①尽量满足受灾者生活的基本需求，比如食物、水、庇护所和卫生设施；②了解特殊需求，比如医疗服务、衣物、幼儿喂养物品；③帮助他们获得可信赖的支持；④确认关注到弱势人群或社会边缘化人群。

（2）帮助受灾者应对现实问题：帮助深陷痛苦、表现茫然的受灾者理清现有需求的优先顺序（哪些先处理，哪些后处理）；帮助受灾者获得来自亲朋的支持；提出具体实用的建议（比如怎样获取食物配给或物资援助）；询问受灾者曾经怎样处理以往遇到的困难并通过肯定他们的能力来提振生活的信心以应对目前情形。

3. 鼓励积极应对策略

鼓励受灾者充分休息；尽量有规律地进食和饮水；多与家人和朋友交谈，共度时光；和信赖的人讨论问题；多做有助于放松的运动；锻炼身体；让他们参与集体活动。不滥用药物、不吸烟、不饮酒；不整天睡觉；不连续工作；注意个人基本卫生；不使用暴力。

4. 提供信息支持

（1）查明在什么地方能获得准确的信息，消息更新时能得到及时提示。

（2）尽可能解决安全问题，了解可用服务，了解失踪者的下落或受伤者的情况。

（3）确保人们被告知发生了什么以及相关计划。

（4）确保人们能够及时得到如健康、家庭追踪、住所及食物分配的相关服务。

（5）为受灾者提供获取相关服务的联系方式，或者为其直接提供服务。

（6）确保弱势群体也能够知晓并得到现有公共服务。

（7）说明消息来源及可信度。

（9）提供消息时，应意识到施助者也会被人们当作宣泄的目标，因他们认为施助者没能满足他们的期望。在这种情况下，应尽量保持冷静，多些理解和体谅。

5. 联系亲人和社会支持

联系受灾者的亲人与社会支持系统是心理急救的一个重要部分，使受灾者感受到良好的社会支持，能够有效提高受灾者在危机事件后应对困境的能力。

（1）帮助孩子们和父母、亲人们团聚，维持家庭关系稳定。

（2）帮助受灾者与亲戚、朋友取得联系以便得到支援。

（3）了解并尊重受灾者的宗教信仰，用不评判和尊重的态度去聆听受灾者的精神信仰和问题。不要将自己对危机事件的信念、精神或宗教的诠释强加给受灾者。

10.2.3.2 心理干预技术

1. 暗示-催眠技术

暗示是不加批判地接受他人情感和思想影响的现象。暗示疗法是运用暗示现象获得疗效的治疗方法。催眠是持续对患者进行暗示，以诱导其进入催眠状态，达到催眠治疗目的的技术。有意地、系统地使用暗示及催眠技术，可以诱导意识状态改变，达到治疗的目的。

催眠是心理治疗的基础技术，可以单独使用，使受灾者达到镇静、降低焦虑水平、镇痛的目的，也可以与其他技术联合使用。按照使用暗示治疗的用途，可以分为直接暗示和系统催眠治疗，应用于广泛的精神障碍及部分躯体问题。

2. 解释性心理治疗

解释指对心理、行为及人际情境中的关系或意义提出假设，促使受灾者用新的词汇、语言及参照系来看待、描述心理和行为现象，以帮助受灾者澄清自己的思想和情感，以新观点看待和理解病理性问题与各种内外因素的关系，从而获得领悟，学会自己解决问题。

解释性心理治疗适用于以下情况：增加受灾者对自身人格发展、当前临床病理问题及其处理策略的认识，改变功能不良的信念、态度和思维方式；进行健康教育，指导康复；给临床其他专业领域提供参考，用于日常医患交流，保障患者知情同意及知情选择权，增加依从性。

3. 系统脱敏治疗

系统脱敏治疗（systematic desensitization）又称交互抑制法，是诱导受灾者缓慢地暴露出导致神经症焦虑的情境，并通过心理的放松练习来对抗这种焦虑情绪，从而达到消除神经症焦虑反应的目的。

4. 精神分析及心理动力学治疗

精神分析及心理动力学治疗是运用精神分析理论和技术所开展的心理治疗活动。精神分析指高治疗频次的，以完善人格结构、促进心理发展为目标的经典精神分析疗法；心理动力学治疗由经典精神分析疗法发展而来，是相对短程、低频次的治疗方法，通过处理潜意识冲突，消除或减轻症状，解决现实生活情境中的问题。

5. 行为治疗

行为治疗是运用行为科学的理论和技术，通过行为分析、情景设计、行为干预等技术，达到改变不良行为、减轻和消除症状、促进患者社会功能康复的目标。

6. 认知治疗

认知治疗源自理性-情绪治疗。焦点是冲击患者的非理性信念，让其意识到当前的困难与抱持非理性观念有关；发展有适应性的思维，教会其更有逻辑性和自助性的信念，鼓励患者身体力行，引导产生建设性的行为变化，并且验证这些新信念的有效性。认知治疗使用许多来自其他流派的技术，尤其是与行为治疗联系紧密，以致二者常被并称为认知行为治疗。

7. 家庭治疗

家庭治疗是基于系统思想，以家庭为干预单位，通过会谈、行为作业及其他非言语技术消除心理病理现象，促进个体和家庭系统功能的一类心理治疗方法。家庭治疗有多种流派，包括策略式或行为家庭治疗、结构式家庭治疗、精神分析、系统式家庭治疗及家庭系统治疗等。

各流派共同的理论观点主要是：家庭是由互相关联的个体和子系统，以复杂的方式自我组织起来的开放系统和因果网络；患者的异常心理及行为与生理功能、人际系统处于循环因果关系之中。 它们不仅是作为后果发生于个体内部的过程，还受到人际系统内互动模式的影响，同时其本身也是对系统过程的反应或干预调节。

8. 危机干预

危机是个体面临严重、紧迫的处境时产生的伴随强烈痛苦体验的应激反应状态。危机干预是对处于困境或遭受挫折的患者予以关怀和短程帮助的一种方式。 常用于个人和群体性灾难的受害者、重大事件目击者，尤其是自杀患者和企图自杀者的心理社会干预。 危机干预强调时间紧迫性和效果，在短时间内明确治疗目标并取得一定成效，即围绕改变认知，提供情感支持，肯定患者的优点，确定其拥有的资源及其已采用过的有效应对技巧，寻找可能的社会支持系统，让患者失衡的心理状态得以恢复。

精神病性障碍的兴奋、躁动、激越，严重的意识障碍，不属于单独使用心理治疗性危机干预的范畴。

9. 群体心理治疗

群体心理治疗是在群体、小组情境中提供心理帮助的一种心理治疗形式。 通过团体内人际交互作用，促使患者在互动中通过观察、学习、体验，认识自我、探讨自我、接纳自我，调整和改善与他人的关系，学习新的态度与行为方式，发展生活适应能力。

10.3 灾难伤残病员的心理关爱

人们对灾难的理解不同，反应也不同。 如果灾难被认定为人祸，受灾者的愤恨、沮丧、不满情绪会更为强烈；如果幸存者认定死者是因为自己没有尽力救援而罹难，其自责、罪恶、压抑、挫败会延续较长时间；如受灾者认定自助也是一种责任而不是过度依赖外力的支持，就不会一再出现指责、埋怨、过多的期待。 灾难后人们也会产生创伤应激症状（侵入性/再现经历症状，如闪回、梦魇、侵入性思维和记忆）、回避性症状（回避创伤相关的刺激，如麻木、淡漠等）、过度唤醒症状（睡眠减少、肌肉紧张、易激怒，或集中注意力困难）、解离体验（去人格化和去现实化、恍惚状态、隔开或认知情感的脱离、遗忘或时间缺失、身份转换或困扰）、压力减少行为（自毁行为、无节制的狂欢和发泄、过度的和不适应的性行为、强迫偷窃、冲动性攻击行为）。

10.3.1 常见的灾后心理问题

经历严重创伤后，70%的人自行消化，30%的人可能出现各种心理创伤问题，甚至发展成心理障碍。最常见的包括急性应激障碍、创伤后应激障碍、适应障碍、抑郁障碍、自杀、焦虑障碍、酒精及药物滥用、躯体形式障碍、创伤后人格改变等。

10.3.1.1 急性应激障碍

急性应激障碍（acute stress disorder，ASD）是个体在经历过不寻常的恐惧经验或事件生还后，产生的一过性精神障碍。突发的创伤事件和对自身身体的失控，使他们感到四周的环境如梦境一般缺乏真实感（一些人会无法想起他们过去所居留的地方、当时发生了什么事、自己的经历和感受），出现焦虑症状，如入睡困难、易怒、精神无法集中、精神高度警觉、肢体无力感、无意中的声响会造成惊慌等，并对自己可以存活而产生罪恶感，对人生感到绝望，还可出现解离症状、反复回忆创伤性体验、回避与创伤性事件有关的刺激，或情感麻木以及警觉性增高。障碍一般在数天或一周内缓解，且障碍出现于创伤性事件后 4 周内。

10.3.1.2 创伤后应激障碍

创伤后应激障碍（post-traumatic stress disorder，PTSD）是指个体经历极大威胁、创伤性事件或一系列应激事件之后出现的一组具有特征性和持续存在的综合征，并且导致一定社会功能的丧失；临床表现以再度体验创伤为特征，并伴有情绪的易激惹和回避行为。

据美国精神病学协会（American Psychiatry Association，APA）统计，美国人群总体患病率为 1%～14%，平均患病率为 8%，个体终生患病危险性为 3%～58%，女性约是男性的 2 倍；德国的研究结果显示，人群总体患病危险性仅为 1.3%；而阿尔及利亚的研究结果显示，人群总体患病率高达 37.4%，同时患者的自杀危险性亦高于普通人群，高达 19%。PTSD 的主要临床表现具有以下三组特征性症状。

（1）再体验：反复闯入意识、梦境的创伤体验，或者面临类似的情景（如在电视上见到地震的画面）时出现强烈的心理痛苦和躯体反应，如出汗、坐立不安、心悸或极度焦虑、恐惧，导致患者痛苦。

（2）警觉水平增高：高度焦虑警觉状态，难以入睡，易激惹，难以集中注意力，过度警觉，以及躯体的自主神经紊乱症状。

（3）回避行为：回避与创伤事件有关的活动、地点、想法、感受或拒绝交谈与创伤事件有关的信息，对通常的活动失去兴趣，与他人相处无亲密的感觉，内疚、抑郁也很常见。

这三大类症状常常在创伤后数天或数周出现，一般不会超过事件发生后的 6 个月，极少数人也可能更迟出现。如果个体在经历灾难后出现上述症状且持续至少 1 个月，导致个体严重的痛苦或者重要的功能损害，应该高度警惕可能患有 PTSD，此时可以根据诊断标准来进行诊断。

PTSD 可以合并焦虑、抑郁、物质依赖等多种精神疾病，也可以合并高血压、支气管哮喘等躯体疾病。Engel 等研究了参加海湾战争的 21 224 名美国士兵，其中诊断为 PTSD 的患者平均每人有 617 项躯体主诉，非 PTSD 患者仅有 112 项躯体主诉；Barry 研究指出，约 60%的 PTSD 患者出现睡眠障碍；Mayou 等研究交通事故幸存者发现，部分 PTSD 患者出现了高血压、支气管哮喘、消化性溃疡、肥胖、肿瘤及其他躯体疾病。

10.3.1.3 适应障碍（adjustment disorder）

适应障碍是指在明显的生活改变或环境变化时所产生的短期和轻度的烦恼状态和情绪失调，常有一定程度的行为变化等，但并不出现精神病性症状，一般发生在应激源出现 3 个月内，主要症状包括明显苦恼，超出所遭遇的应激因素所预期的程度；社交或职业功能显著损害；一旦应激结束，症状在 6 个月内不复存在。

10.3.1.4 抑郁障碍（depression disorder）

灾后发生的抑郁障碍主要是指由灾难引起的心因性抑郁障碍，应激因素包括灾难中亲人的离世，财产的丧失，生命受到威胁及对灾难后果的不可预测等。其主要症状包括情绪低落、思维迟缓和运动抑制。干预和治疗主要由精神科医生、经过必要精神卫生知识训练的内科及基层保健医生、心理治疗师、心理咨询师及社会工作者进行。医生和心理工作者要协调工作，心理工作者负责的所有患者均应经过医生的医学诊断和处理，缺少心理学背景的医生可求助其他人员，全面关怀帮助患者。

10.3.1.5 自杀（suicide）

重大的自然灾害后，自杀率会有所上升。灾难后自杀率增加的危险因素包括：受灾者存在严重的躯体疾病，比如截瘫、截肢等；受灾者家人、朋友的丧失，社会支持系统的缺乏或不足；受灾者财产、工作的丧失；罹患急性应激障碍、创伤后应激障碍、抑郁障碍、酒精滥用或药物依赖等。灾后自杀高危人群包括丧失亲人、有抑郁情绪、有酒精滥用或依赖的灾区群众。

灾后自杀高危人群的社会心理干预：成立以精神科医生为主导，由心理治疗师、心理咨询师、社会工作者、志愿者等参与的自杀干预小组；精神科医生对社会工作者、志愿者进行灾后心理健康知识和自杀干预的培训；及时开展受灾人群心理健康知识宣讲；以社区为单位，设立相应的机构，或配备相应的人员，开展心理咨询或心理保健工作；成立自助团体或帮助重建社会支持网络；针对不同的高危人群进行有针对性的干预；对有自杀意念或有自杀未遂史的个体进行危机干预。

10.3.1.6 其他心理问题的心理学处置

（1）心理教育：包括提供相关信息，提高心理确定感；通过媒体进行科普宣传；提供专题讲座等。

（2）哀伤处理：哀伤是丧失之后的重要心理过程，丧失引发人的悲伤，人们需要采用各种方式进行悼念，需要较长的时间处理哀伤情绪。

10.3.2 灾后伤员心理干预

10.3.2.1 心理干预计划的制订

（1）识别不同年龄伤员群体的灾难性应激反应，评估其心理状况，可采用心理健康状况评估表；建立受灾者的心理卫生服务档案。

（2）针对受灾者的切实情况制订适合的心理干预技术（具体执行内容见10.3.2.2 心理干预的主要策略）。

（3）建立心理卫生服务小组：获得受灾者的基本人口资料，制订心理卫生状况评估简表，包括基本人口学特征、躯体健康、基本应激反应状况，如意识、情绪、思维、行为、生活自我照顾能力、参与社区活动能力、应激强度，目前有无自杀危险；既往医学及精神健康状况；家庭伤亡情况、财产毁损情况等。

（4）受灾人群的访谈：每组 2～3 人对安置点的受灾者进行逐户访谈，特别注意以下几点。①从关心受灾者的健康和生活切入；②每次谈话以 10～15 分钟为宜，避免疲劳、注意力不集中；③尊重、理解受灾者，与受灾者建立良好的关系，尽量使用他们熟悉的语言或方言，合理利用非语言的交流，如友善的目光接触、可接受的躯体接触；④注意观察受灾者的表情、目光、言语及行为反应；⑤适当地进行身体检查，如测血压、血糖等；⑥观察受灾者的精神状况，有效建立关系。

（5）陪伴性支持：有助于消除受灾者的孤独感、减轻恐惧心理、引导受灾者形成乐观的态度。同时也是观察的机会，为精神卫生评估提供补充。陪护过程中，应注意避免单纯劝慰和空泛的保证。

（6）建立社区安全岛：尽快恢复正常和稳定的生活秩序，根据条件，让家庭成员尽早团聚。将邻近社区、村庄的伤员安置在一起，便于一起照顾，彼此支持，分享情感。例如，儿童稳定化的要素包括尽可能提供与以前相似的环境，与熟悉的人在一起，再获得以前熟悉的玩具，与熟悉的伙伴一起。

（7）建立临时的医疗服务站：对严重认知功能障碍、情绪和行为失控的受灾者，应创造条件，将他们转移到现场心理救援所或类似的机构，给予相应的专业处理，必要时可以使用镇静药物。条件允许时，可将出现严重急性心理应激的受灾者转移至后方，接受强化治疗。对心理挫伤严重的遇难者家属和当事人应做专门的一对一心理救援；对灾区一般民众可通过集中讲课或设立流动心理救援站等模式进行心理干预。

10.3.2.2　心理干预的主要策略

“ALGEE 五步行动法”基本适用于所有创伤性应激反应的初步处理，在面对具体事件时可以做出针对性的调整。

1. 步骤一：接近、评估和救助（approach、assess and assist）

（1）创伤性事件发生后的评估：一些人会立即产生强烈的反应，这表明需要即刻给予帮助；一些人是延迟反应或恢复很缓慢，这需要规律地评估接下来几天或几周的情况；在 2～4 周后，需要观察一些人是否已经恢复功能，如果仍没有恢复，需要专业人员的进一步帮助。

（2）创伤性事件发生后的援助：①确保自身安全；②介绍自己，并解释自己的职责；③表达自己的关注和理解，并询问当事人需要什么样的援助；④当和当事人谈话时，需要称呼其姓名；⑤保持镇静，与当事人平等地交流；⑥向当事人解释所有的反应都是正常的；⑦如果当事人需要相关信息，应该给予准确的信息；⑧如果当事人需要，可以寻求紧急援助；⑨如果与司法相关，可以给予司法关注；⑩保护当事人远离可能引起不安的场景、旁观者、媒体等。

2. 步骤二：非评判性地倾听（listen non-judgemental）

（1）让当事人讲述他/她的感受。

（2）认真倾听，不要认为当事人的表现是脆弱的、奇怪的。

（3）不要批评或表达挫败。

（4）不要否定当事人的焦虑或恐惧，而是承认这些痛苦是真实存在的。

（5）运用澄清问题的方法并反馈所听到的信息，以确保听到的信息准确无误。

（6）允许当事人沉默。

（7）除了在必要的情况下，尽量避免面质、诘问。

3. 步骤三：给予支持和信息（give support and information）

（1）尊重当事人，让他们有尊严地接受帮助。

（2）不要因为当事人的恐惧而批评他们。

（3）提供持续的情感支持和理解。

（4）提供准确的信息。

（5）给予当事人康复的希望。

（6）提供日常事务中的现实救援。

（7）不要鼓励当事人的回避行为（例如，回避激发他们焦虑的事件）。

4. 步骤四：鼓励寻求恰当的专业援助（encourage the person to get appropriate professional help）

（1）许多人并不知道有一些有效的治疗手段可以处理自身无法应对的焦虑。

（2）询问当事人是否需要帮助去处理他们的感受。

（3）讨论专业的援助和可以获得的服务。

（4）支持当事人去寻求这些服务。

（5）鼓励当事人不要放弃寻求恰当的帮助。

5. 步骤五：鼓励寻求其他的支持（encourage other supports）

鼓励当事人寻求朋友、家人或他人的帮助，那些曾经患有类似心理问题或经历过类似灾难的人可能会提供非常有价值的帮助。 在我国的社会文化背景下，人际关系网络非常重要，对灾后伤残人员而言，鼓励其利用社会支持构建个人社会支持系统非常重要。 另外，我国的政府部门、群众团体功能也很强大，如慈善机构、行业组织等，都是可以根据当事人情况提供帮助的社会资源。

10.3.2.3 心理干预的注意事项

（1）除非当事人本人已做好准备，否则不应该强迫当事人讲出他们的创伤性事件。 不然就会强化或恶化与创伤性事件相关的心理体验。

（2）救助者的自我保护也很重要，需要关注自身健康。

（3）对出现严重心理危机的当事人，如应激相关的精神病、严重焦虑、抑郁、失眠、严重躯体应激反应等应给予有效的药物治疗和心理支持性干预。 对有明显自杀念头和行为的当事人给予必要的住院或药物治疗。

10.3.2.4 不同阶段的心理干预

1. 第一阶段

第一阶段是指灾后 24～48 小时至灾后 1 周，这一阶段受灾者面临的主要问题是急性应激障碍（acute stress disorder，ASD）。 ASD 指的是个体暴露于突发公共卫生事件、自然灾害、重大事故等创伤事件后引发的一过性精神障碍，如果识别及诊治不及时，可能发展为创伤后应激障碍（PTSD）。 ASD 一般有以下症状特点。

（1）意识改变状态：可出现短暂的定向力障碍，伴随明显的行为退化、过分依赖，甚至急性应激相关的精神症状。

（2）情绪症状：严重的焦虑、恐惧、惊恐发作、哀伤、悲痛、情感麻木及激情状态等均可能发生。

（3）行为改变：常见行为的退行、幼稚行为。 儿童的行为幼稚化及退行尤为突出，更依赖家人，生活自理能力下降。 成人可出现协调或不协调的精神运动性兴奋。

（4）思维和认知改变：可出现明显的语言障碍、对新信息的记忆力明显下降，而对经历过的创伤性记忆却反复闪回，伴明显的焦虑、恐惧体验。注意力集中困难，思考力及解决问题的能力受到显著影响，思维的效能明显受损。部分受灾者可出现一过性幻觉、错觉和知觉障碍。

（5）生理性症状：出现显著的生理功能的改变，睡眠障碍最常见，可表现为入睡困难，早醒；许多受灾者会经历噩梦，甚至夜惊。食欲缺乏、疲乏无力、恶心、腹泻、腹痛及其他部位的慢性疼痛、心悸、胸闷、呼吸困难、尿频等也是应激后可能出现的生理症状。

2. 第二阶段

第二阶段为灾难发生后1周至半年，主要表现为沮丧、悲伤、失落、无力感、罪恶感、无助感、焦虑、失眠、做噩梦、抑郁、食欲不振、害怕孤独、退缩、压抑、人际关系不良。急性应激后的受灾群众往往还会面临慢性的心理社会应激。这些应激源于个体躯体、心理和社会生活境况的改变。如躯体的残疾和功能障碍，家园丧失，就业和生活目标重建等，都会产生现实的困难。严重、迁延患者有可能发展为PTSD。提供及时、有效的心理卫生服务将减少近期和远期的心理障碍，减少灾难相关的心理障碍所致的社会功能残疾。主要的心理救援模式如下。

（1）配合政府建立起持久稳定的心理卫生服务，对所在社区居民的心理健康水平建立初步的档案，并进行分类，以便提供不同的服务。

（2）分层归类，按需服务，分别干预。心理卫生问题可分为四个层面：①重型精神障碍及其他应激后相关障碍，需要药物治疗、住院或转诊治疗；②有严重心理问题或倾向的特殊个体需要专门持续进行个别心理干预和治疗；③具有同类心理问题和现实问题的民众，如妇女、儿童、老人、伤残人员、丧亲者、灾后迁居新址、孤老等，需要提供特殊需求导向的团体心理干预，结合灾后生活适应指导；④对于一般社区民众，提供心理健康教育、心理康复的指导和扶持。

（3）心理卫生服务与心理健康促进并进：重视受灾者及其社区的积极因素，面向发展潜能、复原力和资源，综合开展心理健康促进，不能单纯认为受灾者是无助的和被动的。心理健康促进的措施包括：提供生存技术的培训；结合本土文化资源，发挥优势，促进自愈和适应。

（4）可采取以下心理干预措施。①文化资源取向的社区心理卫生服务：与当地政府、各种与救援相关的组织机构建立良好的合作关系，建立共同干预工作组。②结合本地文化特点的团体心理干预：如可开展“希望之家”小组活动。参加人员包括社区精神科医师、心理治疗师、社工、安置点管理人员、受灾群众代表。③个案心理干预：内容包括对伤员心理状况的评估，可采用心理健康状况评估表（SRQ）；建立伤员心理卫生服务档案，并按期随访；采用适合伤员的心理干预技术；对合并急重度精神障碍的伤员及时进行分诊、转诊及治疗：对救治医务人员进行心理干预；对伤员家属进行心理健康教育。④急性期干预：指在灾情发生后 1～3 个月内针对伤员的心理卫生服务，包括心理急救、稳定维持以及随访康复。第二阶段主要干预原则为稳定、维持，即灾后 1 周至 1 个月内，对受伤住院人员进行一般情况及心身状况的基线评估，采用个人干预方案、家庭干预及松弛治疗。对评估为中重度心理障碍者进行认知行为心理干预，必要时进行对症精神药物治疗。该阶段目标是找出需要专业心理治疗者，促进其从急性灾后压力反应及伤恸反应中复原，保持心理状态的平衡，降低发生 PTSD 的可能性，为康复创造条件。

3. 第三阶段

第三阶段为复原或重建后期，人们的主要表现为认知改变、接纳、发展新的问题解决行为、适应新环境。灾难事件从发生到复原的时间视灾难的严重程度而确定，通常第一阶段到第二阶段之间有 4～6 周的过渡期，也就是说处理危机的关键期是灾难发生后的 1～2 个月；而第三阶段则视第二阶段介入的积极程度、灾难所涉及的财物损失以及灾难救助的有效情况而定。第三阶段的工作目标及具体内容如下。

（1）随访、康复：对目标人群的身心状况进行随访。如可使用 PTSD-17 量表、HAMD/HAMA 量表进行评定。此阶段需要对已经发生 PTSD 的人群进行治疗。心理治疗方法主要包括眼动脱敏疗法、系统脱敏疗法、认知行为治疗、松弛治疗、家庭治疗等。必要时对目标人群进行对症的精神药物治疗。

（2）后期干预：采用多学科联络会诊的心理生理康复模式为伤员提供进一步的心理康复服务，促进其伤病（残疾）的康复，重返社会。

（3）恢复灾区社区居民正常稳定的生活秩序，完善灾后康复，以及设施和基础建设重建。

（4）培训和督导灾后社区居民心理康复过程所必需的人员，包括精神卫生、教育、乡村通科医生、“赤脚心理师”（指当地经过基本心理咨询培训并在实践工作中不断得到督导和训练，生活在社区，了解当地的文化和习俗，配合社区心理卫生服务的初级心理卫生保健人员）。

（5）在国家、省级、专科医院、县级综合医院及乡镇五级心理卫生服务模式中让受灾者得到便捷有效的治疗。

（6）广泛普及社区心理健康知识，通过义诊、社区文化活动，帮助社区居民学习基本的心理健康知识，提高对常见精神疾病的知晓率，早期发现患者，帮助患者消除偏见和羞耻感，提高主动就医率。

（7）整合政府、社会及外来资源，充分发挥社区自身资源，多部门、多渠道合作，开展生产自救、再就业技能训练，创建符合灾区文化的实用康复设施。

（8）重视和挖掘受灾者的文化资源优势，创新灾后康复模式，如建立自助心理康复团体。本土文化取向的心理康复可以重建受灾者的自信和价值感。一方面可发现和培养当地的牵头人和“志愿者”；另一方面，如果在小组活动中发现症状比较严重的受灾者，可以转介给精神科医生或专业的心理咨询师。

（9）做好当地全科医师及初级心理卫生人员的培训，精神卫生人员应定期根据灾后精神卫生服务需求，培训社区全科医师。培训内容以实用、够用、能用为原则，使社区全科医生具备基本的灾后社区心理卫生服务的知识。定期对社区全科医生及康复小组进行专业督导，对心理康复队人员进行技能培训，进行系统规范化培训及示范教学，让他们参加社区心理康复实践，为当地培养一批能够并且愿意从事长久心理康复服务工作的人员，使他们成为社区心理康复的骨干和助手。

10.3.3 伤残患者出院后的再辅导

1. 伤残患者出院后心理测评

（1）伤残患者出院后心理测评的重要性：伤残患者是指遭受各种灾难后导致不同程度伤残的患者，他们常具有失明、残臂少腿、高位截瘫和丧失生育功能等残疾。伤残患者由于疾病的折磨，诊疗环境的变化，新的人际关系等因素会产生某些独特的心理反应和心理需要。特别是有些出院后的患者虽得以保存生命，但面临着新的挑战，如肢体缺失、眼球摘除、面部毁容等，患者被迫放弃原来热爱的工作。面部毁容的患者有的还须整容，他们为失去自身的美而感到忧伤、悲观、自卑，严重者还会产生自杀念头。年轻人残废，更多考虑的是婚姻、学习和前途问题；有的因治疗而负债累累，给家人带来沉重的负担，怕今后无法补偿，感到无路可走时萌发轻生念头；有的手术后患者，怕下床活动后造成术后并发症或怕痛而不愿下床活动，就放弃锻炼；有的患者出院后缺乏自我疗养的信心。手术致残的患者思想顾虑较多，心理活动更为复杂。所以开展心理测评对于了解患者出院后心理健康有着很重要的意义。

（2）心理测评的概念：心理测评是随着实验心理学发展起来的一种心理学技术，是指以心理学和行为科学为基础，通过笔试、面试以及心理测验等技术手段或方式对被试者进行心理素质方面的测量，进而对其个性、能力、发展潜力、心理健康等心理特征做出科学评价。它包括心理测量和评定两个方面。广义的心理测评不仅包括用工具进行的测量，也包括用观察法、访谈法、问卷法、实验法、心理物理法等方法进行的测量。

（3）心理测评的作用：①心理测评可以从个体的智力、能力倾向、创造力、人格、心理健康等各方面对个体进行全面的描述，说明个体的心理特性和行为。同时可以对同一个人的不同心理特征间的差异进行比较，从而确定其相对优势和不足，发现行为变化的原因，为决策提供信息。②心理测评可以评价个体在学习或能力上的差异、人格的特点，以及相对长处和弱点，评价儿童已达到的发展阶段等。③心理测评的结果可以为客观、全面、科学、定量化地选拔人才提供依据。因为它可以预测个体从事某种活动的适宜性，进而提高人才选拔的效率与准确性。心理测评可以了解个体的能力、人格和心理健康等心理特征，从而为因材施教或人尽其才提供依据。如学校可以依据学生的能力水平分班分组，部队可以依据每个人的特长分配兵种，企业可以将职员置到与其能力、人格相匹配的部门等。④心理测评可以确定个体间的差异，并由此来预测不同个体在将来活动中可能出现的差别，或推测个体在某个领域成功的可能性。⑤心理测评可以帮助受测者了解其心理健康状况，通过心理测评唤醒人们注重心理健康的意识，知道怎样来预防和治疗心理疾病；指导人们如何在生活当中调整心态，从而提高生活质量。

（4）心理测评的量表：心理测评量表是指专门设计的用于量化测验心理的一种量表。以下是临床上常用的几种量表：①心理测评比率量表；②心理测评顺序量表；③心理测评命名量表；④心理测评等距量表。

2. 伤残患者出院后心理干预辅导

（1）伤残患者出院后心理干预辅导的重要性：伤残患者正常生理状态和功能受影响，生活能力下降，给家庭带来了沉重负担，这类患者出院后极易出现自卑感，产生焦虑、抑郁等负性情绪。因此，出院后对其开展及时有效的心理干预指导来改善其心理健康至关重要。

（2）伤残患者出院后的心理状态：①出院后伤残患者最容易陷入焦虑状态，这种患者个体的心理影响比较突出，这种影响甚至可以诊断为麻木和震惊，并发生“否认”心理，心里总觉得“这是不可能的”“这不会是我”。初期这种“否认”心理对情绪危机有一定的好处，但长期“否认”会影响心理健康。②性格转变，当患者意识到伤残已是不可避免的现实时，有些患者心理上可能会转向愤怒、怨恨，把情绪直接转向家人朋友，拒绝治疗，产生绝望心理，变得不讲道理；有些患者把愤怒直接指向自身，产生内疚和抑郁情绪。出院后的大多数患者都存在抑郁心理，表现为情绪低落、自信丧失，这一段时间较长。这段时间里他们已经接受了存在的伤残，也接受了以往试图改变现状的失败，这类患者出院后便考虑到许多问题，如未婚的怕找不到对象；已婚者怕离婚；学生怕失学；工作人员怕不能胜任原来的工作……他们怕别人看不起，怕人们讥笑而损害自己的自尊心，变得被动和不愿意交谈。 因此，应及时地从心理上给予患者疏导和支持，鼓励他们振作精神，面对现实，帮助患者减轻和消除焦虑。

（3）伤残患者出院后的心理干预措施：伤残患者出院后，虽然生命体征平稳，但因伤残导致的心理变化不容忽视。 具体的干预措施及要点如下。 ①整体的人。 虽然他们已经伤残，我们还是应该把他们作为一个整体来看待，不要让患者感到自身有严重的缺失。 新的生物—心理—社会医学模式认为个人应该进行的是自己完成维持生命与健康的自我照顾和实践活动。 所以我们的责任就是通过与患者密切接触、细心观察和亲切交谈来充分调动他们的个人毅力和潜能来达到最大程度的健康（功能）水平，通过代偿支持和教育来协助他们克服困难，并最大限度地满足自我照顾的需求。 帮助他们改进和增强适应环境的能力。 ②摆脱“患者角色”。 出院的患者因为出院前长期依赖医生治疗和护士的照顾，安心地住在医院，出院后也总觉得自己还是患者而缺乏自我锻炼的意识。 功能锻炼障碍将不利于患者的康复。 在出院后，应该采取相应手段对出院患者和家属展开教育指导，应分散患者的注意力，争取时间，鼓励患者早期就进行一些简单的活动训练。 一旦训练成功，患者易产生成就感，对患者的进步要加以鼓励，让他们看到自己的成绩，满怀信心，以坚强的毅力去克服消极情绪。 让患者多进行人际沟通，提高生活的兴趣。 采取有利于康复的措施，让患者尽早摆脱“患者角色”，为原社会身份角色建立“要康复”的动机，增强自我保健意识，以达到心理上的康复。 ③加强心理疏导。 由于每个人有不同的文化背景、生活习惯和心理需要，情感不同，看待问题、理解问题的方式也会有所差异，所以应针对患者心理，进行个性化的疏导。 对于性格内向，较为敏感的患者，在接触交谈的过程中，态度要诚恳，以诚相待。 谈问题要实事求是，符合逻辑，不宜渲染，把意思明确地表达出来，切忌似是而非，模棱两可。 对于性格外向的患者，在其出院后对一些要求的严重性要给予认真解释，乃至反复强调。 当患者向我们传递信息时，一定要注意倾听，了解对方谈话的真正目的和要表达的深层含义，希望得到哪些帮助。 对伤残患者，我们要耐心帮助和加强心理疏导，用多种方法帮助患者认识个人、认识社会。 协调人与人、个人与社会之间的关系，从而使他们能在新的起点上适应工作、生活和环境，减少伤残所致的痛苦和不安。 ④培养自主生活能力。 针对患者存在的各种问题进行深入的解释，力求说明哪些功能可能在今后得到恢复和补偿，实事求是的诚恳态度能使患者产生信任感。 对有明显自杀倾向的患者，要设法通过支持疗法使其重新建立起生活动机，也可以让同一类伤残患者住在一起，建立互助小组。 通过与小组中心理条件良好的患者经常接触交流，增强其康复的内在动力与自信心。 此时要让患者认识到适当的活动能调整身心平衡。一方面鼓励患者面对现实，克服重重困难，另一方面要通过合适的方法尽早督促患者离床活动，做力所能及的自我护理，并逐步训练，提高生活和工作的代偿能力，让患者进一步体现其人生价值，使他们的剩余机能得到恢复，最大限度地恢复生活能力，以社会平等一员的角色重返社会。

3. 伤残患者出院后心理健康跟踪随访

出院跟踪随访是院内医疗护理服务和健康教育的延伸，是医疗服务中的重要环节，是对医疗护理服务领域的拓展。伤残患者出院跟踪随访的目的是提高伤残患者的健康意识，提升医疗服务工作的质量。跟踪随访应贯穿伤残患者出院后的整个康复过程，对出院患者心理健康问题及时给予解答和指导，使患者的心理健康意识得到增强，并且通过出院跟踪随访调查伤残患者就诊时的满意率，也能了解医护工作者工作的落实情况，并不断持续改进服务质量。

跟踪随访有助于提高患者对心理健康指导的依从性（遵医行为）。依从性是遵医嘱行为的程度，指患者求医后自身行为与医生嘱咐的符合程度，患者治疗效果的优劣很大程度上取决于患者依从性。住院患者出院后的依从性会随着时间的推移和健康意识的淡薄逐渐降低，一般在出院后 1～2 周，患者对出院时的健康宣教、出院指导、注意事项的内容就会逐渐淡忘，通过跟踪随访能够加强护患、医患之间的沟通，检查、指导、督促患者的依从性，使患者充分认识到出院后良好的依从性对治疗效果的重要性，有效地调动患者的主动性、积极性，从而养成良好的生活方式，提高患者的生活质量，增强患者战胜疾病的信心。

跟踪随访有利于提高医护人员的自身素质。跟踪随访过程中，参与随访的医护人员不仅要有高度的责任心和良好的职业道德，还要有系统、全面的医学知识和扎实的业务水平，同时需要心理学、社会学知识。所以参访人员在跟踪随访的过程中要不断学习、不断总结、不断提高，锻炼沟通技巧，增强表达能力，从而在随访过程中高质量地为患者解决实际问题，提供正确的心理健康指导。

伤残患者出院后的心理健康跟踪随访是一个长期的过程，患者出院后的心理健康状况会影响其服药、复查、各种指标的监测等的执行情况，进而影响治疗效果、疾病转归。依从性好坏，对疾病的治疗效果起到决定性的作用。心理障碍患者的心理疏导也需要一个长期的过程，跟踪随访能进一步增加患者对医护人员的信任感，通过沟通、疏导，恢复患者的心理健康。特别是青壮年伤残患者往往对自身的健康状况不重视，导致不严格执行医嘱，不改变不良的习惯，因此对出院后伤残患者的跟踪随访十分有必要。

心理随访过程中会出现失访率较高的情况。为此，在随访工作中要注意以下两点：①建立心理健康跟踪随访档案时，做好患者资料的登记，联系电话、联系地址要求必须准确。对特殊情况的伤残患者，登记其父母的联系电话，以便在特殊时间、特殊情况下回访患者。②随访时间要恰当，由于伤残患者这个群体的特殊性决定了回访时间选择的特殊性。解决了以上两个方面的问题，就能减少或杜绝失访的发生，从而提高出院伤残患者心理健康跟踪随访率。

10.3.4 相关人员的心理关爱

灾难是自然的或人为的严重损害，带给生命的重大伤害。灾难对受灾者生活环境和财产的破坏力极大，其对每个人来说都是一种应激，更加值得关注的是，在灾难中，幸存者不得不面对灾难带给身体和心灵仅靠自身能力无法抵御的创伤危机。其会导致受灾者产生不同程度的态度、情绪、认知、行为异常等应激反应，重者会出现严重的心理疾病甚至残疾，严重影响受灾者的日常生活和身心健康。对灾难幸存者进行心理关爱，可以减轻其恐惧、麻木、回避等急性应激反应的程度，帮助其从灾难带来的心理创伤中走出来，并帮助其提高应对灾难后各种应激的能力，减轻其痛苦、帮助适应社会和工作环境、提高其社会功能和生活质量。

10.3.4.1 心理关爱的内容

心理救援的内容包括普遍性宣传疏导、专业性心理疏导和治疗，具体措施如下。①减轻受灾群众的恐惧心理：利用各种有效手段（如电视、广播、手机短信、布告等），迅速发布有关灾情的权威信息，以阻止相关谣言的传播，政府要采取有力措施以确保受灾群众得到及时救助和后续的正常生活。②消除受灾群众的孤独感：大规模的灾难会导致很多受灾群众的正常生活和生活节奏被打乱，严重者可能还会遗留相应的后遗症，政府机构要积极向他们传递各级政府和社会各界对他们的关怀和支持，鼓励他们克服和战胜困难。③给受灾群众以希望：在灾区，人们常常感到希望渺茫，因而产生严重的无助感和绝望情绪，即便在灾后，面对灾难带来的沉痛打击，也会感到无助和绝望。要引导受灾群众看到希望，坚定他们战胜困难的信念，形成乐观的态度和对自己命运的控制感，以坦然的态度直面灾难。④鼓励受灾群体相互支持：因受灾群众在语言、文化习俗和受灾程度上的共同性，他们能够进行有效的沟通和交流，而且可以产生强烈的心理认同感，从而促进他们之间的相互支持，增强共渡难关的信心。特别是社区服务人员、志愿者、医疗人员和社区管理人员，容易将熟识、受灾程度相似的受灾群众组织在一起，对他们进行适当的个别和集体指导，对他们在生活上面对的或可能面对的困难给予积极帮助。⑤建立受灾群众关爱机构：对严重认知功能障碍、情绪和行为失控的受灾群众，应创造条件，给予相应的专业处理，并成立相关机构对此类人员进行长期心理关心和心理治疗。⑥给予受灾群众物质和精神支持：社会各阶层都应该给予受灾群众以应有的尊重和关心，政府应帮助其解决就业问题并适当给予补助。⑦针对不同心理疾病给予不同的心理关爱和心理治疗。

10.3.4.2 心理关爱的实施

受灾群众在经历灾难后会产生不同的心理应激障碍，进而引发不同的心理和精神障碍，对此，我们应采取针对性的措施，给予受灾群众相应的关心和支持。

1. 建立、健全受灾群众心理救援及关心制度和机构

建立、健全灾后心理救援和关心制度是做好灾后心理危机干预的根本保证，资料表明，世界上绝大多数国家都通过法律的形式来确保灾后精神卫生问题得到重视和解决。建立、健全灾后精神卫生救援和关心制度是必不可少的步骤，这可以让受灾群众得到及时有效的精神及心理指导，帮助他们早日走出心理应激状态，进而更好地回归社会和家庭。同时，也要在社会生活上给予他们力所能及的关心和帮助，帮助其早日走出心理障碍。而心理关心机构也是必不可少的，这类机构能让他们在需要帮助时及时得到相应的心理指导，并能通过机构的大数据分析更好地确定和追踪需要帮助的人。

2. 加强对受灾群众心理学的研究

对受灾群众及早进行心理治疗和心理干预是非常必要的，有效的心理干预可以舒缓受灾群众的不良情绪，减轻应激损害。心理治疗和干预能否做到及时有效，对受灾群众的心理问题和心理应激的研究至关重要。国家要加强对民众灾难心理调适的研究，在高校的心理学专业和医学院相关专业的课程设置中应增加心理救援的相关内容，提高相关专业人员对受灾群众相关心理学的学习和研究，提高其相应的防范意识和辨别能力。

3. 培训灾难后伤残人员心理关爱服务专业队伍

社会应该注重在灾难后关爱伤残人员的心理健康，创建具有专业背景的心理专家队伍，以及具有一定心理学知识基础的社会工作者队伍和专业水平较强的心理咨询师队伍，全面推行心理关爱服务。专家队伍应由知名大学的心理学教授、学者组成，统筹兼顾，线上线下同步进行。同时，选择具有较高专业水平的心理咨询师组成服务团队，为伤残人员提供个性化、多样化的心理关爱服务。

4. 甄选需要心理干预的人员

受灾群众的心理会变得非常脆弱，部分患者会出现明显的心理应激障碍，进而出现相应的心理问题，但仍有部分患者的心理问题未表现出来，需要经过专业的评估才能发现，如果不能及时给予这部分患者干预，将会造成难以想象的后果。所以应定期

对受灾群众进行访谈和心理评估，以期更早地发现问题并及早干预。

5. 心理关心应长期进行

受灾人员心理极为脆弱，要帮助他们重新构建强大的心理素质，同时也要避免其心理问题的复发，这将是一个漫长的过程。 因此，对受灾人群要有足够的耐心，对这类人群而言，长期的心理关注和关心是非常必要的。

心理干预和心理关心需要全社会共同努力，但特定而严重的心理问题则需要由专业人员进行，其不仅要有专业知识，也要足够耐心、乐于助人。 社会需要构建特定的体系来更好地关爱伤残人员的心理健康。

参考文献

[1] 孟万金，张冲，李萌，等.震后心理援助：国外的经验与启示［J］.中国特殊教育，2008，（6）：63-68.

[2] 彭韧，梁永正.幸存者的不幸——印度洋海啸灾难后的心理重建［J］.21 世纪商业评论，2005，（2）：146-147.

[3] 吴英，聂发传，何梅.创伤后应激障碍及其危机干预［J］.护理学报，2006，（4）：32-33.

[4] 王志阳，汤月芬，施慎逊.创伤后应激障碍国内研究现状［J］.上海精神医学，2006，18（6）：372-374，379.

[5] 陈树林，李凌江.创伤后应激障碍的心理治疗［J］.临床精神医学杂志，2005，（3）：180-181.

[6] 邓明昱.创伤后应激障碍的临床研究新进展（DSM-5 新标准）［J］.中国健康心理学杂志，2016，24（5）：641-650.

[7] 邓明昱.急性应激障碍的临床研究新进展（DSM-5 新标准）［J］.中国健康心理学杂志，2016，24（12）：1761-1769.

[8] 靳方敏，刘红.地震灾后心理干预的护理体会［J］.临床医学工程，2009（6）：74-75.

[9] 金斌.地震灾民自杀现象的特征及其危机干预［J］.科技风，2008（21）：130.

[10] J. William Worden.哀伤咨询与哀伤治疗［M］.王建平，唐苏勤，李青，等，译.北京：机械工业出版社，2022.

[11] 罗伯特 · 内米耶尔.哀伤治疗　陪伴丧亲者走过幽谷之路［M］.王建平，何丽，闫煜蕾，等，译.北京：机械工业出版社，2015.

[12] Stroebe M，Schut H. The dual process model of coping with bereavement：rationale and description［J］. Death Studies，1999，23，197-224.

[13] Schonfeld D J，Demaria T. Providing psychosocial support to children and families in the aftermath of disasters and crises［J］. Pediatrics，2015，136（4）：1120-1130.

[14] Gilbert，Abel M R，Vernberg E M，et al. The use of psychological first aid in children exposed to mass trauma［J］. Curr Psychiatry Rep，2021，23（9）：53.

[15] Gibbs L，Marinkovic K，Nursey J，et al. Child and adolescent psychosocial support programs following natural disasters-a scoping review of emerging evidence［J］. Curr Psychiatry Rep，2021，23（12）：82.

[16] Purgato M，Gross A L，Betancourt T，et al. Focused psychosocial interventions for children in low-resource humanitarian settings：a systematic review and individual participant data meta-analysis［J］. Lancet Glob Health，2018，6（4）：390-400.

[17] 机构间常设委员会（机构间常委会）.机构间常委会紧急情况下精神卫生和社会心理支持指南［M］.日内瓦：机构间常委会，2007：11-13，109-113

[18] Wang C，Yarnal B. The vulnerability of the elderly to hurricane hazards in Sarasota，Florida［J］. Natural Hazards，2012，63（2）：349-373.

[19] Joseph J，Jaswal S. Elderly and disaster mental health：understanding older persons' vulnerability and psychosocial well-being two years after Tsunami［J］. Ageing International，2021，46（3）：235-252.

[20] Cook J, Elmore D. Disaster mental health in older adults: symptoms, policy, and planning [M]. Cambridge: Cambridge University Press, 2009.

[21] Gibson A, Walsh J, Brown M L. Disaster mental health services review of care for older persons after disasters [J]. Disaster Medicine and Public Health Preparedness, 2018, 12 (3): 366-372.

[22] Paton D, Smith L, Violanti J. Disaster response: risk, vulnerability and resilience [J]. Disaster Prevention and Management, 2000, 9 (3): 173-180.

[23] Kumpfer K L. Factors and processes contributing to resilience: the resilience framework [J]. Kluwer Academic Publishers, 1999: 179-224.

[24] Walsh F. Family resilience: a framework for clinical practice [J]. Family Process, 2003, 42 (1): 1-18.

[25] David M A, Grattan L M, Mayer B, et al. The resilience activation framework: a conceptual model of how access to social resources promotes adaptation and rapid recovery in post-disaster settings [J]. Journal of Behavioral Health Services & Research, 2014, 42 (1): 42-57.

[26] 张粉霞.灾害社会工作本土经验反思与实务模型建构——基于灾害复原力理论视角 [J].云南师范大学学报(哲学社会科学版), 2016, 48 (5): 83-89.